Atmungsgymnastik und Atmungstherapie

Atmungsgymnastik und Atmungstherapie

von

Dr. med. et iur. Franz Kirchberg

leitender Arzt des Berliner Ambulatorium für Massage

Mit 78 Abbildungen
im Text und auf 4 Tafeln

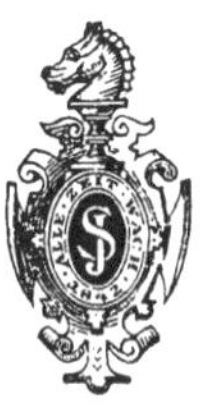

Springer-Verlag Berlin Heidelberg GmbH

1913

ISBN 978-3-642-50443-3   ISBN 978-3-642-50752-6 (eBook)
DOI 10.1007/978-3-642-50752-6

Copyright 1913 by Springer-Verlag Berlin Heidelberg
Ursprünglich erschienen bei Julius Springer in Berlin 1913
Softcover reprint of the hardcover 1st edition 1913

Vorwort.

Das hier vorliegende Buch soll dem Zweck dienen, Ärzten und
dem ärztlichen Hilfspersonal eine Darstellung der Atmungsgymnastik
und ihrer Anwendung sowohl zu allgemein hygienischen Zwecken
wie zu Heilzwecken zu geben. Wie ich aus meinen langjährigen
Kursen der Massage und Gymnastik für Ärzte weiß, ist dieses Gebiet
den meisten Medizinern aus ihrer Ausbildungszeit her ziemlich fremd,
obwohl eine systematische Anwendung der Atmungsgymnastik in
zahlreichen Fällen chronischer Erkrankungen durchaus mit zum therapeutischen Rüstzeug gehört. Da nun der Arzt wohl nur selten in
der Lage sein wird, derartige langwierige Verfahren selbst durchführen
zu können, ergab es sich von selbst, eine Form der Darstellung zu
wählen, die auch nach Möglichkeit dem ärztlichen Hilfspersonal verständlich ist. Ich fürchte nicht, durch eine so eingehende Besprechung
der dafür in betracht kommenden Leiden und Konstitutionsanomalien
Kurpfuscher zu züchten, sondern glaube gerade nach meinen viel-
jährigen Erfahrungen als Leiter einer Massagelehranstalt sagen zu
dürfen, daß je besser das ärztliche Hilfspersonal auf allen diesen
Gebieten ausgebildet wird, um so weniger Gefahr besteht, daß man
aus ihnen Kurpfuscher macht. Ich hoffe jedenfalls in der hier folgenden Darstellung dieser Gefahr nach Möglichkeit vorgebeugt zu
haben. Für das Massage- und Gymnastenpersonal gehört die Ausbildung in der Atmungsgymnastik ebenfalls zur allgemeinen Fach-
ausbildung; sollte sich das Bedürfnis dazu herausstellen, so ist in Aussicht genommen, den ersten Teil — Atmungsgymnastik — gesondert
herauszugeben.

Schließlich hoffe ich auch den Gesangspädagogen mit meinem
Buch in mancher Hinsicht als Ratgeber und Warner nützen zu können.
Die nach Möglichkeit ausführlich gehaltenen Literaturhinweise werden
hoffentlich allen Beteiligten zu Dank sein.

Die Angaben aus der Geschichte der Atmungsgymnastik habe
ich so kurz wie möglich gehalten. Die Pneumatotherapie an Apparaten,
sowie die Inhalationstherapie habe ich ebenfalls nur kurz erwähnt.
Der Arzt findet das darauf Bezügliche ja in absolut erschöpfender
Weise z. B. in der Darstellung von Professor Hoppe-Seyler in der
therapeutischen Technik von Schwalbe.

Berlin, März 1913.

Dr. med. et iur. Franz Kirchberg.

Inhaltsverzeichnis.

II. Teil:
Atmungstherapie.

I. Teil

Atmungsgymnastik.

Aus der Geschichte der Atmungsgymnastik und -Therapie.

Anscheinend reicht die Geschichte der Atemgymnastik und Therapie bis in die frühesten bekannten Gebiete der Kulturgeschichte zurück. So sollen die Chinesen weit vor unserer Zeit eine recht komplizierte Atmungsgymnastik besessen haben (s. Hughes, Geschichte der Atmungsgymnastik in seinem Lehrbuch der Atmungsgymnastik, der nach der da erwähnten Literatur die Angaben darüber bis in das Jahr 2600 v. Ch. zurückführt). Wie die gesamte Therapie der damaligen Jahrhunderte, war auch die Atmungsgymnastik und Therapie anscheinend von Priesterärzten ausgebildet und wurde in der Priesterkaste fortgepflanzt. Zeitweise vergessen, immer wieder aufs neue zum Leben erweckt, hat sie ihre weitgehendste Ausbildung anscheinend in einem Werke des um 500 n. Chr. lebenden Buddhistenoberpriesters Tamo gefunden, dessen Vorschriften zu einer systematischen Ausbildungskur zum Teil ganz modern anmuten, wenn man die in der damaligen Zeit dazu gehörigen religiös-mystischen Vorstellungen wegläßt. (Vielleicht tue ich der damaligen Zeit zugunsten der unsrigen bitter unrecht, denn ein ziemlich erheblicher Teil dieser Mystik findet sich in der zuerst in Amerika aufgetauchten, jetzt wie aller von dort kommender Blödsinn, auch bei uns natürlich von gewissen Kreisen begeistert aufgenommenen Mazdaznanlehre, auf die ich später nochmals zurückkommen muß, wieder. Ich habe hier leider nicht den Raum, näher darauf einzugehen, wer sich dafür interessiert, vergleiche die bei Hughes ausführlicher dargestellten Vorschriften Tamos mit dem Mazdaznanbuche.) Was uns hier interessiert ist der Umstand, daß Tamo ziemlich ausführliche Vorschriften gibt über Kombinationen von gymnastischen mit Atmungsübungen, ja sogar von Widerstands- mit Atmungsübungen. Wer denkt bei der Vorschrift, die Stellungen des kriechenden Tigers einnehmend, nicht sofort an die Klappschen Kriechübungen.

Die auf unser Gebiet bezüglichen Angaben aus dem griechischen Altertum sind ziemlich ausführlich zusammengestellt in dem in der Hinsicht wohl heute noch unübertroffenen Buche von Heinrich Krause (Die Geschichte der Gymnastik und Agonistik der Hellenen, Leipzig 1841 bei Barth). Dies Buch hat wohl auch Ewer vorgelegen bei seiner kurzen Abhandlung über: „Übungen der Stimme und des Atmens bei den alten Griechen und Römern" (Deutsche Med. Presse 1900, Februar). Krause bespricht die betreffenden, zunächst meist auf die Kräftigung der Sprachorgane bezüglichen Stellen von Aristoteles ziemlich ausführlich. Danach hat z. B. Plutarch die planmäßige Übung der Stimme empfohlen zur Reinigung der Gefäße und Adern, Verhinderung oder Verteilung des Schleimes. Die Geschichte des Demosthenes zur Heilung seines Sprachfehlers ist ja bekannt, wohl weniger aber, was Krause anführt, daß er ein selbst in heutigen Zeiten dafür kaum zu erzielendes Honorar bezahlt hat, er hat nämlich dem Schauspieler Neoptolemos 10 000 Drachmen dafür gegeben, daß er ihn soweit gebracht hat, ganze Perioden in einem Atem vorzutragen. Der Philosoph Seneca empfiehlt seinem Freunde das laute Lesen gegen die destillatio, eine Art von chronischem Stockschnupfen und damit verbundener Abzehrung.

Für die Geschichte der Atemgymnastik, wie der Gymnastik überhaupt, kommen dann weiter in Betracht die Schriften von Claudius Galen (131—201 n. Chr.), der uns insofern interessiert, als er nach medizinischer Ausbildung in Alexandrien etwa sechs Jahre in seiner Vaterstadt Pergamos in Kleinasien die Stellung eines Arztes an einer von Priestern geleiteten Ausbildungsstätte für Gymnasten bekleidete (Frank, Die Lehren des griechischen Arztes Galen über die Leibesübungen, Dresden 1868); er hatte da die Aufgabe, bei den öffentlichen Kämpfern die Übungen nach den individuellen Körperverhältnissen zu bestimmen und ihre körperliche Ausbildung zu überwachen. Später hat er dann bekanntlich als ein sehr gefeierter Arzt in Rom gelebt, bis ihn die Eifersucht der dortigen Ärzte zwang, nach seiner Heimatstadt zurückzukehren. Galen wußte z. B. schon, daß das Atmen durch das Zwerchfell und die Rippenmuskeln vollbracht wird. Hecker (Der Kreislauf des Blutes vor Harvey, Berlin 1831) behauptet, daß Galen bereits den Kreislauf des Blutes kannte. Auch Galen beschreibt sehr eingehend in seinem Buche über die Erhaltung der Gesundheit, in dem die Kapitel 8—12 ausschließlich von den Leibesübungen handeln, die Widerstandsübungen und ihre Wirkung. Über Atmungsübungen spricht er im 11. Kapitel und in seinen Abhandlungen über die Stimme, er sagt da z. B.: „Zugleich mitbewegt werden die Unterleibseingeweide durch recht starkes Einatmen und Rufen, wie auch durch Ausatmen, sowohl für sich allein als auch mit Hemmung beim Singen und Flötenspielen, und eben die Hemmung des Atems ist eine Übung, nicht weniger für die Muskeln am Unterleib als die am Brustkasten. Diese Hemmungen des Atems soll man am Schlusse der Leibesübungen stets anwenden." Auch berichtet Galen bei der Aufzählung seiner durch Gymnastik behandelten Krankheitsfälle, z. B. die interessante Heilung eines Knaben mit verbildetem Brustkasten durch Armbewegungen, Singübungen und Anhalten des Atems.

Seitdem ist mir bis in die neuere Zeit hinein kein medizinischer Schriftsteller bekannt, der die Atemgymnastik irgendwie eingehender erwähnt hat. Auch Andry (Orthopädie oder die Kunst, bei den Kindern die Ungestaltheit des Leibes zu verhüten und zu verbessern, Berlin bei Rüdiger 1744) erwähnt sie meines Wissens nur sehr wenig, abgesehen etwa davon, daß er Seite 177 sagt: „Die meisten Kinder, die schwer Atem holen oder sich brechen, haben diese Beschwerlichkeiten von nichts anderem, als weil der Bezirk der Brust und des Magens in dem Wickelzeuge allzusehr zusammengezogen wird"; eine Seite weiter sagt er dann allerdings nochmal: „Was die Brust anbelangt, so gibt Spigelius, dieser gelehrte Zergliederungskünstler, vor, daß, wenn die Engländer der Lungensucht oder der abzehrenden Krankheit unterworfen sind, die Ursache davon sei, weil die Ammen in ihrer Kindheit durch die Binden, damit sie sie einwickeln, ihnen die Brust allszusehr zusammenziehen". Er verdammt nicht weniger die gefährliche Gewohnheit, die die meisten jungen Fräuleins haben, sich die Brust mit Blankscheiten zu drücken, eine schlanke Leibesgestalt zu haben: Sie wissen nicht, sagt er, wie sehr sie sich dadurch der Dörrsucht aussetzen, da sie dem Umlauf des Blutes der Lungen die Freiheit benehmen. Auch in seinen sonst sehr interessanten Kapiteln über die Sprachfehler, die unterbrochene Stimme oder den kurzen Atem erwähnt er Atmungsübungen gar nicht, als daß er an einer Stelle sagt: „Viel Prediger und Sachwalter haben ihre Gesundheit der großen Übung zu verdanken, die sie mit ihrer Stimme treiben, sie entledigen sich dadurch eines Übermaßes der Feuchtigkeiten, das sie krank machen würde. Selbst das Geschrei, das die Kinder auszustoßen pflegen, ist ein kräftiges Mittel, das die Natur anwendet, ihren kleinen Körper viel leichter und viel geschwinder wachsend zu machen."

Dann kenne ich bis Schreber, Ärztliche Zimmergymnastik keinerlei Vorschriften und Erwähnungen einer Atmungstherapie. Über die neuere, in medizinischen Werken und Zeitschriften vorhandene Literatur orientiert das Verzeichnis am Schluß.

Literatur der Geschichte der Atmungsymnastik.

Andry. Orthopädie oder die Kunst bei den Kindern die Ungestaltheit des Leibes zu verhüten und zu verbessern. Berlin bei Rüdiger 1744.

Johann Heinrich Krause. Die Gymnastik und Agonistik der Helenen. 2 Bände. Leipzig 1841.

B. Frank. Die Lehren des griechischen Arztes Galen über die Leibesübungen. Dresden 1868.

Schreber. Ärztliche Zimmergymnastik. 16. Aufl. 1879, 28. Aufl. 1902.

Schreiber. Massage. Wien 1883.

Ewer. Über Übungen des Atems und der Stimme bei den alten Griechen und Römern. Deut. med. Presse. 1900 Februar.

Mayer. Briefe aus Ostasien. Münchn. med. Woch. 1902, Nr. 15.

H. Hughes. Lehrbuch der Atmungsgymnastik. Wiesbaden 1905.

Ferenczy. Zur Heilgymnastik der Chinesen. Deut. med. Woch. 1898. Nr. 21.

1. Kapitel.

Die Anatomie der Atmungsorgane.

Mit der Anatomie der Atmungsorgane können wir uns verhältnismäßig kurz befassen, da für die Atmungsgymnastik ungleich wichtiger die Physiologie derselben ist, und wir uns deshalb damit sehr viel eingehender werden beschäftigen müssen.

Zu den Atmungsorganen müssen wir rechnen: die Nasenhöhle und den Mund, Schlund, Kehlkopf, Luftröhre und deren Verästelungen, sodann die eigentlichen Atmungsorgane im engeren Sinne, nämlich die Lungen, schließlich das Brustfell, das Zwerchfell und die Atmungsmuskeln.

Durch 2 Kanäle kann die Außenluft in die Atemorgane eindringen: normalerweise durch die Nase; ist aus irgend einem Grund dieser Weg nicht frei, durch den Mund; bei verstärkter Atmung atmet man unwillkürlich durch beide Wege.

Die Nasenhöhle (siehe Abb. 1), die gleichzeitig als Geruchsorgan dient, steht durch die äußeren Nasenöffnungen mit der Außenluft in Verbindung, eine knorplige Scheidewand, das Septum cartilagineum, trennt die beiden Nasenöffnungen. Die eigentliche Nasenhöhle wird durch die drei Muscheln, die untere, mittlere und obere, von denen die erste am größten, die letzte am kleinsten ist, in den unteren, mittleren und oberen Nasengang geteilt. Mit ihr in Verbindung stehen eine Anzahl sogenannter Nebenhöhlen, deren Hauptaufgabe wohl darin besteht, das Gewicht des Schädels zu vermindern. In den unteren Nasengang mündet der Ductus nasolacrimalis, der von der Augenhöhle her die Tränenflüssigkeit durch die Nase ableitet.

Durch die hinteren Nasenöffnungen oder Choanen gelangt die Luft in die obere Partie des Schlundes.

An ihrer Innenfläche ist die ganze Nasenhöhle von der Nasenschleimhaut überzogen; den oberen Teil, der dem Verbreitungsbezirk des Geruchsnerven entspricht, bezeichnet man darum als Pars olfactoria, den unteren als Pars respiratoria. Diese respiratorische Region, sowie sämtliche Nebenhöhlen sind mit einem Flimmerepithel bekleidet, dessen Härchen in der Haupthöhle nach hinten, in den Nebenhöhlen nach der Haupthöhle zu flimmern. An der mittleren und namentlich der unteren Muschel befinden sich sehr starke Venengeflechte, welche sehr leicht anschwellen und dann die Nasenhöhle völlig unwegsam machen können. Dieser Blutreichtum hat den Zweck, die eingeatmete Luft schnell zu erwärmen. Die Bildung des Nasen-

schleimes kommt zustande durch die Absonderungen der zahlreichen
Drüsen und durch schleimige Metamorphose des Epithels.

Durch die hinteren Nasenöffnungen oder Choanen gelangt die
Luft in die obere Partie des Schlundes. Vom Schlund, Pharynx,
interessieren uns hier die obere Partie (Pars nasalis) und die mittlere,

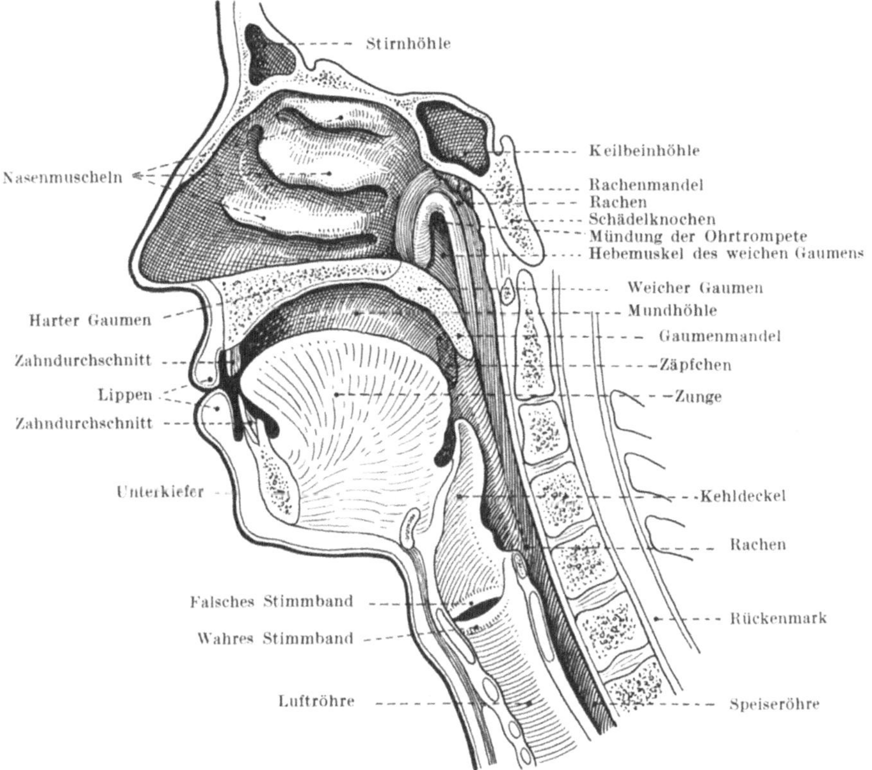

Abb. 1. Durchschnitt durch Nase und Hals. (Nach Echtermeyer.)

mit der Mundhöhle kommunizierende (die Pars oralis). In die Pars
nasalis mündet die mit dem Gehörorgan in Verbindung stehende
Eustachische Röhre.

Der Pharynx dient sowohl als Nahrungskanal wie als Luftweg.
Durch ihn passieren die aus der Mundhöhle in ihn gelangten Speisen
zur Speiseröhre. Ebenso aber tritt der eingeatmete Luftstrom durch
Nasenhöhle und Pharynx in Kehlkopf und Luftröhre, und den
gleichen Weg legt die ausgeatmete Luft zurück. Luftweg und
Speiseweg kreuzen sich im Pharynx, da der Zugang zum Luftweg
über und hinter dem Zugang zum Speiseweg liegt, während die
Fortsetzung des Luftweges vor jener des Speiseweges sich befindet.

Diese Kreuzung bedingt natürlich einige Vorrichtungen zur Sicherung des Luftweges, d. h. zum Abhalten der Speisen von dem oberen und dem unteren Teil des Luftweges. Dazu dienen Gaumensegel und Kehldeckel. Das Gaumensegel nimmt beim Passieren eines Bissens durch die Schlundenge eine fast horizontale Stellung an, während gleichzeitig die Muskeln des Pharynx die hintere und seitliche Pharynxwand dem gehobenen Gaumensegel so nähern, daß die Pars nasalis des Pharynx völlig abgeschlossen wird. Den unteren Teil des Luftweges verschliesst der über den Kehlkopfeingang sich lagernde Kehldeckel (Epiglottis).

Die Mundhöhle wird von der Nasenhöhle getrennt durch den Gaumen, an dem wir den vorderen knöchernen, harten, und den hinteren fleischigen, weichen Gaumen unterscheiden. Unterhalb des weichen Gaumens besteht die Verbindung der Mundhöhle mit dem Pharynx durch die Rachenenge (Isthmus faucium).

Die eingeatmete Luft gelangt nun durch den Pharynx in den Kehlkopf (Larynx).

Der Kehlkopf ist ein an dem Zungenbein aufgehangenes Gerüst von beweglichen Knorpeln, die durch Bänder miteinander verbunden und durch Muskeln gegen einander verstellbar sind. Seine Funktion besteht darin, durch die Schwingungen der an seiner Innenfläche befestigten elastischen Stimmbänder die Stimme, (aber nicht die Sprache) hervorzubringen. Nach oben steht er, wie wir gesehen haben, mit dem Pharynx in Verbindung, nach unten geht er in die Luftröhre (Trachea) über. Er liegt in der Höhe des 5. und 6. Halswirbels. Die Trachea, die Fortsetzung des Kehlkopfes, zieht sich in der Medianlinie bis in die Brusthöhle hin und teilt sich in der Höhe des 4. Brustwirbels in die beiden Luftröhrenäste. Als Stütze besitzt sie eine Anzahl von hufeisenförmigen Knorpelringen (18 bis 22), deren Öffnungen nach hinten gekehrt sind. Sie sind unter sich durch feste Bandstreifen verbunden. Vor dem oberen Teil der Trachea und zu beiden Seiten liegt die Schilddrüse, die sich bei Vergrößerung allerdings auch erheblich weiter nach oben und unten erstrecken kann. Zwischen Brustbein und dem unteren Teil der Trachea liegt bei Kindern die Thymusdrüse.

Kehlkopf und Luftröhre zusammen bilden so ein etwa 20 ccm langes Rohr, das beim Einatmen nur als Schlauch für die Luft dient, beim Ausatmen aber nicht nur als Entleerungsrohr funktioniert, sondern gleichzeitig als musikalisches Instrument in der Weise dienen kann, daß dem Kehlkopf die Rolle als Stimmbildner, und der Luftröhre die als Wind- oder Blasrohr zukommt.[1] Diese letzte Tätigkeit müssen wir etwas eingehender besprechen, obwohl das mehr zum Gebiet der Physiologie gehört. Es wären dann aber dort zu viele Wiederholungen aus der Anatomie nötig. (Abb. 2, 3, 4.)

---

[1] Ich folge hier der sehr instruktiven Darstellung von Prof. Dr. Jurasz, Heidelberg: „Die Krankheiten des Kehlkopfes und der Luftröhre", aus dem herrlichen Werk: Koßmann und Weiss: „Die Gesundheit, ihre Erhaltung, ihre

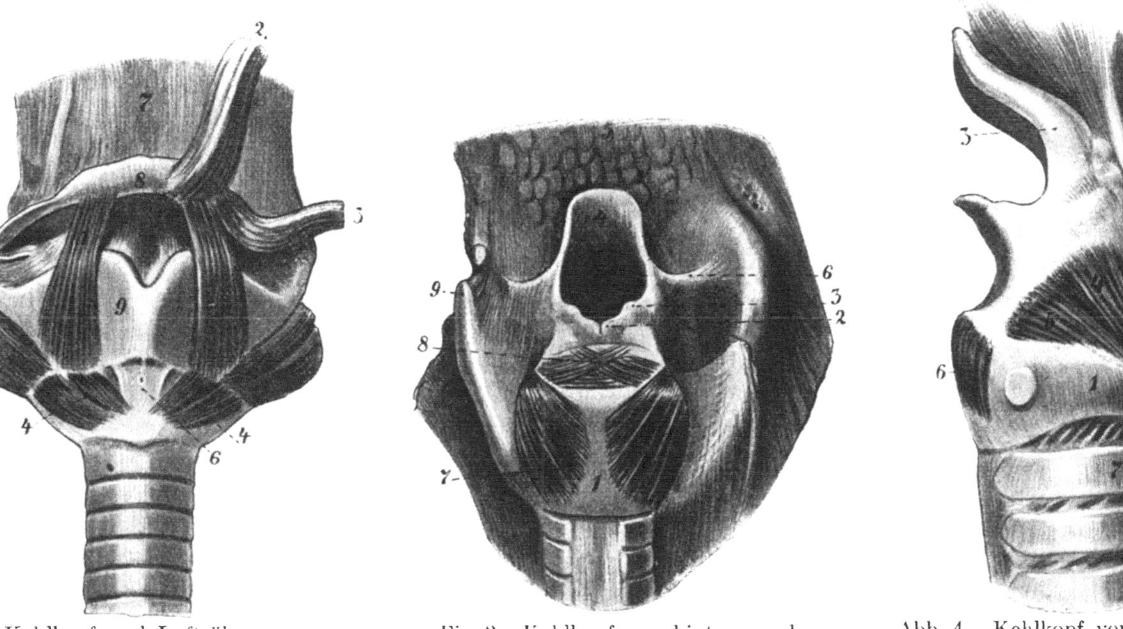

Fig. 2. Kehlkopf und Luftröhre von vorn gesehen.

1 Musc. thyreohyoideus, 2 Musc. omo-hyoideus, 3 Musc. sternohyoideus, 4 Musc. crico-thyreoideus, 5 Constrictor pharyngis, 6 Ligament. conoides, 7 Zunge, 8 Körper des Zungenbeins, 9 Schildknorpel

Fig. 3. Kehlkopf von hinten gesehen.

1 Ringknorpelplatte, 2 Cart. Santorini, 3 Cart. cuneiformis, 4 Epiglottis, 5 Zungengrund, 6 Plica pharyngoepiglottica, 7 Musc. crico-arytenoid. posticus, 8 Musc. interarytenoideus.

Abb. 4. Kehlkopf von der Seite gesehen, rechte Schildknorpelplatte abgetragen.

1 Ringknorpel, 2 Schildknorpel, 3 Epiglottis, 4 Musc. thyreo - arytenoideus, 5 Musc. crico-aryt. lateral., 6 Musc. cricoaryt. posticus, 7 erster Trachealring.

Abb. 2—4 nach Schmidt-Meyer, Die Krankheiten der oberen Luftwege.

Der Kehlkopf ist ein hohles, trichterförmiges Organ, am meisten ähnlich den sogenannten Zungeninstrumenten. So wie der Ton bei diesen erzeugt wird durch Schwingungen von 2 aneinander liegenden Plättchen, so entsteht auch im Kehlkopf die Stimme durch Schwingungen zweier nebeneinander liegender Bänder, die wir die Stimmbänder oder Stimmlippen nennen. Diese Stimmbänder sind im Kehlkopfe, wie in einem Kästchen, von vorn nach hinten an Knorpeln befestigt und leicht beweglich. Dieses Kästchen ist aus 7 Knorpeln zusammengesetzt. Der größte ist der Schildknorpel, der wie ein Schild das ganze Organ von vorn umgibt und oben am Hals unter der Haut zu fühlen ist. Bei Männern trägt er einen Vorsprung (Adamsapfel), bei Frauen ist er mehr abgerundet. Unterhalb des Schildknorpels, von diesem umfaßt, liegt der siegelringähnliche Ringknorpel (Reif nach vorn, Platte nach hinten). Hinten auf seiner Platte sitzen 2 kleine kegelförmige Knorpel, die Gießbeckenknorpel oder Stellknorpel, und auf diesen 2 weitere noch kleinere, die sogenannten Santorinischen Knorpel. Endlich der 7. Knorpel ist der Kehldeckel, der so angebracht ist, daß er den Eingang in den Kehlkopf wie eine Klappe abschließen kann. Alle diese Knorpel sind durch feste Bänder miteinander verbunden und bilden so das Gerüst des Kehlkopfes, daran setzen sich eine Anzahl Muskeln, die durch Bewegungsnerven in Tätigkeit versetzt werden können, um die Stellung der Knorpel gegeneinander nach Bedürfnis zu verändern. Innen ist der ganze Bau überzogen von einer Schleimhaut, die als Fortsetzung der Mundrachenschleimhaut anzusehen ist und nach unten in die Schleimhaut der Luftröhre übergeht. In ihrem Verlauf ist sie keine glatte Oberfläche, sondern legt sich an einigen Stellen in mehr oder minder dicke Falten, die schwingungsfähigen Stimmbänder. Der Raum, der zwischen diesen liegt, heißt die Stimmritze. Die ganze Schleimhaut dieser Partie ist mit Gefühlnerven sehr reich versehen und deshalb außerordentlich empfindlich, an manchen Stellen, wie an der unteren Partie des Kehldeckels, sogar sehr reizbar.

Die Arbeit, die nun der Kehlkopf verrichtet, bezieht sich im großen und ganzen auf die verschiedenen Einstellungen der Stimmbänder. Die Stimmbänder ziehen nach vorn, nach der Innenfläche des Schildknorpels und setzen sich in der Mitte an einem Punkt an, während sie hinten an den beiden Gießbeckenknorpeln befestigt sind. Schildknorpel und Gießbeckenknorpel sind also in erster Linie diejenigen Teile des Kehlkopfes, die durch Verschiebungen die Stellung der Stimmbänder zueinander ändern. Da der Schildknorpel stillstehen, herauf- oder heruntergezogen werden kann, so können mit

---

Störungen, ihre Wiederherstellung. Dieses Werk, 2 starke Bände, von einer Anzahl ärztlicher Autoritäten geschrieben, soll dem Wunsche des Publikums nach einer gewissen Aufklärung über ihren Körper und seine Funktionen in Gesundheit und Krankheit entgegenkommen und wird hoffentlich allmählich die Bücher der sogenannten Naturheilkunde aus den deutschen Familien verdrängen.

ihm die Stimmbänder an ihrer vorderen Ansatzstelle entweder ruhig liegen bleiben, heraufrücken oder heruntersteigen. Anders ist die Sache an den hinteren Enden der Stimmbänder, weil sie hier nicht in einem Punkt vereinigt, sondern an die Gießbeckenknorpel angebunden sind, und diese getrennt in Gelenken auf der Ringknorpelplatte aufsitzen und sich nach verschiedenen Richtungen, namentlich nach auswärts und einwärts, drehen können. Auch hier müssen die Stimmbänder allen diesen Bewegungen folgen. Gehen sie mit den Gießbeckenknorpeln nach auswärts, so entfernen sie sich in ihren hinteren Abschnitten von einander und öffnen die Stimmritze in Form eines Dreiecks, gehen sie aber nach einwärts, so schließen sie die Stimmritze bis auf einen feinen strichdünnen Spalt. Im ersten Fall handelt

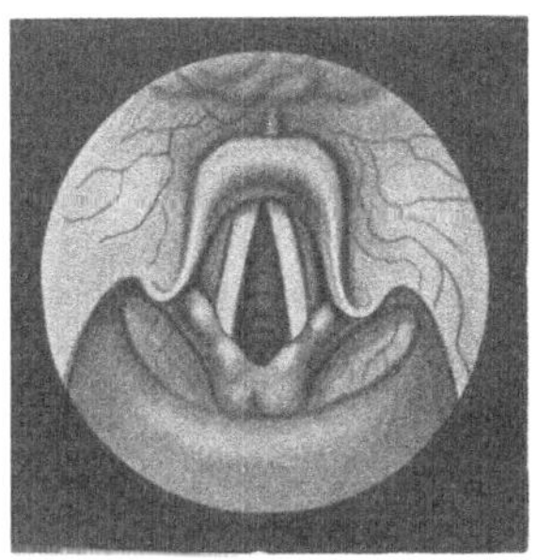

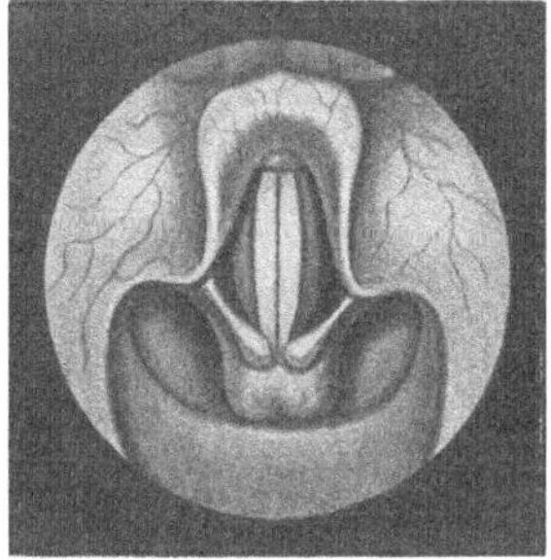

Abb. 5.   Abb. 6.

Abb. 5 u. 6. Normale Kehlkopfbilder mit offener und geschlossener Stimmritze.
(Nach Krieg, Atlas der Kehlkopfkrankheiten.)

es sich um eine Tätigkeit, die zum Atmen, im zweiten um eine, die zur Stimmbildung erforderlich ist. (Siehe Abb. 5 und 6.) Bei der Stimmbildung kommt aber noch dazu, daß außer dem Verschluß der Stimmritze die Stimmbänder, wenn sie schwingen und einen Ton erzeugen sollen, gespannt sein müssen. Dies wird so erzielt, daß die hintereren Befestigungsstellen der Stimmbänder von den vorderen abgezogen werden. Die vordere Ansatzstelle wird durch die Ruhestellung des Schildknorpels festgestellt, die hintere dagegen durch Hebung des Ringknorpelreifs und die dadurch bedingte Senkung der Ringknorpelplatte samt den darauf sitzenden Gießbeckenknorpeln nach hinten bewegt. Geschieht dies, so findet die Ausatmungsluft an der geschlossenen Stimmritze und den gespannten Stimmbändern einen Widerstand, den sie aber durch den engen Spalt hindurch überwindet und gleichzeitig die Stimmbänder in Schwingungen versetzt. Bei mäßiger Spannung entsteht ein tiefer Ton, ist sie stärker, so wird der Ton höher, und je nach dem Wechsel der Spannung kommen die Töne in den verschiedenen Stimmlagen zustande. Außer diesen im Inneren des Kehlkopfes sich abspielenden Vorgängen kann der ganze Kehlkopf noch eine Lageveränderung erfahren, indem er sich nach oben und unten verschiebt. Bei hohen Tönen geht er in die Höhe, bei tiefen nach unten. Aber auch bei angestrengtem Atmen macht er schnell aufeinander folgende abwechselnde Bewegungen nach auf- und abwärts. Eine besonders plötzliche und energische Lageveränderung des ganzen Kehlkopfes sehen wir noch beim Schlucken, in dem Sinne des Hebens und Anziehens an den Unterkiefer, zu dem Zweck den Kehlkopf nach vorn zu ziehen und dadurch den Bissen Platz zum Eintritt in die hinter dem Kehlkopf liegende Speiseröhre zu schaffen.

Wir kommen zur Besprechung der Lungen. Von der Stimmritze aus verläuft die Luftröhre etwa 10 cm gerade nach abwärts, um sich dann zunächst in zwei Hauptäste zu teilen, die zur rechten und linken Lunge ziehen und sehr schnell in kleinere und kleinste Gänge für die Atemluft zerfallen. Diese lösen sich in ein schwammiges Gewebe auf, das aus einer Unzahl kleiner bläschenförmiger Erweiterungen, den Lungenbläschen besteht; die Uranlage des ganzen Organs war ein einfacher sackartiger Anhang am Nahrungskanal, wie er noch in der Schwimmblase der Fische erhalten geblieben ist. Um den Bau richtig zu verstehen, muß man daran festhalten, daß der für den Atemvorgang charakteristische Gasaustausch des Blutes sich nur da vollziehen kann, wo ein bestimmtes Organ drei Bedingungen erfüllt: es muß genügende Oberfläche darbieten, möglichst reich mit Blutgefäßen ausgestattet sein und äußerst zarte gasdurchlässige Wandungen haben[1]).

Diesen Anforderungen genügt die Lunge in hohem Maße, wie wir gleich sehen werden. Die beiden Lungen liegen umhüllt von dem Lungenfell (Pleura), jede in einer besonderen Höhle des äußeren Brustfells. Zwischen den beiden Brustfellsäcken mit den darin befindlichen Lungen liegt der Herzbeutel mit dem Herzen, ferner die großen Gefäße, Nerven, Luft- und Speiseröhre. Dieser Raum ist der Mittelfellraum (Mediastinum). Die oberen Enden der Lunge, die Lungenspitzen, ragen am Halse an beiden Seiten etwas über den oberen Rand des knöchernen Brustkorbes hinaus.

Beide Lungen werden durch tiefe Einschnitte in Lappen geteilt (rechts 3, links 2). Die Farbe der Lungen ist blaurötlich. Nur bei jungen Leuten ist sie frei von dunklem Farbstoff, der aus eingeatmeten Staubteilchen, Kohle usw. besteht. Außer Rauch und Staub kann auch bei entsprechender Arbeit Metallstaub, Kalkstaub usw. sich in den Lungen festsetzen und sie dann geradezu damit imprägnieren, so daß dann bei den Sektionen derartiger Leute das Messer beim Durchschneiden der Lunge geradezu knirscht, man spricht dann von Steinhauerlungen usw.; die Arbeiter in solchen Betrieben sollen sich vor diesen Schädigungen durch sogenannte Respiratoren schützen.

Die beiden Äste der Luftröhre treten zusammen mit den Blut-

---

[1]) Prof. Fritsch, Bau und Lebenstätigkeit des gesunden menschlichen Körpers in Kossmann und Weiss: Die Gesundheit.

und Lymphgefäßen und Nerven in die Lungen ein; wie oben gesagt verzweigen sie sich sehr bald ähnlich einem Baum, um schließlich

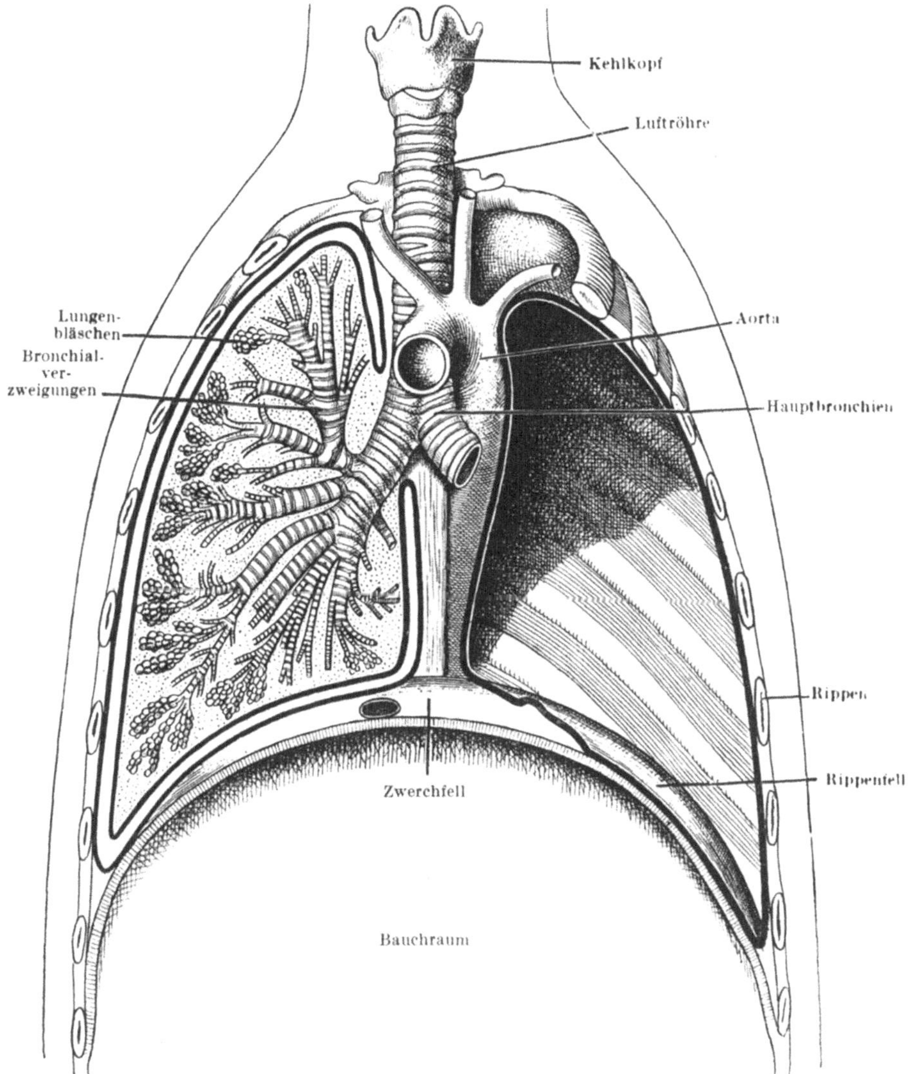

Abb. 7. Bronchialbaum (schematisch). (Nach Saxl-Rudinger.)

mit den feinsten Verästelungen in je einem kleinen Hohlraum der Lunge zu enden. Die Zahl dieser kleinsten Lungenbläschen beträgt etwa 300—400 Millionen, die Wandfläche einer jeden Alveole etwa ein drittel Quadratmillimeter, dies ergibt eine atmende Oberfläche von

130 qm beim Manne, von über 100 qm bei der Frau. Damit ist der ersten oben genannten Forderung einer genügenden Oberfläche entsprochen. Wie ist es nun mit den beiden anderen Forderungen? Dazu müssen wir uns die einzelnen Alveolen noch genauer ansehen.

Nachdem die Bronchien sich immer mehr verästelt haben (s. Abb. 7), dabei immer kleiner geworden sind, bis sie schließlich nur einen Durchmesser von etwa 1 mm haben, gehen sie in die sogenannten Alveolargänge über, d. h. sackartige Gänge, deren Wand vollständig von kleinen Ausbuchtungen, eben den Lungenbläschen besetzt ist. Sämtliche Alveolargänge, die aus einem derartigen kleinsten Ast (Bronchiolus) stammen, setzen je ein Lungenläppchen zusammen. In der ganzen Lunge sitzen nun diese Alveolen so eng nebeneinander, daß außer den Verzweigungen der Luftröhre kein größerer Hohlraum in den Lungenflügeln übrig ist. Die Alveolen sind für das unbewaffnete Auge nur eben sichtbar.

Von der mikroskopischen Struktur der Bronchien und des Lungengewebes interessiert uns hier folgendes: die Bronchien sind innen, wie die Trachea, mit einer Schleimhaut ausgekleidet, die auf der nach innen gekehrten Fläche ein feines Flimmerepithel trägt, in ihren äußeren bindegewebigen Schichten reichlich elastische Fasern und außerdem eine zirkuläre Schicht von glatten Muskelfasern hat, die sich bis in die feinsten Endäste abwärts erstreckt und sich am Ende der letzteren nach Ansicht mancher Forscher zu einem ringförmigen Schließmuskel verdicken soll; ja es sollen sogar einzelne schleifenförmige Faserzüge auf die Wand der Alveolargänge übergehen und auch um den Eingang jeder Alveole eine Art von zirkulärem Schließmuskel bilden. Diese glatten, bekanntlich nicht dem Willen unterstehenden Muskelfasern und -züge spielen bei manchen Erkrankungen eine erhebliche Rolle.

Das Flimmerepithel der oberen Bronchien geht in den feinen Endverzweigungen über in das sogenannte respiratorische Epithel, das auch die Gesamtinnenfläche der Alveolen auskleidet. Um den Eingang zu jeder Alveole findet sich ein vollständiger elastischer Ring; dem Vorhandensein dieser elastischen Elemente verdankt die Lunge die Eigenschaft, daß sie sich nach dem Aufblasen wieder zusammenzieht und die eingeschlossene Luft heraustreibt.

Was nun die Blutgefäße der Lungen anbetrifft, so müssen wir hier zwei Gefäßsysteme unterscheiden. Für die Ernährung der Lungensubstanz ist ein Gefäßsystem bestimmt, das dem Körperkreislauf angehört. Uns interessiert nun besonders das andere Gefäßsystem, das für den Gasaustausch bestimmt ist. Aus dem rechten Herzen tritt bekanntlich die Lungenarterie (A. pulmonalis) aus, die sich in zwei Äste für die beiden Lungen teilt und im Gegensatz zu allen andern Arterien des Körpers dunkles sauerstoffarmes Blut führt, das nun in den Lungen seine Kohlensäure abgeben und sich wieder mit Sauerstoff sättigen soll (siehe nächstes Kap.).

Die von diesen Arterien ausgehenden Kapillaren bilden ein engmaschiges Netz, das vielfach schlingenförmig in die Öffnung der Alveolen hineinragt. Die äußere Luft gelangt durch die Wand der Alveole und des Gefäßes an die Oberfläche der roten Blutkörperchen, die den Sauerstoff aufnehmen, während gleichzeitig Kohlensäure vom Plasma abgegeben wird. So wird das dunkle kohlensäurereiche, sauerstoffarme Blut in diesen Kapillaren hellrot, sauerstoffreich und kohlensäurearm (das Nähere darüber im nächsten Kapitel); die Kapillaren schliessen sich dann allmählich wieder in größere Gefäße zusammen, bis sie in Gestalt der vier Lungenvenen in den linken Vorhof münden. Diese Lungenvenen haben übrigens keine Klappen, wie die anderen Venen.

Wir sehen so die **beiden** anderen obengestellten Forderungen: „Eine reiche Ausstattung der respiratorischen Oberfläche mit Blutgefäßen und für Luft durchlässige Wandungen" ebenfalls erfüllt.

Das Brustfell (Pleura).

Das Brustfell bildet jederseits einen völlig geschlossenen, serösen Sack, in dem man sich die Lunge von der Mitte her eingestülpt denken kann. Von dieser Pleura werden die Lungen fest überzogen. Eine Fortsetzung derselben überzieht rechts und links die Wandungen des Brustkorbs, während sie nach innen hin den Herzbeutel, nach unten das Zwerchfell bekleidet. Die Umschlagstelle (Übergangsstelle) bekleidet die Lungenwurzel. Die verschiedenen Teile des Brustfelles werden je nach den Teilen, die sie überziehen, verschieden genannt: Lungenfell (Pleura pulmonalis), Rippenfell (P. costalis), Mittelfell (P. mediastinalis). Zwischen dem Lungen- und dem Rippenfell liegt die sogenannte Pleurahöhle, die allerdings normalerweise nur einen lumenlosen Spalt bildet, d. h. die beiden Blätter liegen überall dicht aneinander und zwischen ihnen befindet sich nur soviel seröse Flüssigkeit, als notwendig ist, um beide Blätter gegeneinander schlüpfrig und leicht verschieblich zu erhalten. Diese leichte Verschieblichkeit gegeneinander ist nötig, da, wie wir sehen werden, der Akt der Einatmung kein einseitiger ist, vielmehr dem Akt der Erweiterung des Brustkorbes erst die Ausdehnung der Lungen folgt. — (Im 3. Kapitel werden uns einige Erkrankungen der Pleura näher beschäftigen.)

Die notwendigen anatomischen Angaben über Zwerchfell- und Atmungsmuskeln erfolgen im nächsten Kapitel bei der Besprechung der Physiologie dieser Teile gleich mit, um Wiederholungen zu ersparen.

Ebenso erfolgt die Darstellung des knöchernen Thorax im nächsten Kapitel gelegentlich der Besprechung der Bewegungen der Rippen; (siehe darüber übrigens auch Teil II. Kap. I, Beschreibung der normalen Thoraxform).

2. Kapitel.

Die Physiologie der Atmung.

Alle Zellen unseres Organismus haben das lebhafteste Bedürfnis, Sauerstoff aus ihrer Umgebung aufzunehmen und Kohlensäure in Blut und Lymphe auszuscheiden. Das Blut, das die Aufgabe hat, den Sauerstoff an die Gewebe heranzubringen, nimmt diesen Sauerstoff während seiner Strömung durch die Lungen aus der eingeatmeten Luft auf und gibt dort auch die von den Zellen produzierte Kohlensäure an die äußere Luft ab. Alle diese Vorgänge, also den Wechsel der Gase im Organismus, bezeichnen wir als Atmung und unterscheiden dabei den Gasaustausch zwischen Geweben und Blut als innere Atmung und den zwischen Blut und Einatmungsluft als äußere Atmung. Für die Atmungsgymnastik und -Therapie interessiert uns natürlich nur die äußere Atmung, so innig auch natürlich beide Vorgänge, wie wir sehen werden, miteinander verbunden und voneinander abhängig sind.

Um der Alveolarluft (der Luft in den Lungen) Sauerstoff zuzuführen und sie von den Zersetzungsprodukten zu befreien, findet durch die Atembewegungen eine stetige Ventilation der Lungen statt. Wir müssen also zunächst diesen respiratorischen Luftwechsel und die Atembewegungen untersuchen.

1. Die Atembewegungen.

Im Brustkasten sind die Lungen luftdicht eingeschlossen, so daß sich zwischen ihnen und der Brustwand, resp. den in der Brusthöhle eingeschlossenen Organen und dem die Brusthöhle von der Bauchhöhle trennenden Zwerchfell keine Luft befindet. Da nun die Lungen hohle Säcke mit elastischen und leicht ausdehnbaren Wänden darstellen, müssen sie sich bei jeder Erweiterung des Brustkastens erweitern und bei jeder Verengerung desselben zusammenfallen. Da ferner die Lungen mit der äußeren Luft durch die Luftwege in Verbindung stehen, folgt, daß im ersten Falle Luft in die Lungen hineingesogen, im zweiten Falle aus der Lunge herausgetrieben werden muß. Den ersten Akt nennen wir Einatmung (Inspiration), den zweiten Ausatmung (Exspiration)[1]. Da die Lungenbläschen durch die Luftwege mit der äußeren Luft ununterbrochen in Verbindung stehen, wirkt der volle atmosphärische Druck auf ihre Innenfläche ein und durch sie hindurch auf die innere Brustwand und ebenso auch auf das zwischen den Lungen liegende Herz. Da nun die Lungen elastisch sind, wird ein Teil des Luftdruckes darauf verwendet, dieselben zu entfalten. So muß der auf die innere Brustwand wirkende Druck kleiner als der atmosphärische Druck sein, und zwar um so viel, als

---

[1] Ich folge hier in der Hauptsache Prof. Tigerstedt-Helsingfors, Lehrbuch der Physiologie des Menschen. Leipzig 1911.

zum Entfalten der Lungen nötig ist. In der Brust herrscht also ein negativer Druck. Je mehr der Brustkasten erweitert wird, ein um so größerer Teil des Luftdruckes wird zum Entfalten der Lungen verbraucht und um so niedriger wird der Druck in der Brusthöhle. Man hat dafür folgende Werte festgestellt: Bei normaler Exspirationsstellung 5 bis 6 mm Hg, bei der gewöhnlichen Inspiration etwa 8 bis 9 mm Hg, bei tiefster Inspiration 30 mm Hg.

Dieser mehr oder minder hohe negative Druck in der Brusthöhle spielt, wie wir gleich sehen werden, eine bedeutende Rolle im Blutkreislauf. Er ist für die Tätigkeit und das Verständnis der Atmungstherapie von höchster Bedeutung.

2. Der Blutkreislauf und seine Beeinflussung durch die Atmung.

Das Herz der warmblütigen Tiere ist durch eine von oben nach unten gehende Scheidewand in zwei voneinander völlig getrennte Abteilungen, eine rechte und eine linke, geteilt (s. Abb. 8). Jede Abteilung besteht aus zwei miteinander in Verbindung stehenden Höhlen, einer oberen, dem Vorhof, und einer unteren, der Kammer. Die Öffnung zwischen Vorhof und Kammer kann in den beiden Herzhälften durch Klappen geschlossen werden. Sowohl von den Vorhöfen wie von den Kammern gehen Blutgefäße aus. In den Blutgefäßen, die von den Kammern austreten, strömt das Blut vom Herzen aus, sie heißen Arterien. Die in die Vorhöfe mündenden Gefäße führen das Blut dem Herzen zu, sie heißen Venen. Die Arterien kommunizieren durch die Kapillaren mit den Venen; so bilden Herz und Gefäße ein einziges zusammenhängendes, nach außen völlig abgeschlossenes Röhrensystem. In diesem System bewegt sich das Blut nun in folgender Weise: Aus der linken Kammer wird das Blut in die Hauptschlagader, die Aorta, getrieben. Es strömt durch alle Verzweigungen der Aorta, die Arterien in die Körperkapillaren, aus diesen in die Körpervenen und durch die Hohlvenen nach dem rechten Vorhof zurück; dieser Teil des Kreislaufes von der linken Herzkammer zum rechten Vorhof heißt der große Kreislauf (Körperkreislauf). Das durch die beiden Hohlvenen in den rechten Vorhof gelangte Blut wird von diesem in die rechte Kammer getrieben. Durch die Zusammenziehung dieser Kammer wird das Blut in die aus derselben heraustretende Lungenarterie gepreßt und strömt nun durch die Lungengefäße und die Lungenvenen nach dem linken Vorhof. Dieser Teil des Kreislaufes heißt der kleine Kreislauf (Lungenkreislauf). Während eines vollständigen Kreislaufes strömt also das Blut durch zwei vollständige Kapillarsysteme, nämlich 1. durch die Kapillaren des großen Kreislaufes und 2. durch die Lungenkapillaren. Für das Blut, das die Kapillaren von Magen, Darm, Pankreas und Milz durchlaufen hat, kommt noch ein Kapillarsystem hinzu: dieses Blut strömt nämlich in der Pfortader nach der Leber.

hier löst sich die Pfortader in ein neues Kapillarsystem auf, aus dem die Lebervenen entspringen, die dieses Blut dann durch die untere Hohlvene nach dem Herzen hinleiten.

Von den mechanischen Momenten, die diesen Kreislauf unterhalten, sei hier nur folgendes erwähnt: Die Herzkraft hat das Blut

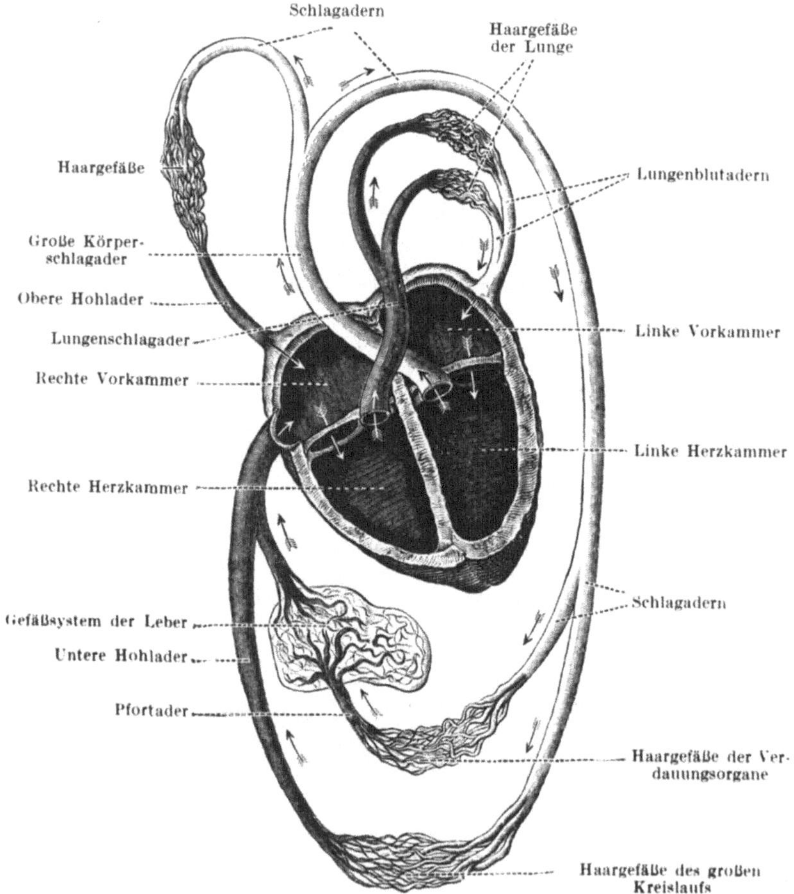

Abb. 8. Blutkreislauf.

unterstützt durch die elastischen Wände der Arterien, die sozusagen als akzessorische oder Nebenherzen nach der Ausdehnung durch die Hauptmasse des Blutes in ihre Ruhestellung zurückstreben und so mithelfen, das in ihnen befindliche Blut weiterzutreiben, bis in die Kapillaren und durch sie hindurch bis in die Anfänge der Venen getrieben. Durch die Reibungen an den Wänden der kleinen Arterien und der unzähligen Kapillaren ist nun der größte Teil der das Blut vorwärts treibenden Kraft des Herzstoßes verbraucht; er ist in Wärme umgesetzt. Damit nun das Blut in den Venen in gleichgroßer Menge nach dem Herzen wieder hinströmt, wie es aus dem Herzen in die Arterien hineingetrieben wird (was natürlich notwendig ist, um eine gleichmäßige Zirkulation zu schaffen), besitzt der Organismus eine Reihe von Mechanismen, die die Blutströmung in den Venen befördern. In den Venen befinden sich Klappen. Diese aus halbmondförmigen Duplikaturen der inneren Venenhaut bestehenden Klappen sind so gestellt, daß sie sich in der Richtung nach dem Herzen zu öffnen; das in der Richtung zum Herzen strömende Blut kann sie also ungestört passieren, aber wenn das Blut sich staut oder zurückfließen will, füllen sie sich und verschließen durch die Art ihrer Anordnung den Hohlraum der Venen vollständig. Diese Klappen befinden sich besonders zahlreich in den Venen der Beine, weil hier das beim stehenden und gehenden Menschen nach oben strömende Blut auch noch entgegen dem Gesetz der Schwere nach oben strömen muß. Ein zweites Moment der Erleichterung der Blutströmung in den Venen wird geliefert durch die Muskeltätigkeit. Das ist von großer Wichtigkeit für das Verständnis der Wirkung der Gymnastik für die Blut- und Lymphzirkulation. Ein großer Teil der großen Venen verläuft zwischen den Muskeln oder auf den Muskeln, mit den Muskelbinden sozusagen verwachsen. Jede Muskelkontraktion übt so einen Druck auf diese Venen aus und treibt das Blut dem Herzen zu. Auch die Lageveränderungen des Körpers stellen in Verbindung mit den Muskelkontraktionen ein wichtiges Hilfsmittel für die Rückströmung des venösen Blutes dar. So wird die unter dem Poupartschen Bande in der Leistenbeuge liegende große Schenkelvene, die das Blut aus dem Bein nach dem Rumpf bringt, blutleer und fällt zusammen, wenn man den Oberschenkel nach außen rollt und ihn zugleich nach hinten bewegt und dadurch möglichst streckt. Dagegen füllt sie sich wieder strotzend mit Blut, wenn man den Schenkel wieder in seine frühere Lage bringt und ihn dabei möglichst nach vorn erhebt und beugt. Diese Lageveränderungen finden z. B. bei jedem Schritte statt, den wir tun. Auch die Spannungsveränderungen der Venen sind ein weiteres Mittel, um das Blut vorwärts zu treiben. Bei Verlängerung wird das Lumen der Vene vergrößert, und die Vene übt eine Ansaugung aus. Für das Venensystem der oberen Extremität erhält man eine allgemeine Spannung, wenn mit geballter und im Handgelenk gebeugter Faust die Arme horizontal ausgestreckt und in einer Drehungsebene nach hinten bewegt werden; eine Erschlaffung der Venen tritt umgekehrt ein, wenn mit gestreckten Fingern und dorsal flektierter Hand die im Ellbogengelenk gebeugten Arme an den Brustkorb gelegt werden. Die Venen der unteren Extremitäten werden gespannt, wenn man die Oberschenkel möglichst weit spreizt, womit seine Auswärtsrollung im Hüftgelenk, eine Streckung des Knies und des Fußes verbunden wird. Umgekehrt bewirken Beugung, Anziehung und Einwärtsrollung

des Oberschenkels, Beugung des Knies eine allgemeine Erschlaffung
der Hauptvenenstämme der Beine. Die Stellung, bei der das Venensystem im allgemeinen möglichst stark gespannt ist, entspricht also
der Haltung, die man unwillkürlich einnimmt, wenn man nach längerer
Arbeit am Schreibtisch sich aufrichtet und ausdehnt (siehe Abb. 9
und 10). Diese Stellung werden wir also auch möglichst häufig bei

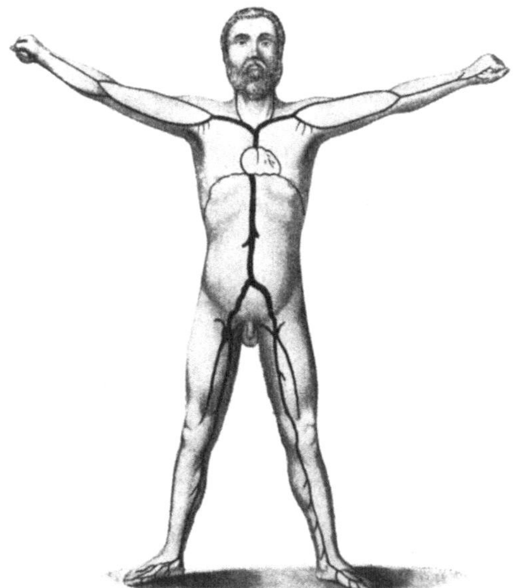

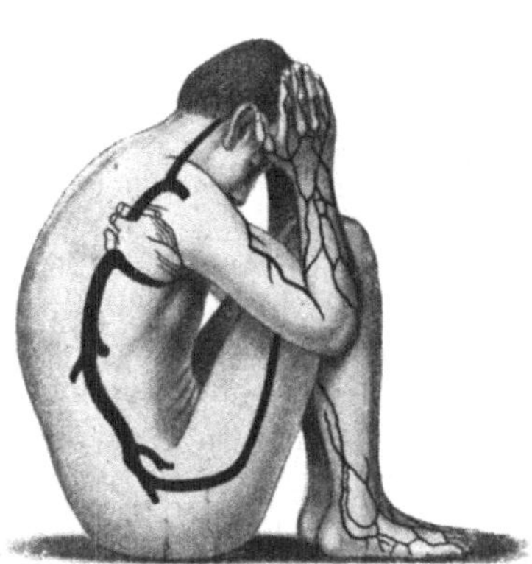

Abb. 9.

Stellung des Körpers bei möglichst
gespanntem Venensystem.

Abb. 10.

Stellung des Körpers bei möglichst
erschlafftem Venensystem

(Nach Tigerstedt.)

unserer Atemgymnastik einzunehmen haben, um eine höchstmögliche
Beeinflussung der Zirkulation zu erzielen. Die umgekehrt geschilderte
Haltung der Erschlaffung der Venenstämme, also der weitgehenden
Behinderung der Venenzirkulation, ist, wie uns ein Blick auf die entsprechende Abbildung lehrt, die Stellung der Trauer und Verzweiflung,
der Negation des Lebensprinzips, während jene Haltung die Freude
zum Leben und Schaffen, das Bewußtsein der Kraft und Energie zu
sein scheint.

Der wichtigste, die Blutströmung in den Venen befördernde
Mechanismus liegt aber in dem oben geschilderten, veränderlichen
negativen Druck in der Brusthöhle. Während auf die großen Venen
außerhalb der Brusthöhle fast der gesamte Luftdruck einwirkt (ein
kleiner Teil wird von der Haut usw. getragen), herrscht in der Brusthöhle ein negativer Druck, so daß sicher der auf die großen Venen
außerhalb der Brusthöhle einwirkende Luftdruck erheblich höher ist

als der Druck, der auf die Venen in der Brusthöhle ausgeübt wird, so daß unter dem Einfluß der Atmung sozusagen ein Gefälle von den außerhalb der Brusthöhle liegenden Venen nach den Venen im Brustkorb und damit nach dem Herzen hin statthat.

Bei der Ausatmung nimmt der negative Druck, wie wir gesehen haben, in der Brusthöhle ab, die Rückströmung des Blutes nach dem Herzen zu ist also nicht so lebhaft. Anders bei der Einatmung. Der negative Druck in der Brusthöhle wird stärker, und zwar in einem bestimmten Verhältnis zu der Tiefe der Inspiration und dem Umfang der Lungenerweiterung. Bei der ganzen Inspirationsbewegung muß eine kontinuierliche Erweiterung der Venen im Brustkorb und der Vorhöfe des Herzens statthaben und so eine direkte Ansaugung des Blutes von den Venen zum Herzen hin eintreten. Das Verständnis dieser Momente ist für die Beurteilung der Wichtigkeit der höchstmöglichen Ausbildung und Ausnutzung der Atemtechnik durch die Atemgymnastik von so großer Bedeutung, daß ich diese Vorgänge hier so eingehend schildern muß[1]).

Bei der Bedeutung dieser Druckverhältnisse für den Kreislauf müssen wir immer wieder betonen, daß die Lungen selber bei der Atmung rein passive Luftbehälter sind, die Atembewegungen des Brustkorbes und des Zwerchfelles allein eine aktive Rolle spielen. Während einer tiefen Einatmung wird der Lungenraum erheblich vermehrt, und da nicht augenblicklich die volle Luftmenge durch die engen Luftwege eintreten kann, der obenerwähnte negative Druck bis zu der angegebenen Höhe vermehrt. Wollen wir also die saugende Wirkung auf das Venensystem nach Möglichkeit steigern, so werden wir in diesem Falle bei stärkster muskulärer Erweiterung die Einsaugung der Luft verlangsamen (z. B. durch absolute Naseneinatmung bei Zuhaltung eines Nasenloches, stärker noch durch Einatmung verdünnter Luft, am stärksten durch rein muskuläre Erweiterung bei geschlossener Stimmritze nach erfolgter Ausatmung; s. Kap. Atmungsübungen bei Kreislaufstörungen). Während der Exspiration tritt an sich, da die Luft nicht so schnell aus der Luftröhre entweichen kann, eine bedeutende Stauung in den Lungen ein, die um so stärker ist, je plötzlicher die bei der Einatmung aufgespeicherten elastischen Kräfte (Rippen- und Zwerchfellspannung) nachlassen. So kann es dahin kommen, daß unter diesen Umständen die Lunge während des Ausatmens nicht nur keinen Zug auf die Oberfläche des Herzens und die im Brustkorb liegenden Venen ausübt, sondern sogar einen Druck. An sich wirkt dieser Druck günstig auf die Ausstoßung des arteriellen Blutes und damit erleichternd auf die arterielle Blutbahn. Da wir

---

[1]) Auf die Bedeutung der Gymnastik im allgemeinen und speziell der Atemgymnastik für die Verhütung der durch Schwangerschaft bedingten Leiden, die ja zu einem großen Teile hervorgerufen werden durch die dabei auftretenden Zirkulationsbehinderungen, habe ich in einer besonderen Arbeit hingewiesen (Massage und Gymnastik in Schwangerschaft und Wochenbett. Berlin 1911).

aber meist bei unseren therapeutischen Atmungsübungen vornehmlich die Erleichterung des venösen Kreislaufes beabsichtigen, werden wir diesen Druck der Lunge dadurch nach Möglichkeit vermindern, daß wir bei der Ausstoßung der Luft die Spannung der Rippen und des Zwerchfelles nach Möglichkeit lange anhalten und erst ganz am Schlusse der Ausatmung den Brustkorb einsinken lassen. Man könnte denken, daß bei der Einatmung der Abfluß des Blutes durch die Arterien erschwert ist in derselben Weise, wie die Ansaugung in den Venen erleichtert. Da ja aber das Herz eine reine Druck- und keine Saugpumpe ist, können wir diesen Faktor ausschalten. In der Tat sehen wir an den Blutdruckkurven, daß die Atemschwankungen auf die Bewegung des Blutes in den Arterien nur einen minimalen Einfluß haben; im Gegenteil, da das Herz so viel Blut fördert, als ihm durch die Venen zufließt, kommt die Wirkung der Luftdruckschwankungen auf den Venenzufluß auch in der Menge des vom Herzen geförderten Blutes zum Ausdruck. Je mehr Blut während der Inspiration dem Herzen zufließt, um so mehr wird auch ausgetrieben, und infolgedessen wird das Arteriensystem besser gefüllt, zumal wenn wir durch die starke Arbeit in den Atemmuskeln in diesen Muskelgebieten die Arterienströmung vermehren oder durch gleichzeitige andere gymnastische Übungen die Zahl und Masse der arbeitenden Muskeln vermehren. (Jeder arbeitende Muskel braucht mehr Blut wie der ruhende; davon an anderer Stelle mehr.)

Die angegebene Wirkung auf den arteriellen Blutdruck wird weiter dadurch verstärkt, daß der ganze Lungenkreislauf sich innerhalb der Brusthöhle abspielt. Dieser Lungenkreislauf bildet die Verbindung zwischen dem Zuflußstrom in den Körpervenen und dem Abflußstrom in der Aorta. Da nun die gesamten Gefäße des Lungenkreislaufes den Druckschwankungen im Brustkorb ebenfalls unterliegen, so werden sie bei der Einatmung stark erweitert, so daß auch dadurch die Bahn, auf der das Blut aus den Körpervenen in die Arterien übergeht, bei der Einatmung weiter wird und so eine leichtere Füllung des linken Herzens resultiert.

(Über die Wirkung der Atmung auf den Gesamtkreislauf siehe später bei den einzelnen Kapiteln im therapeutischen Teile.)

Wir kehren zurück zur Besprechung der Atembewegungen.

Für die Atmung selbst hat der eben besprochene negative Druck in der Brusthöhle ebenfalls besondere Bedeutung. Erstens wird dadurch die von den Einatmungsmuskeln zu leistende Arbeit wesentlich erhöht; warum das wichtig ist, werden wir gleich sehen. Auf der anderen Seite wird dadurch die Exspiration erleichtert. Da der auf die innere Brustwand wirkende Druck niedriger ist als der auf der Außenwand lastende atmosphärische Druck, wird die bei der Einatmung zu leistende Arbeit der Erweiterung des Brustkorbes erhöht um die zur Beseitigung dieses Druckunterschiedes zu leistende Arbeit. Wenn der zum Entfalten der Lungen nötige Druck gleich 8 mm Hg ist, ist bei einem äußeren Drucke von 760 mm Hg der Innendruck nur 752. Gegen die inspiratorische Erweiterung des Brustkastens wirkt also ein Widerstand, der an allen bewegten Punkten der Brustwand gleich 8 mm Hg ist und bei fortschreitender Erweiterung zunimmt. Daß das exspiratorische Zusammenfallen der Brustwand durch denselben Umstand erleichtert wird, ist klar.

3. Die Einatmung.

Die Erweiterung der Brusthöhle wird bewirkt durch zwei Faktoren, einmal durch die Hebung der Rippen, dann durch die Kontraktion des Zwerchfells.

a) Die Bewegungen der Rippen. (Abb. 11 und 12.) Die zwölf Rippen jederseits sind teils knöcherne, teils knorpliche Spangen, die von den Seiten der Brustwirbel ausgehend den Brustraum in einem seitlich konvexen Bogen derart umgrenzen, daß ihr vorderes Ende tiefer steht, als das hintere Ende. Die oberen sieben Rippenpaare sind vorn neben der Mittellinie direkt am Brustbein mit ihrem knorplichen Teil befestigt, während die nächsten drei Rippenpaare mit einem gemeinsamen Knorpelteil mit dem Brustbein in Verbindung treten und die unteren beiden ganz frei enden.[1] Die Rippen sind durch je zwei Gelenkverbindungen mit den Brustwirbeln verbunden. In diesen Gelenken bewegen sich die Rippen derart, daß sie sich um ihre Achsen erheben, dadurch wird erstens die Entfernung des vorderen Rippenendes von dem Rückgrat vergrößert und zweitens die Seitenteile der Rippen nach außen geführt, so daß durch die Rippenerhebung sowohl in der Richtung von vorn nach hinten wie in querer Richtung die Brusthöhle erweitert wird. Zum besseren Verständnis der durch die Rippenbewegung bedingten Erweiterung des Brustkorbes müssen wir die Gelenkverbindung der Rippen an der Wirbelsäule noch etwas eingehender betrachten. Sie sind bekanntlich erstens durch ihr Köpfchen an den Körpern der Brustwirbel, zweitens durch ihr Tuberkulum an den Querfortsätzen befestigt. Wenn sie sich bewegen, müssen diese beiden an der Wirbelsäule angehefteten Stellen in Ruhe bleiben, d. h. die einzige Bewegung, die die Rippe ausführen kann, ist eine Drehung um die Verbindungslinie dieser beiden Gelenkspunkte. Da das Köpfchen der Rippe am Wirbelkörper weiter nach ventral- und weiter nach medianwärts liegt als das Tuberkulum, so geht diese Verbindungslinie in einer transversalen Ebene von ventral-medianwärts nach dorsal-lateralwärts. Bei der Bewegung muß das freie Ende, da sich die Rippe um diese schräge Axe dreht, gleichzeitig lateralwärts abweichen.

In welchem Umfang diese Vergrößerung bei den einzelnen statthat, ist von der Neigung der betreffenden Rippen bedingt. Die Rippen stehen keinesfalls parallel untereinander. Je größer die

---

[1] Zuweilen endet auch die 10. Rippe frei; dies soll besonders häufig beim paralytischen Thorax vorkommen (s. d.).

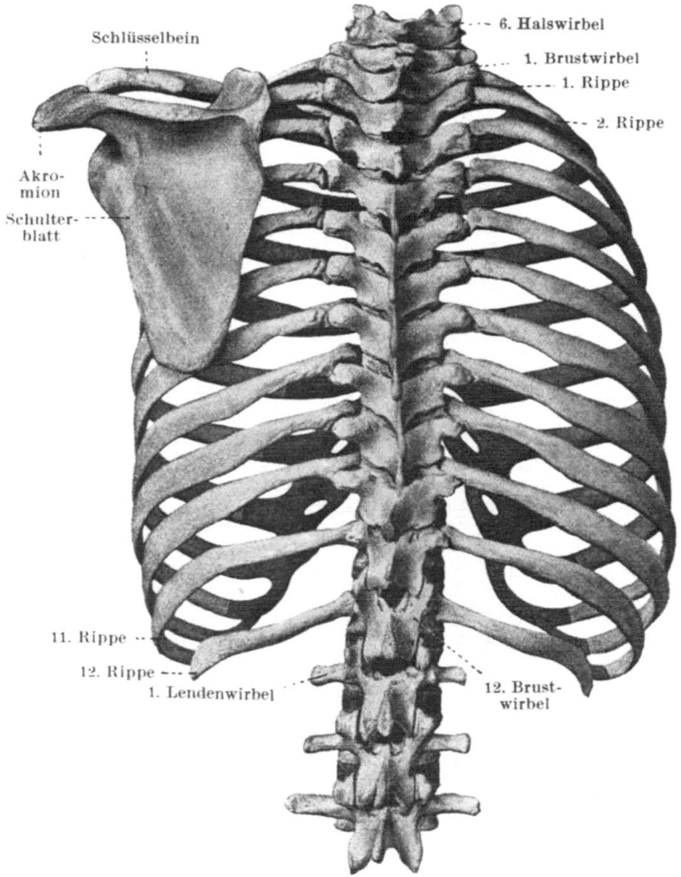

Abb. 11. Brustkorb mit dem linken Schultergürtel von hinten gesehen.

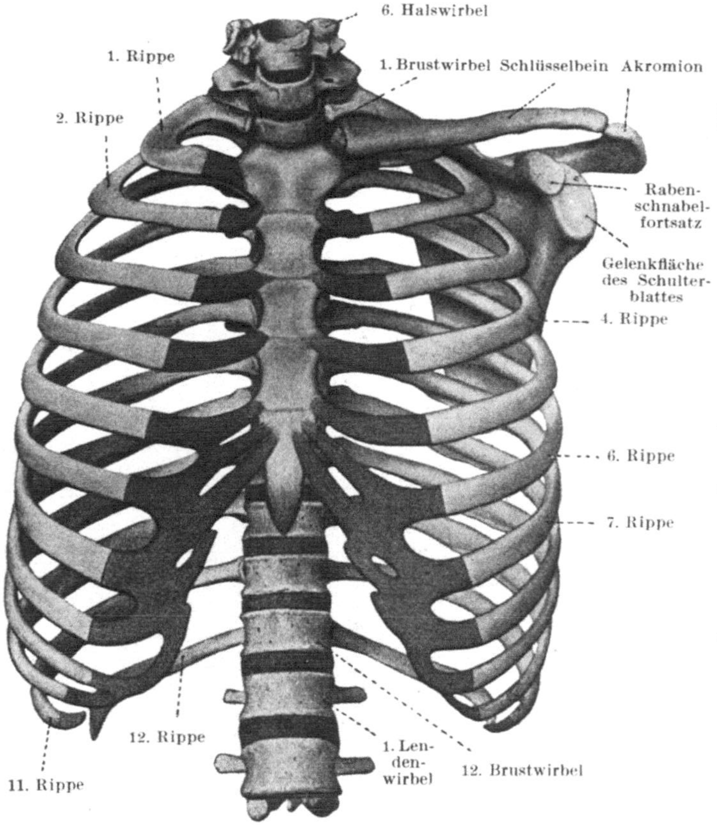

Abb. 12. Brustkorb mit dem linken Schultergürtel von vorn gesehen.

(Nach Sobotta, Atlas der deskriptiven Anatomie des Menschen.)

Neigung ist, um so größer wird, bei gleicher Länge der Rippen, die Vergrößerung der Brusthöhle in der Richtung von vorn nach hinten.

Bei der Hebung und dem Vorstoß der Rippen wird natürlich das Brustbein nach vorn geschoben, es dreht sich um eine horizontale, durch das obere Ende des Handgriffes gehende Achse. Da nun der Grad der Entfernung der einzelnen Rippen von der Wirbelsäule ungleich ist, so werden die beiden Teile des Brustbeins gegeneinander abgeknickt, vor allem aber die Rippenknorpel einer Drehung unterworfen. Die hierdurch entstehenden Widerstände für die Hebung der Rippen, sowie ihre natürliche Schwere, und schließlich der oben eingehend besprochene negative Druck in der Brusthöhle müssen von den Einatmungsmuskeln überwunden werden. Diese Umstände

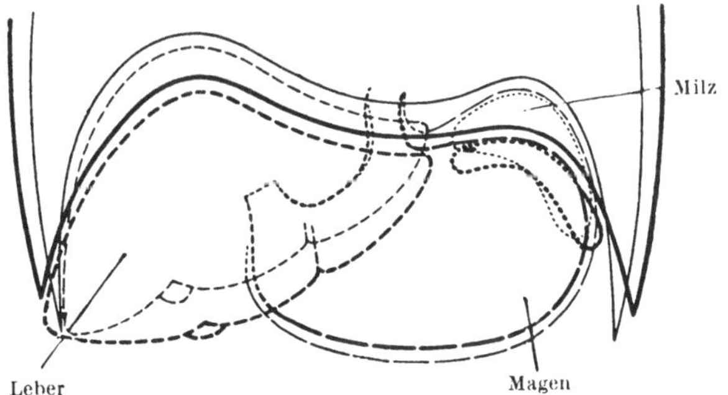

Abb. 13. Die Bewegungen des Zwerchfelles (schematisch) und die dadurch bedingten Lageveränderungen von Leber, Magen, Milz.
Die dicken Linien zeigen die Inspiration, die dünnen Linien die Exspiration.
(Nach Tigerstedt.)

zusammen bewirken, daß die Rippen, wenn sie durch die Einatmung aus ihrer Ruhelage herausgebracht worden sind, nach dem Aufhören dieser auf sie einwirkenden Kraft wieder in ihre Gleichgewichtslage zurückstreben. Als Einatmungsmuskeln können wir also alle die Muskeln ansehen, die durch ihre Kontraktion die Rippen heben. Darüber später.

b) Das Zwerchfell und seine Bewegungen[1]) (siehe Abbildung 13, 14 und 15).

Das Zwerchfell entspringt an dem ganzen inneren Umfange des unteren Brustkorbrandes (Innenfläche des Schwertfortsatzes, des Brustbeins, der Innenfläche der untersten sechs Rippen, der Wirbelsäule und dem hinteren Teil der zwölften Rippe). (Abb. 15.) Seine Fasern streben nach der Mittelachse des Körpers und gehen in die in der Mitte des Muskels gelegenen Sehenplatten über. Es hat nach der

---

[1]) Anmerkung bei der Korrektur: Soeben ist der II. Teil von Strassers Lehrbuch der Muskel- und Gelenkmechanik erschienen, der die Verhältnisse der Rippen- und Zwerchfelltätigkeit bei der Atmung außerordentlich eingehend bespricht.

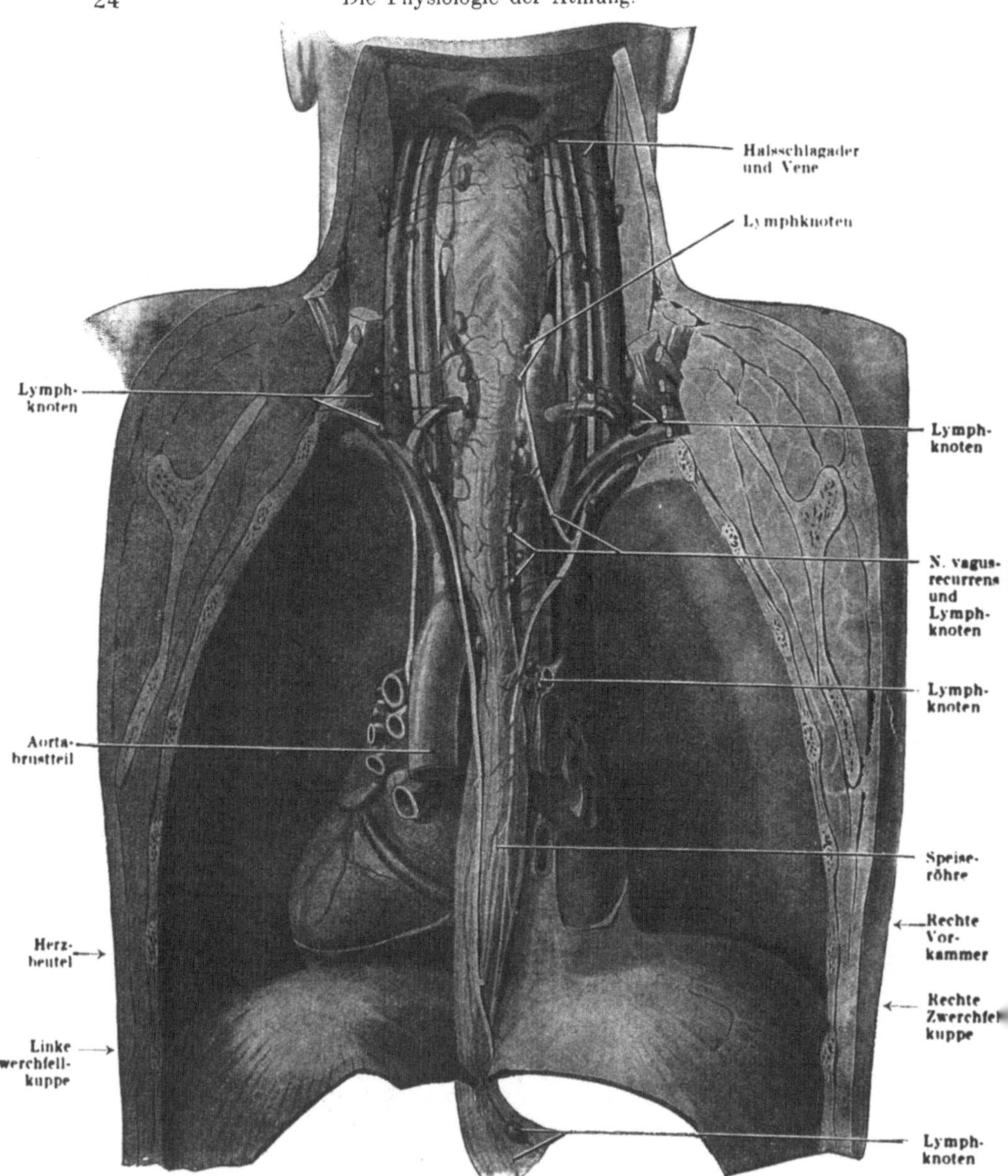

Abb. 14. Das Zwerchfell und die Eingeweide des Mittelfellraums in der Ansicht von hinten.
(Nach Corning, Lehrbuch d. topogr. Anat.)

Brusthöhle hin eine doppelte konvexe Wölbung, eine höhere über der Leber, eine niedere über dem Magen und der Milz. (Abb. 14.)

Wenn der Zwerchfellmuskel sich zusammenzieht, so werden die

beiden Kuppen abgeflacht und gehen abwärts, der mittlere sehnige
Teil geht ebenfalls, aber nicht ganz so weit nach unten, doch
beträgt seine maximale Verschiebung nach unten immer
noch etwa vier Zentimeter. Die Lageveränderungen der Kuppen
entsprechen nach Beobachtungen mit Röntgenstrahlen bei tiefer Atmung
etwa der Strecke von der Mitte des zehnten bis zum Anfang des
zwölften Brustwirbelkörpers. Gleichzeitig wird durch Hebung der
Rippen und des Brustbeines die untere Brustöffnung erweitert. (Siehe

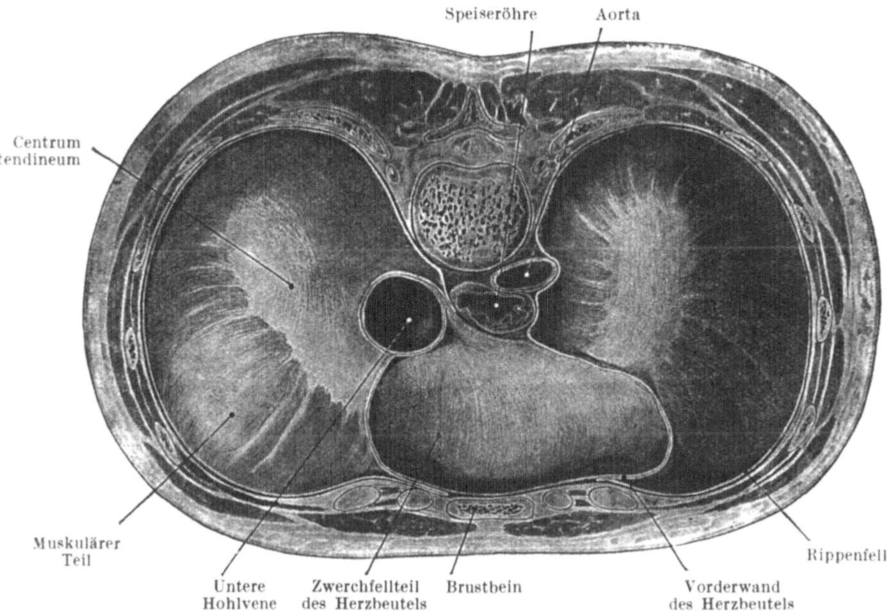

Abb. 15. Zwerchfell von oben gesehen.
(Nach Corning, Lehrbuch d. topogr. Anat.)

Abb. 13.) So wird durch die Kontraktion des Zwerchfelles die Brusthöhle sowohl von oben nach unten, wie in der Gegend der unteren
Brustöffnung in den Seitenteilen vergrößert. Da das Zwerchfell zugleich
die obere Wand der Bauchhöhle ist, muß es bei seiner Zusammenziehung auf den Bauchinhalt einen Druck ausüben, und indem die Baucheingeweide diesem Druck nachgeben, treiben sie die vordere Bauchwand vor.

Wir müssen also unterscheiden bei der Einatmung die Rippenatmung und die Zwerchfellatmung. Da zeigt sich nun bei den
Kulturvölkern eine mehr oder minder große Differenz zwischen den
beiden Geschlechtern in bezug auf den Anteil, den diese beiden
Faktoren bei der Einatmung spielen, indem beim Mann die Zwerchfellatmung, bei der Frau die Rippenatmung überwiegt, ja die Zwerch-

fellatmung manchmal anscheinend so gut wie ganz ausgeschaltet ist. Diesen Unterschied mit überstandenen Schwangerschaften und den in diesen Zeiten durch die Vergrößerung der Gebärmutter geschaffenen Raumbeengungen in der Bauchhöhle in Zusammenhang bringen zu wollen, geht schon aus dem Grund nicht an, weil auch die Frauen, die nie in anderen Umständen waren, diese Erscheinung darbieten. Außerdem ist von den Indianernweibern mehrfach berichtet worden, daß sie ausgesprochene Bauchatmerinnen sind[1]). Auch bei wachsenden europäischen Mädchen wird noch eine aus Bauchatmung und Rippenatmung kombinierte Atmung als das Regelmäßige festgestellt, so daß wir wohl nicht fehlgehen, die wirkliche Ursache des weiblichen Brustatmens, das von mancher Seite mit Unrecht als für die Frau physiologisch angesehen wird, in der durch die weibliche Kleidung, vor allem das Korsett geschaffenen Kompression des Bauches zu suchen. Infolge dieser Kompression wird also die Frau gezwungen, vorwiegend kostal zu atmen, bis diese Atmungsart allmählich, ohne angeboren zu sein, für sie die regelmäßige, damit aber nicht die normale, gesundheitsmäßige wird. Daß dadurch für die Frau sich schwerwiegende Schädigungen ergeben, ersehen wir aus folgendem.

Über die Beeinflussung der Atmung durch das Korsett verdanken wir genauere Resultate den Untersuchungen von Prof. Hirschfeld und Prof. Loewy, Berlin (mitgeteilt in „Korsett und Lungenspitzen-atmung". Berliner klinische Wochenschrift 1912, Nr. 36). Sie prüften an einer Anzahl von Personen männlichen und weiblichen Geschlechtes die Atmung mit und ohne Korsett, natürlich unter genau gleich-gehaltenen äußeren Bedingungen, und zwar stellten sie fest das Ver-halten der Atmungsfrequenz, der Atemtiefe, des Minutenvolumens durch Atemversuche an der Gasuhr, zeichneten dabei die Atmungs-weise der oberen Thoraxpartien auf und verfolgten schließlich noch das Verhalten des Zwerchfelles im Röntgenbild.

Die Resultate sind meines Erachtens wieder so vernichtend für das Korsett, daß sie den von Liebe[2]) längst verlangten ärztlichen Bannfluch gegen das Korsett endlich herbeiführen müßten, aber es wird wieder nichts nützen: weibliche Eitelkeit, stumpfsinniges, gedanken-loses Hängen am Althergebrachten, gedankenlose Anbetung des Mode-geschmackes werden weiter die Gesundheit des weiblichen Geschlechtes und damit natürlich auch ihre Schönheit frühzeitig töten, und nicht genug damit, natürlich auch ihre unheilvollen Folgen für die Nach-kommenschaft weiter zeitigen. Die beiden Autoren fanden durch-gehend eine Verflachung des einzelnen Atemzuges, die zwischen 12

---

[1]) Siehe Tigerstedt a. a. O., S. 414.

[2]) G. Liebe (Kostaler und abdominaler Atemtypus beim Weibe in: Brauers Beiträge zur Klinik der Tuberkulose 1911, Band 20, Seite 239), stellt auch da fest, daß die Vitalkapazität durchweg, die Ausdehnung der unteren Thorax-partien innerhalb des Korsetts erheblich beeinträchtigt wird. Er fragt dabei, ob diese Ergebnisse nicht endlich den ersehnten Bannfluch gegen das Korsett herbeiführen.

bis 46 Prozent schwankte, im Durchschnitt 23 Prozent betrug. Wenn nun auch andererseits gezeigt wurde, daß gleichzeitig eine Zunahme der Atemfrequenz eintrat und die Ausdehnung der oberen Thoraxpartien zunahm, so kann man aus dieser Mehrleistung anderer Faktoren, mit der sich der gequälte Organismus zu helfen sucht, keineswegs auf eine auch nur relative Unschädlichkeit des Korsettes schließen, denn einerseits zeigte sich, daß die unteren Thoraxpartien in so erheblichem Maße in der Atmung behindert waren, daß selbst die kompensatorisch verstärkte Atmung der oberen Thoraxpartien nicht die normale Luftmenge pro Atemzug in die Lungen zu bringen vermochte, andererseits kann ich die so vom Körper erzwungene Zunahme der Atemfrequenz nicht für unschädlich halten. Es werden so sozusagen schon in der Ruhe die Reservekräfte des Körpers dauernd in Anspruch genommen, die für die Zeiten besonderer Anstrengungen reserviert bleiben müßten. Wie die dauernde Inanspruchnahme der Reservekräfte des Herzens in Gestalt verstärkter Pulszahl und verstärkter Schlagvolumina schon in der Ruhe das Anzeichen eines irgendwie erkrankten Herzens ist, so ist diese verstärkte Pulzfrequenz nach Anlegung des Korsetts etwas Anormales und darum Schädliches.

Die Verringerung der Vitalkapazität schwankt in den einzelnen Fällen zwischen 10—28 Prozent.

Was die Beurteilung des Zwerchfellstandes im Röntgenbild betrifft, so ergaben sich folgende Daten: schon bei normaler ruhiger Atmung nimmt das Zwerchfell nach Anlegung des Korsettes einen erheblich höheren Stand ein als ohne dieses. So steht es in der einen Aufnahme z. B. ohne Korsett 3,7 cm unterhalb der Mamillae, nach Anlegung des Korsettes jedoch nur einen Zentimeter unter der linken Mamilla, die ihren Höhenstand nicht gewechselt hat. In der mittleren und rechten Thoraxpartie tritt es sogar über die Höhe der Mamillae hinaus nach oben.

Noch bemerkbarer macht sich die Wirkung des Korsettes bei tiefer Atmung. In der Norm verlängert sich bei willkürlich tiefster Einatmung der untere Thoraxabschnitt wesentlich durch die ausgiebige Hebung des Thorax derart, daß die Höhendifferenz zwischen Mamillae und Zwerchfellkuppe auf acht Zentimeter steigt, nach Anlegung des Korsettes jedoch ist einerseits das Zwerchfell am Herabsteigen derart behindert, daß es 1,3—1,5 cm über seinem Stande bei tiefster Inspiration ohne Korsett stehen bleibt, andererseits ist zugleich die Hebung der unteren Thoraxpartien derart beeinträchtigt, daß die Mamillae, die ohne Korsett um zirka fünf Zentimeter gehoben wurden, nun ihre Höhenlage überhaupt nicht ändern.

So etwa die Ergebnisse von Hirschfeld und Loewy. Für mich ergibt sich schon daraus die unbedingte Verwerfung des Korsettes. Wenn die beiden Verfasser nun trotzdem sagen, eine stärkere Ausdehnung des oberen Brustkorbsabschnittes bei der Atmung muß erwünscht sein bei allen paralytischen Thoraxformen, bei denen die mangelhafte Atmung der oberen Lungenpartien eine Entwickelung der Tuberkulose befürchten läßt, und für diese Fälle die Benutzung des Korsettes befürworten, so muß ich dem entschieden widersprechen. Das gewünschte Resultat läßt sich durch entsprechende Atmungsübungen später gut erreichen, bei diesen paralytischen Thoraxformen besteht aber stets einmal eine allgemeine Anämie, und die wird selbstverständlich durch Verringerung der Atmungsfläche, die, wie die Verfasser selbst betonen, stets durch das Korsett eintritt, sicher noch mehr begünstigt, und dann wird sich gerade bei derartigen Kranken die fast immer vorhandene Obstipation, die einen durchaus nicht unbedenklichen Faktor in den Entwickelungsjahren darstellt, durch das Korsettragen stets verschlimmern. Ich stehe auf dem Standpunkt, daß 95 Prozent aller chronischen Obstipationen durch das Korsettragen bedingt sind.

Außerordentlich scharf geht Dr. Sell, Chefarzt der Eleonorenheilstätte in Winterkasten, in einer jüngst erschienenen Arbeit[1]) mit dem gedankenlosen Unfug des Korsettragens ins Gericht.

Er zitiert zunächst den Ausspruch Schweningers, daß 80 Prozent aller Frauen von der Korsettbekleidung schwere Gesundheitsstörungen davontragen. Ich gehe bei der ganz ungeheuren, von den meisten Ärzten sicher unterschätzten Wichtigkeit dieser Frage etwas näher auf die Ausführungen Sells ein. Er sagt: „Die Entfaltung der Alveolen ist nur denkbar durch Ausdehnung des Rippenkorbes." Wir werden also schon durch die Vorrichtung, die den Thorax nicht zu voller Ausdehnung kommen läßt, die Resorptionsfläche für Sauerstoff verkleinern, seine Aufnahme ins Blut vermindern. Wieviel mehr muß das der Fall sein, wenn der Thorax zur Erzielung einer schlanken Taille noch unter die Exspirationsstellung zusammengepreßt wird. Daß dies fast durchweg geschieht, wird niemand bestreiten. Über die Kraft, mit der es geschieht, verdanken wir Thiersch genaue Feststellungen. Er fand bei exakten Untersuchungen, daß ein ganz mäßig geschnürtes Korsett auf der Taille und dem unteren Brustkorbabschnitte, schon in der Exspirationsstellung mit einem Druck von 1200 g lastet, während es der Ausdehnung zu flacher Atmung einen Widerstand von 1800 g, einer Tiefatmung einen solchen von mindestens 3100 g entgegensetzt. Bei etwas stärkerer Schnürung, die vielfach noch die Regel ist, fand Thiersch folgende Druckwerte:

	Am unteren Brustkorbabschnitte	In der Taille	Oberhalb der Mammae
Für Exspirationsstellung	1700 g	1700 g	
„ flache Atmung . .	2700 g	bis 2500 g	4000 g
„ Tiefatmung . . .	bis 5500 g	„ 3500 g	bis 10500 g

Sell zieht als Durchschnitt aus diesen Zahlen das Ergebnis, daß auch ein niedriges und ganz mäßig geschnürtes Korsett, das allgemein

---

[1]) Sell, Winterkasten: Frauenkleidung und Tuberkulose. Beiträge zur Klinik der Tuberkulose, Bd. XXI, H. 2.

für unbedenklich gehalten wird, unaufhörlich auf der Taille und dem
unteren Brustkorbabschnitte mit einem Druck von etwa zwei Kilo,
einschließlich des Gewichtes der Kleider von mindestens fünf Kilo
lastet, und solche Widerstände sollten unsere blutarmen, muskel-
schwachen Frauen allein mit ihrer Inspirationsmuskulatur in jeder
Minute 16—20 mal täglich viele Stunden hindurch überwinden können?
Die gesamte Muskelkraft eines Riesen müßte gegenüber einer solchen
Aufgabe versagen.

Ich freue mich, in Sell, Liebe und Frau Dr. Annemarie
Bieber[1]) drei gewichtige Gewährsmänner dafür zu finden, daß die
Annahme vom Kostalatmungstypus der Frauen, die sich ja leider bis
heute in vielen ernsthaften Lehrbüchern findet, wohl nur eine Legende
ist. In der Tat habe ich in meiner Privatpraxis beobachten
können, wie der kindliche kostoabdominale Atmungstypus,
der bei Mädchen und Knaben ganz gleich ist, sich sofort
binnen wenigen Tagen zu Ungunsten des abdominalen Typus
nach Anlage des ersten Korsettes verwandelte, so daß ich
z. B. in einem Falle nach dem Ausziehen des Kindes (ich war bei
dem Auskleiden nicht dabei gewesen), der Mutter auf den Kopf
zusagen konnte, daß das Mädchen jetzt ein Korsett trüge.

Sell führt in seiner außerordentlich lesenswerten Arbeit eine
große Reihe von durch das Korsett bedingten schweren Schädigungen
der Frau an: Enteroptose, die Häufigkeit der Gallensteine bei Frauen,
die venösen Hyperämien der unteren Körperhälfte und die habituelle
Verstopfung, die alle diesem ununterbrochenen Circulus vitiosus —
eine teilweise komprimierte Lunge — ungenügende Oxydation des
Blutes — geschwächtes Herz — spezielle Erschwerung der Saugarbeit
des Herzens — verminderte Durchblutung der noch arbeitenden
Lungenteile und Fernhaltung eines großen Blutquantums von der
Möglichkeit selbst dieser kärglichen Oxydation teilhaftig zu werden —
ihre Entstehung verdanken.

Daß die Disposition zur Tuberkulose sowohl direkt durch das
Korsett, wie indirekt infolge der sich dadurch stetig steigernden
Degeneration erheblich erhöht wird, bringt ihn zu der durchaus
berechtigten Forderung: Die Ersetzung der herrschenden gesundheits-
widrigen Frauenkleidung durch eine hygienisch einwandfreie muß ein
wesentlicher Bestandteil der ganzen Tuberkulosebekämpfung werden.
Er fordert als Maß die Erfüllung der Probe, daß man jedes Kleidungs-
stück vor dem Schließen mit Knopf und Knopfloch oder Haken und
Öse nähert und am besten in Rückenlage darauf prüft, ob es sich
bei tiefster Inspirationsstellung ganz leicht schließen läßt. Daß das
so gut wie nie geht, werden mir wohl die meisten Frauen zugeben.

---

[1]) Dr. Annemarie Bieber in Deut. med. Woch. 1912, Nr. 38: „Das
moderne Korsett": „der allgemeine Atmungstyp unterscheidet sich also nicht
von dem des Mannes, eine Beobachtung, die man auch an Frauen machen
kann, die niemals ihren Körper durch die Kleidung beengt haben".

Er befürwortet eine Kleidung, die entweder, wie Van de Velde will, die Rockbefestigung auf dem Becken vorsieht oder in der Hauptsache durch entsprechend gearbeitete Achselbänder und gekreuzte Rückenträger gehalten wird. Die gegen diese gemachten Einwendungen widerlegt er recht treffend[1]).

Daß jede Art von Atmungsgymnastik sich mit dem Korsetttragen nicht verträgt, in ihrer Wirkung dadurch illusorisch gemacht wird, ist wohl ziemlich einleuchtend. Nach meiner Ansicht muß jeder denkende Arzt und Hygieniker ein absoluter Feind jedes Korsettes sein und sollte dies auch seinen Patientinnen gegenüber immer genügend zum Ausdruck bringen.

Wie die Schönheit des Frauenkörpers unter dem Korsett leidet, hat Dr. Merzbach in seinem eben erschienenen, sehr instruktiven Werke: „Das Schönheitsbuch", recht eindringlich geschildert.

Ich muß im 2. Teil, gelegentlich der Besprechung der asthenischen Zustände, noch einmal auf die Schädigungen zurückkommen, die der ganze weibliche Körper durch das Korsett erleidet und auf die dadurch bedingten Rasseverschlechterungen.

Aber auch die vielfach beim männlichen Geschlecht beobachtete ausschließliche Zwerchfellatmung können wir ebensowenig als etwas Normales oder Zweckmäßiges ansehen, vielmehr bringt sie ebenfalls Schädigungen mit sich, vor allem in Gestalt allmählicher Verhärtung und Verkalkung der Rippenknorpel mit den dadurch bedingten Nachteilen. Die Ursache für diese einseitig männliche Bauchatmung will man sehen in der Art der männlichen starken körperlichen Beschäftigung, wo der Brustkorb möglichst festgestellt wird, um den Armen einen festen Halt zu geben. Daß die dauernde Arbeit am Schreibtisch mit Festklemmung der Arme am Brustkorb mindestens ebenso schädlich indirekt einwirkt, liegt auf der Hand. Die Hauptursache werden wir wohl auch hier zu suchen haben in dem dauernden Mangel an systematischer Körperübung, die das Luftbedürfnis soweit steigert, daß eine möglichst ausgiebige Atmung als Notwendigkeit resultiert.

Auf diese beiden Schädigungen durch unzweckmäßige, einseitige Atmungsart werden wir also ebenso beim männlichen wie beim weiblichen Geschlecht zu achten haben.

4. Die Ausatmung.

Bei gewöhnlicher ruhiger Atmung scheint der Brustkorb selbst lediglich durch das Aufhören der Muskeltätigkeit der die Einatmung besorgenden Muskeln wieder in seine Ausatmungsstellung überzugehen. Bei seiner Kontraktion während der Einatmungsphase hat das Zwerchfell die Baucheingeweide nach unten geschoben und so eine vermehrte Spannung in der Bauchhöhle und damit auch der Bauch-

---

[1]) Zweckentsprechende Angaben findet man unter gleichzeitiger Berücksichtigung des ästhetischen Momentes zahlreich in der Zeitschrift „Neue Frauenkleidung und Frauenkultur". Karlsruhe.

wand hervorgerufen. Läßt der die Spannung hervorrufende Druck nach, d. h. erschlafft der Zwerchfellmuskel, so wird dadurch das Zwerchfell wieder in die Höhe gedrängt und die seitlich nach außen gedrängten unteren Rippen gehen auch wieder in die Ruhelage zurück. Die durch die Kontraktion der rippenhebenden Muskeln aus ihrer Gleichgewichtslage gebrachten Rippen sinken nach Aufhören dieser Kontraktion durch den Einfluß der Schwere, sowie infolge der Elastizität der Rippenknorpel wieder in ihre Ruhelage, zumal auf die innere Brustwand, wie auf die der Brusthöhle zugewandte Zwerchfellseite, nun wieder der durch die Einatmung stark vermehrte negative Druck der inneren Brusthöhle wirkt, der das allseitige Zurückgehen in die Ausatmungsstellung als allseitig nach innen ziehende Kraft befördert. Daß diese allein durch die Aufspeicherung der elastischen Kräfte, die nun frei werden, erfolgende Ausatmung nicht schnellend, sondern allmählich erfolgt, erklärt man dadurch, daß die Entspannung der Einatmungsmuskeln allmählich eintritt. Ob die inneren Zwischenrippenmuskeln schon bei der gewöhnlichen Exspiration mitwirken, darüber sind die Meinungen der Physiologen noch immer geteilt. Man kann aber die Ausatmung natürlich auch aktiv gestalten, wodurch die Ausatmung sowohl beschleunigt wie verlangsamt und vor allem erheblich vertieft werden kann. In der Regel benützt man dazu die Tätigkeit der Bauchmuskeln; kontrahiert man die graden und äußeren schiefen Bauchmuskeln energisch, so ziehen diese Muskeln die Rippen und das Brustbein nach unten und komprimieren die Bauchhöhle, wodurch das Zwerchfell tief in die Brusthöhle hineingetrieben und so der Raum in der Brusthöhle verkleinert wird. Bei genügender Übung und Aufmerksamkeit gelingt es aber auch, die oberen Rippen vollständig einsinken zu lassen und so entsprechend der alleinigen Rippeneinatmung eine isolierte aktive Rippenausatmung zu bewerkstelligen. Diese Übung wird, wie wir sehen werden, von Bedeutung sein für die Elastizität der Rippenknorpel.

Die Zahl und Größe der Atemzüge. Beim erwachsenen Menschen beträgt die Zahl der Atemzüge bei ruhigem Atmen etwa 16 bis 20 in der Minute; sie steht in gewisser Beziehung zur Pulszahl, indem man durchschnittlich 1 Atemzug auf 4 Pulsschläge rechnet. Größere Menschen haben langsameren Puls und geringere Atemfrequenz als kleinere. Dasselbe gilt auch im allgemeinen von großen und kleineren Säugetieren, auch wenn sie nicht von derselben Art sind. Beim Kind im ersten Lebensjahre ist sie erheblich höher (etwa 44) und sinkt allmählich auf die oben angegebene Zahl. Die Zahl der Atemzüge ist ferner abhängig von Ruhe und Bewegung, je stärkere Arbeit wir leisten, um so mehr steigt die Zahl der Atemzüge; sie wird ferner vermehrt durch Gemütsaffekte, durch erhöhte Körpertemperatur, etwas auch durch erhöhte Außentemperatur.

5. Die Größe (Menge) der Atemluft. (Luftwechsel in den Lungen.)

Die bei jedem Atemzuge eingezogene Luftmenge beträgt bei einem erwachsenen Manne bei ruhigem Atmen etwa 500 ccm, das gibt bei 16 Atemzügen in der Minute zirka 8000 ccm. Bei Kindern im ersten Monat ist die entsprechende Zahl 1300 ccm, im zwölften Monat 3000, vom zweiten bis zum dreizehnten Jahre steigt sie von 3000 bis 5000 ccm.

Diese Atemgröße wird erheblich geringer, wenn man sie bei absoluter Ruhe des Körpers mißt,[1] z. B. im ruhigen, tiefen Schlaf atmet der Mensch bei jedem Atemzuge nur etwa 200 ccm ein und aus, so daß man bei einer Frequenz von 15 bis 20 Atemzügen in der Minute nur etwa 3- bis 4000 ccm erhält. Aber, wie gesagt, bei jeder noch so geringen Tätigkeit wird die Atmung vermehrt, und zwar ebenso die Frequenz wie die Tiefe der Atemzüge.

Die gesamte im Brustkasten befindliche Luft zu exspirieren, gelingt natürlich auch bei angestrengtester Ausatmung nicht. Diese bei unversehrtem Brustkasten nicht aus den Lungen herauszutreibende Luftmenge (Residualluft genannt), wird auf rund 1000 ccm geschätzt. Daß diese Luftmenge stets in den Lungen bleiben muß, liegt daran, daß die ziemlich zusammengefallenen Lungen einen viel kleineren Raum einnehmen würden als die bis zum höchsten Grad der Verengerung gebrachte Brusthöhle. Da die Lungenwände im ganzen dem Brustkorb luftleer angeschlossen sind, müssen sie also stets in einer gewissen, dem jeweiligen Umfang des Brustkorbs entsprechenden Entfaltung bleiben und darum stets eine gewisse Menge Luft enthalten. Wenn man aber durch einen Stich oder Schnitt die Pleurahöhle eröffnet, so daß jetzt der Luftdruck von innen in derselben Stärke einwirkt wie von außen, so fallen auch die Lungen vermöge ihrer Elastizität zusammen und drücken auch die Residualluft heraus.

Nach den gewöhnlichen Ausatmungen, wie wir sie bei ruhiger nicht angestrengter Atmung vornehmen, können wir, wie wir oben gesehen haben, durch verstärkte aktive Ausatmung noch eine große Menge Luft aus den Lungen ausblasen. Diese Luftmenge (Reserveluft genannt) beträgt etwa 1600 ccm.

---

[1] Zur Messung der Atemgröße bedient man sich im allgemeinen der Spirometer, die meist nach Art eines Gasometers gebaut sind. In ein mit Wasser gefülltes Gefäß taucht eine möglichst leichte blecherne Glocke, bis dicht unter den Scheitel der Glocke führt von außen durch das Wasser eine Röhre. Wird in die Röhre Luft eingeblasen, so sammelt sie sich in der Glocke und treibt dieselbe aus dem Wasser heraus. An einem neben oder auf der Glocke angebrachten Maßstabe mißt man die Größe der ausgeatmeten Luft. Damit kann man aber nur immer einen oder eine beschränkte Zahl von Atemzügen messen. Will man sich unterrichten über die Größe der Atemtätigkeit im ganzen, so muß man die Ventilationsgröße während längerer Zeiträume messen. Dazu bedient man sich einer Art Gasuhr. Näheres darüber in den Lehrbüchern der Physiologie.

Wenn andererseits die Einatmung, nachdem die gewöhnliche Luftmenge von 1500 ccm eingezogen ist, noch weiter nach Möglichkeit verstärkt wird, kann man noch etwa 1600 ccm in die Lungen aufnehmen. Diese Luftmenge nennt man Komplementärluft. Atmen wir also erst tief ein, so tief wir können und atmen so lange und tief aus als es geht, so erhalten wir an Stelle der gewöhnlichen Luftwechselmenge von 500 ccm folgende Zahl Reserveluft $+$ Atmungsluft $+$ Komplementärluft $= 16000 + 500 + 1600 = 3700$ ccm, Zahlen, die man natürlich bei energischer langdauernder Übung noch steigern kann. Welch' gewaltigen Einfluß eine derartig häufig oder vielmehr regelmäßig in Gestalt von Tiefatmungsübungen vorgenommene Ventilation auf den gesamten Organismus ausüben muß, werden wir später sehen gelegentlich der Besprechung der Bedeutung des Luftwechsels für die innere Atmung. Daß derartig gewaltige Ausdehnungen des Brustkorbes, zu deren maximalster Gestaltung man natürlich erst auf Grund genügender Übungen kommt, auf die Figuration der Brust und damit auch auf die Schönheit der Büste von durch nichts anders zu ersetzender Bedeutung sind, ist einleuchtend. Der Geist baut sich sein Haus, sagt man meist und meint damit, daß die in einem genialen Kopf geleistete Arbeit sich im Leben und Ausdruck des Gesichts widerspiegelt und bald dem Antlitz den Stempel des bewußten Geisteslebens aufdrückt. Der Geist baut sich sein Haus, meinen wir aber auch in bezug auf den belebenden und lebenerhaltenden Geist, den wir einatmen.

Sehr bald sehen wir bei einem Menschen, ob er gelernt hat, seinen Atem zu meistern und es regelmäßig übt. Bald wölbt sich sein Brustkorb, und Hand in Hand damit geht eine Änderung seiner gesamten Haltung; Selbstbewußtsein, Kraft und Arbeitsfreudigkeit spiegelt sich in seiner gesamten Haltung wieder und gibt so dem Menschen auch das äußere Ansehen seiner körperlichen Leistungsfähigkeit.

Der maximalste, bei einem Atemzuge mögliche Luftwechsel wird Vitalkapazität der Lungen genannt. Man mißt sie in einem sogenannten Spirometer.

Die konkomitierenden Atembewegungen. Da es aus allgemein gymnastischen Gründen wichtig ist, bei jeder Übung, also auch bei den Atmungsübungen alle überflüssigen Mitbewegungen unbedingt auszuschalten,[1] müssen wir wissen, welche anderen Bewegungen an sich zur Atmung mitgehören, eventuell für die Atmung sogar von Wichtigkeit sind.

Bei jeder Einatmung senkt sich der Kehlkopf, bei der Ausatmung wird er gehoben. Bei verstärkter Atmung werden die Nasenlöcher bei jeder Einatmung erweitert, das Rückgrad gestreckt, wodurch an sich der Brustkasten in der Richtung von oben nach unten vergrößert wird.

---

[1] Aus diesem Grunde lasse ich alle gymnastischen Übungen, soweit es irgend geht, möglichst nackt vor dem Spiegel machen.

Bei verstärkter Atmung arbeitet das Zwerchfell in derselben Weise, nur in stärkerem Maße wie bei der ruhigen Atmung. Daneben treten eine Anzahl von Muskeln in Tätigkeit.

Diese Muskeln, die die Rippenatmung verstärken, können wir in drei Gruppen einteilen. 1. Solche, die unmittelbar hebend auf die Rippen wirken (dazu gehören der Sternokleidomastoideus und die Skaleni, sowie der Serratus posticus superior). 2. Diejenigen, die den Druck des Schultergürtels, der auf dem Brustkorb lastet, vermindern, und 3. die, die vom Schultergürtel aus auf die Rippen einwirken. Die Tätigkeit der zweiten Gruppe hat die Aufgabe, den Schultergürtel zu fixieren (dazu gehören Trapezius, der Levator anguli scapulae und die Rhomboidei). Die Tätigkeit dieser Muskelgruppe unterstützen wir am besten, wenn wir die Arme in die Hüften aufstemmen (Hüften fest), dann erst kann die Wirkung der dritten Gruppe, die aus den gewaltigen Pektoralismuskeln und dem Serratus anticus major besteht, voll zur Geltung kommen. Wie wir einerseits durch die Anstrengung aller dieser Muskeln den Brustkorb erweitern, so werden wir umgekehrt durch systematische Atmungsgymnastik alle diese Muskelgruppen kräftigen und so eine bessere Figuration des Brustkorbs erzielen. Da nun, wie wir weiter sehen werden, von dem Umfang der Muskelmasse die Stärke der Zirkulation und damit auch des Atmungsbedürfnisses abhängig ist, oder anders ausgedrückt, Muskelmasse, Herztätigkeit und Lungentätigkeit in einem sich gegenseitig bedingenden Verhältnis stehen, so sehen wir schon hier, wie eine systematische Atmungstherapie auf alle drei Faktoren günstig einwirken, d. h. ihre Tätigkeit gegenseitig verstärken muß.

Bei erschwerter Exspiration werden entweder die Hände gegen den Brustkasten gestemmt, um ihn mechanisch nach Möglichkeit zusammenzupressen oder beide Hände fest gegen einen Tisch gedrückt. Dies geschieht, um den Schultergürtel (Schlüsselbein und Schulterblatt mit den darauf liegenden Muskeln) vom Thorax abzuheben. Asthmatiker nehmen diese Haltung während ihrer Anfälle von Atemnot unwillkürlich an, um den Brustkasten vom Gewicht des Schultergürtels zu entlasten.

Wichtiger sind die Bewegungen der Stimmbänder (siehe oben Anatomie des Kehlkopfes). Bei ruhiger Atmung ist die Stimmritze ziemlich weit offen und macht nur geringe Bewegungen. Bei verstärkter Atmung kann sie bei jedem Atemzug noch mehr erweitert werden.

6. Besondere Formen der Atembewegungen.

(Von der Veränderung der Respirationsbewegungen durch mechanische Hindernisse in Krankheitsfällen siehe im II. Teil.)

Von den noch in die Breite des Normalen fallenden besonderen Formen der Atembewegungen seien hier folgende genannt:

1. Der Husten, eine kräftige, durch einen Reflex[1]) hervorgerufene Exspiration bei geschlossener Stimmritze, die durch die unter einem hohen Druck herausgetriebene Luft geöffnet wird. Dadurch entsteht der den Husten begleitende Schall, der mehr oder minder laut ist, je nach dem Druck oder der Beteiligung von mehr oder minder großen Teilen des Brustkorbes.

2. Das Niesen. Es wird meist eingeleitet durch eine tiefe Einatmung. Dann erfolgt eine kräftige reflektorische Exspiration bei offener Stimmritze. Die Luft entweicht zum Teil durch die Nase, zum größten Teil aber durch den Mund. Der Reflex wird hier ausgelöst entweder durch kleine Fremdkörper in der Nase (Staub usw.) oder durch Gerüche, kann aber auch von einem anderen Sinnesorgan ausgelöster Reiz sein, z. B. Lichtreiz.

3. Das Lachen. Eine Reihe von kurzen Exspirationsstößen bei schwach geschlossener Stimmritze, wieder unter mehr oder minder großer Beteiligung des Brustkorbes. Die bei einem kräftigen Lachen erfolgenden, schnell aufeinander folgenden Spannungen und Entspannungen des Zwerchfelles geben eine intensive Wirkung auf die Eingeweide der Bauchhöhle (eine Art Erschütterungsmassage). Das große, fröhliche, befreiende Lachen ist darum durchaus nicht mit Unrecht oft als etwas recht Heilsames angesehen worden. Aber wieviel Menschen können denn heute noch richtig lachen. Von zimperlichen, entnervten Menschen als etwas Unfeines verpönt, sollen namentlich unsere schon ohnehin durch Korsett usw. am richtigen Atmen gehinderten armen jungen Mädchen auch nicht mal richtig lachen dürfen. Allerdings zeigt sich hierin auch schon der Beginn einer besseren Zeit.

4. Das Gähnen ist eine tiefe Einatmung bei weit offener Stimmritze und meist offenem Munde. Dieses Anzeichen der Ermüdung ist wohl meist aufzufassen als eine Art Kohlensäureintoxikation des Organismus, die auf diese Weise eine tiefe Inspiration auslöst.

5. Das Seufzen ist eine tiefe Einatmung bei geschlossener Stimmritze. Das Schluchzen unterscheidet sich davon nur durch die größere Geschwindigkeit der Einatmungsbewegungen.

7. Schutzeinrichtungen für die Lungen.

Die zuführenden Luftwege, Nasenhöhle, Schlund, Luftröhre und Bronchien, sind sämtlich mit Schutzeinrichtungen versehen, um die Lungenbläschen vor mit der Atmungsluft eindringenden Schädlichkeiten zu bewahren, und für jeden sich mit der Atemtechnik befassenden Menschen kommt es natürlich darauf an, diese Schutzvorrichtungen nach Möglichkeit auszunutzen.

Bei der Nasenatmung geht der Luftstrom in der Hauptsache

---

1) Unter einem Reflex verstehen wir denjenigen Akt, wo ein zentripetaler Nerv unter Mitwirkung des zentralen Nervensystems einen zentrifugalen Nerv in Tätigkeit versetzt, ohne daß der Wille und das Bewußtsein dabei beteiligt sind.

durch den mittleren, zu einem kleineren Teil durch den oberen und nur zu einem sehr geringen Bruchteil durch den unteren Nasengang. Im Pharynx macht der Luftweg eine scharfe Knickung, er geht aus einer fast horizontalen in eine fast senkrechte Richtung über.

Die Luftwege sind nun weiter mit einem Flimmerepithel überzogen, dessen Cilien dauernd in der einen Richtung nach außen schlagen und durch ihre geringe, aber stete Arbeit alle eingedrungenen Fremdkörper wieder nach außen zu befördern suchen; die Enge der Nasengänge, wie die oben erwähnte Knickung, haben ja auch die Bedeutung, die eingeatmete Luft von den in ihr befindlichen Staubpartikelchen zu befreien, indem sich diese teils an der Wand der Nasengänge, teils an der hinteren Wand des Pharynx festsetzen. Da nun die Oberflächen der gesamten Luftwege außerdem dauernd mit Schleim überzogen sind, kleben daran kleinere Fremdkörper, z. B. Kohleteilchen, Staub und Bakterien, fest; sie sind dadurch verhindert, an die Zellen heranzudringen und werden von der Flimmerbewegung wieder nach außen befördert. Nur wenn der Organismus solche Fremdkörper in übermäßig reichlicher Menge einatmet, oder wenn entzündliche Prozesse die Schleimabsonderung und wohl auch die Flimmerbewegung stören, nur dann ist die Lunge dem Eindringen der Entzündungserreger von den Luftwegen aus preisgegeben. Für uns ergibt sich aus diesen Faktoren einmal die Forderung, als Haupteinatmungsweg die Nase und nur in Notfällen den Mund zu benutzen, und dann bei entzündlichen Vorgängen in den Atmungswegen die Atmungsübungen stets nur unter ärztlicher Kontrolle vorzunehmen.

Als weiterer Schutzfaktor ist der Umstand anzuschen, daß in den oberen Luftwegen die Einatmungsluft erwärmt und ihr eine gewisse Feuchtigkeit gegeben wird. Dadurch werden die Bronchien und besonders die zarten Alveolen vor dem schädlichen Einfluß der Wärme- und Wasserabgabe bewahrt, so daß sie unter normalen Verhältnissen ihre Eigenwärme und den genügenden Grad von Feuchtigkeit behalten. Diese Erwärmung der Einatmungsluft geschieht am promptesten ebenfalls wieder in der Nase, so daß wir auch aus diesem Grunde die Nasenatmung bevorzugen müssen. Experimentell wurde gefunden, daß eine Luft von 10^0 C, wenn sie mittels eines Aspirators von dem einen Nasenloch zu dem anderen durch die beiden Nasenhöhlen gezogen wurde, wobei der Zutritt zum Schlund geschlossen war, auf 31^0 erwärmt und für diese Temperatur mit Wasserdampf gesättigt war. War die äußere Temperatur auf -4^0, so wurde sie auf $27,5^0$ erwärmt[1]). Die Ausatmungsluft hat Körpertemperatur.

Schließlich wirken eine Anzahl der im vorigen Abschnitt erwähnten besonderen Arten von Atembewegungen — reflektorische Atembewegungen — als Schutzvorrichtungen. Zu erwähnen wäre noch die Einschaltung des Riechnervs in den Anfangsteil der

---

[1]) Siehe Tigerstedt, a. a. O. S. 424.

Luftwege. Manche Beimengungen zur Einatmungsluft werden dadurch von uns erkannt und gemieden. Da sollten wir uns daran erinnern, daß wie alle unsere Organe so natürlich auch unsere Sinnesorgane einer Übung und dadurch einer Steigerung ihrer Leistungsfähigkeit fähig sind. Wohl wissen die meisten Menschen, daß sie ihr Sehorgan durch Übung vorzüglich steigern können, daß sie ihr Gehörorgan durch dauernde Übung zu einer erheblichen Steigerung seiner Leistungsfähigkeit bringen können, daß aber ihr Riechorgan dazu ebenso imstande ist, daran denken sie nicht. Und ebensowenig daran, daß durch Abstumpfung die feine Empfindungsfähigkeit aller dieser Organe leidet. Ein Mensch, der dauernd in übler, an sich schädlicher Luft lebt, empfindet bald nicht mehr das Unangenehme davon. Kommen wir als gute Nasenatmer vom Freien in ein längere Zeit nicht gelüftetes Zimmer, so empfinden wir mit körperlichem Mißbehagen sofort das Schädliche dieser Einatmungsluft. Die Leute, die sich schon länger in derselben Luft aufhalten und vielleicht außerdem als Mundatmer etwa das feine Empfinden ihres Riechorgans eingebüßt haben, empfinden dieselbe Schädigung erst, wenn sie erst im Stadium einer leichten Vergiftung sich befinden, das sich durch Kopfschmerzen, Mattigkeit usw. kennzeichnet. So werden die Schädigungen z. B. eines stundenlangen Aufenthaltes in einem tabakrauchgeschwängerten Raum am Abend doch häufig noch am nächsten Morgen als Kopfschmerz empfunden, zumal wenn man dann auch die Nacht noch in einem nicht genügend luftigen Raume zubringt. Diejenigen Menschen, denen man die Nasenatmung und die später zu besprechende Nasengymnastik beibringt und die sich nun daran gewöhnen, auch nachts ihr genügendes Luftquantum zu verlangen, sei es durch Schlafen bei offenem Fenster oder offener Ofentür usw., merken sehr bald, wie empfindlich sie gegen schlechte Gerüche, schlechte Luft usw. werden, empfinden sehr häufig auch dann erst, daß sie selbst mit ihrem Körper nicht genügend sauber waren, weil sie beim An- und Ausziehen merken, daß ihre Haut eine üble Ausdünstung hat. Daß gerade bei uns in Deutschland noch unerträglich viel geraucht wird, daß selbst unsere besten Lokale und Gasthöfe keine rauchfreien Eßräume haben, spricht allein dafür, daß die Kenntnis von der Wichtigkeit einer richtigen Atmung bei uns noch sehr im argen liegen muß, sonst würde längst hierin Wandel geschaffen sein. Wie aber die Männer sich und ihre Umgebung durch das Rauchen schaden und belästigen, so tun es leider die Frauen und oft genug Damen auch der sogenannten guten Gesellschaft durch die zu starke Benutzung aufdringlicher Parfüms. Eine Frau, die sich stark parfümiert, stumpft dadurch ihre Riechnerven in ganz kurzer Zeit so vollständig ab, daß sie es gar nicht mehr empfindet, wie unerträglich sie parfümiert ist und sich höchlich wundert, wenn im Theater und in öffentlichen Verkehrsgelegenheiten sich jeder Mensch mit Unbehagen von ihr wendet. Gerade im Theater und Konzert können derartige Düfte anderen Menschen mit normaler Riechfähigkeit so unangenehm werden, daß sie durch die dauernde Reizung dieses Sinnesorgans genau so in ihrem Kunstgenuß gestört werden, als ob dauernde Nebengeräusche ihr Ohr nicht zum ruhigen Aufpassen kommen lassen. Die so geschaffene dauernde Belästigung steht m. E. jedem anderen groben Unfug oder der Erregung öffentlichen Ärgernisses gleich und sollte als solche auch stets ungeniert gebrandmarkt werden. Erregt eine irgendwie stark parfümierte Frau an irgendeinem dem öffentlichen Verkehr dienenden Punkte bei einem Menschen Übelbefinden, so kann man das auch nach der Ansicht mancher Rechtsgelehrten als fahrlässige Körperverletzung auffassen. Wie dem nun auch sei, der Ruf nach Polizei und Strafrecht wird hier aber jedenfalls nicht so wirksam sein wie die Selbsthilfe des Publikums durch ungeniertes Äußern des Mißfallens über derartige Ungezogenheiten und die immer wiederholten ärztlichen Hinweise auf die schädigende Wirkung für die Betreffenden selber.

Wir kommen zurück auf die in den reflektorischen Atembewegungen liegenden Schutzvorrichtungen. Der von der Nasenschleimhaut aus erregte Reflex des Niesens dient dazu, alle beweglichen Fremdstoffe aus den Nasengängen zu entfernen und sie für Luft durchgängig zu halten. In Kehlkopf und Luftröhre tritt als Wächter und Reiniger der Lunge weiter der Husten dazu. Abgesehen von den zahlreichen Fällen, wo der Hustenreflex von anderen krankhaft veränderten Organen, wie Leber, Milz, Magen, Lungenfell usw., ausgelöst werden kann, sind es namentlich Reize am Kehlkopfeingang, im Innern des Kehlkopfes und an der Wand der Luftröhre, die den Husten auslösen. Die beim Husten einer tiefen Inspiration folgende gewaltsame krankhafte Exspiration findet anfangs gegen die geschlossene Stimmritze statt, dann öffnet sich die Stimmritze plötzlich, und nun schießt die innerhalb der Lunge unter starkem Drucke stehende Luft nach außen, durch diesen engen Spalt hindurch. Da der weiche Gaumen den Nasenrachenraum abschließt, reißt der Luftstrom alles, was sich innerhalb von Kehlkopf und Luftröhre befindet, in den Mund hinein. Auch einen Teil des Inhalts der großen Bronchien kann der Husten hinausschleudern. In dieser Reinigungsarbeit wird er unterstützt durch die obenerwähnte Flimmerbewegung, die den Inhalt der Bronchien so weit nach oben befördert, bis der Husten wirksam einsetzen kann. Die Zentralstelle für diese Reflexe liegt in der Medulla oblongata, nahe dem Atemzentrum. Natürlich können deshalb auch rein nervöse Reize den Husten auslösen, ebenso wie wir ja auch rein willkürlich zu husten vermögen. Jede krankhafte Veränderung an den Reizstellen der Atmungsorgane kann nun ferner die Reflexerregbarkeit in ihrer Stärke modifizieren, so daß die Beurteilung jedes Hustens natürlich auch nur der Arzt übernehmen kann. Für uns kommt es, wie an anderer Stelle ja eingehend besprochen ist, nur darauf an, alle diese Beziehungen zur Atmung und zur Atemgymnastik zu erläutern, um die gerade momentan wieder arg betriebene Kurpfuscherei auf dem Gebiete der Atemgymnastik an Gesunden und Kranken dadurch nach Möglichkeit einzudämmen, daß man den sich damit befassenden, oft von den besten Absichten beseelten Leuten klar macht, daß alle diese Vorgänge doch nicht so einfach liegen, wie sie sich das denken, und daß die Anordnung und Durchführung von Atemkuren unbedingt ärztlicher Anordnung und Kontrolle bedarf. Treten z. B. bei der Atemgymnastik Hustenanfälle auf, so ist das durchaus nichts Gleichgültiges, denn wenn der Husten auch an sich erhebliche Gefahren dadurch abwenden kann, daß er Fremdkörper an ihrem Eindringen in die Lunge hindert oder sie aus ihnen herausschaffen kann, so bringt er andererseits natürlich keinen Vorteil, wenn er nur durch eine abnorme Reizbarkeit der Schleimhaut (diese stellt sich z. B. sehr leicht bei, der Atemgymnastik Ungewöhnten, schwächlichen und blutarmen Menschen ein) oder reflektorisch von anderen Organen als der Lunge entsteht, falls also, und darauf kommt es an, nichts aus der Lunge oder den oberen Atemwegen herauszubefördern ist. Ein solcher Husten ist also etwas für den Organismus durchaus nichts Gleichgültiges. Bei den heftigen, gepreßten Exspirationen steigt der Druck im Brustkorb leicht sehr stark, der Einfluß des Venenblutes in die Brust wird erschwert, der Druck in den Arterien steigt stark, so daß es zu Gefäßzerreißungen kommen kann. Die Füllung des Herzens kann während des Hustens stark leiden. Die Lunge selbst wird während der gewaltsamen Ausdehnungen durch den hohen, in ihr herrschenden Druck gedehnt, bei längerer Dauer und häufigen Wiederholungen so, daß dadurch ihre Elastizität sehr leiden kann.

II. Abschnitt.

8. Die Innervation der Atembewegungen.

Diejenigen Muskeln, die bei ihrer Kontraktion die Brusthöhle erweitern oder verengern, erhalten ihre Nerven vom Rückenmark. Da nun bei den Atembewegungen sich zahlreiche Muskeln in einer bestimmten Reihenfolge kontrahieren, müssen wir annehmen, daß sich an einer bestimmten Stelle im Zentralnervensystem ein diese Bewegungen regulierendes Nervenzentrum (das Atemzentrum) befindet. Man nimmt dieses Zentrum im Kopfmark an. Außerdem wird die Atmung durch eine Reihe anderer Atmungsreflexe beeinflußt, die zum Teil dem Nervus vagus entstammen, zum Teil den die oberen Atmungswege versorgenden Nerven. Uns interessiert hier vor allem

die normale Reizung des Atmungszentrums.

Die Erregung des Atmungszentrums wird vornehmlich durch die Blutbeschaffenheit beeinflußt. Im Mutterleibe atmet das Kind nicht. Was ist nun die Ursache des ersten nach oder bei der Geburt einsetzenden Atemzuges? Das Blut des Fötus im Uterus wird durch den Mutterkuchenkreislauf mit arteriellem Blut versorgt. In dem

Augenblick der Geburt hört dieser Placentarkreislauf auf, so daß die Blutbeschaffenheit eine andere ist. Wie nun dieser erste Atemzug durch die Blutbeschaffenheit ausgelöst wird, so wird mit größter Wahrscheinlichkeit auch im weiteren Verlauf des Lebens das Atemzentrum durch die Blutbeschaffenheit in Tätigkeit versetzt. Wir sehen nämlich, daß alles, was die Verbrennung im Körper erhöht oder die Abgabe der gasförmigen Verbrennungsprodukte oder die neue Sauerstoffaufnahme erschwert, eine verstärkte Atmung bewirkt. So kommen wir zu einem neuen wichtigen Abschnitt, der für das Verständnis der Atmung und der Wichtigkeit einer möglichst tiefen Ausbildung der Atemtechnik von hoher Bedeutung ist: der Besprechung der Blutgase.

III. Abschnitt.

Die Blutgase.[1]

Zum Verständnis dieser Frage müssen wir uns mal einige Tatsachen der Physik ins Gedächtnis zurückrufen. Zunächst über die Absorption von Gasen in Flüssigkeiten. Wenn eine Flüssigkeit mit einem ein Gas enthaltenden Raum in Verbindung steht, so geht Gas aus dem Raum in die Flüssigkeit über, und zwar so viel, wie diese unter den gegebenen Umständen aufzunehmen vermag. Man muß dabei nun zwei Arten von Absorption unterscheiden, eine rein physikalische Absorption und eine chemische Bindung. In dem ersten Fall, wo also die Flüssigkeit keine chemische Attraktion auf das Gas ausübt, erfolgt die Größe der Absorption nach dem Gesetz: Das von einer bestimmten Flüssigkeit bei einer bestimmten Temperatur aufgenommene Volumen eines bestimmten Gases ist bei jedem Druck gleich groß. Wenn mehrere Gase in dem über der Flüssigkeit befindlichen Raume sind, so geschieht die Absorption des einen Gases von der jedes anderen unabhängig und hängt nur von demjenigen Druck ab, den das betreffende Gas an und für sich ausübt.

In dem zweiten Falle, wo die Flüssigkeit eine chemische Attraktion auf das Gas ausübt, also das Gas von der Flüssigkeit nicht allein physikalisch absorbiert, sondern auch chemisch gebunden wird, muß man noch unterscheiden, ob diese chemische Bindung abhängig ist von dem Druck des Gases oder nicht.

Ist die chemische Bindung nicht abhängig von dem Druck des Gases, so wird, gleichgültig wie gering der Druck ist, die gesamte Menge des Gases absorbiert. Ist sie aber abhängig von dem Druck des Gases, so wird natürlich diese Bindung um so geringer sein, je geringer der Druck des Gases ist.

Wenn eine Flüssigkeit nun also genügend lange mit einer gewissen Gasmenge in Berührung gewesen ist, um sich mit den verschiedenen Gasen genügend sättigen zu können, so ist die Spannung

---

[1] Ebenfalls nach Tigerstedt a. a. O. und Du Bois-Reymond, Physiologie des Menschen und der Säugetiere. 2. Aufl. Berlin 1910.

dieser Gase in der Flüssigkeit gleich dem Partialdruck dieser Gase in der umgebenden Luft.

Im Blut kommen nun folgende Gase vor: Stickstoff, Argon, Sauerstoff und Kohlensäure. Die beiden ersten werden physikalisch absorbiert, die beiden anderen chemisch gebunden.

Die beiden ersten interessieren uns hier sehr wenig. Um so mehr der Sauerstoff. Er wird gebunden an die roten Blutkörperchen, und zwar an ihr Hämoglobin.

Die Einatmungsluft ist, da sie der freien atmosphärischen Luft entnommen wird, dieser gleich zusammengesetzt, ihre Zusammensetzung ist nach Volumenprozenten in runden Zahlen etwa folgende: Stickstoff und Argon $79^0/_0$, Sauerstoff $21^0/_0$, Kohlensäure im Mittel $0,03^0/_0$. Dazu kommt als beständige, aber der Menge nach wechselnde Beimengung Wasserdampf. An der so beschaffenen Einatmungsluft sind nun, nachdem sie in die Lungen aufgenommen und wieder ausgeatmet ist, eine Reihe von Veränderungen wahrnehmbar. Die Menge des Stickstoffs und Argons ist unverändert, dagegen der Sauerstoff vermindert. Dafür findet sich statt der verschwindend kleinen Menge Kohlensäure, die in der Einatmungsluft vorhanden war, eine Kohlensäuremenge, die die Größe des Sauerstoffverlustes nahezu ausgleicht. Zahlenmäßig ist die Änderung also etwa folgendermaßen anzugeben:

	Inspirationsluft Vol.-$^0/_0$	Exspirationsluft Vol.-$^0/_0$
Stickstoff	79	79
Sauerstoff	21	16
Kohlensäure . . .	0,03	4

IV. Abschnitt.
Die Größe des Gaswechsels.

Mit Hilfe bestimmter Methoden[1]) kann die während längerer Zeit ein- und ausgeatmete Luft genau untersucht und ihre chemische Veränderung genau bestimmt werden. Dabei zeigt sich, daß die absolute Menge Sauertoff, deren ein belebtes Wesen bedarf, zunächst von der Größe des Wesens abhängt. Der Mensch nimmt in 24 Stunden mindestens 750 g Sauerstoff auf und scheidet etwa 900 g Kohlensäure aus. Von der Bedeutung dieses Austausches für den Gesamtstoffwechsel erhält man einen anschaulichen Begriff, wenn man sich vergegenwärtigt, daß in 900 g Kohlensäure ca. 250 g Kohle enthalten sind, die in Form von Holzkohle ein Stück so groß wie ein halber Backstein darstellen (nach Du Bois-Reymond). Die Größe dieses Gaswechsels ist weiter, wie schon erwähnt, abhängig von Muskelarbeit, Verdauung usw., insbesondere wirkt jede Muskelarbeit stark darauf ein. Schon beim Stehen ist ebenso wie an der erhöhten

---

[1]) Näheres s. Du Bois-Reymond, a. a. O.

Pulszahl auch an der Atmung der Einfluß der Muskelanstrengung nachzuweisen, indem Sauerstoffverbrauch und Kohlensäureausscheidung um ca. $20\,^0/_0$ gegen den Ruhewert gesteigert werden. Wirkliche Muskelarbeit erhöht diese Zahlen erheblich, so daß im äußersten Falle bei sehr schwerer Muskelarbeit der Gasaustausch auf das 8 bis 9 fache und mehr des Ruhewertes steigen kann; ebenso wirkt die Tätigkeit des Verdauungsapparates verstärkend auf die Atmung ein, wogegen im Schlaf, als im Zustande der größtmöglichen Ruhe des ganzen Körpers, die Atmung auf ihren kleinsten Umfang zurückgeht. Dies scheint den Beobachtungen aus dem täglichen Leben zu widersprechen, da jeder von den tiefen Atemzügen des Schlafenden spricht. Die Atemzüge des Schlafenden erscheinen tief, sind aber sehr selten, und die Luft wird dabei eben nur bis zur Grenze des Ruhewertes von Sauerstoffverbrauch und Kohlensäureausscheidung ausgenutzt.

Weitere Verschiedenheiten werden bedingt durch Lebensalter, Konstitution und Geschlecht. Kinder haben infolge ihres lebhafteren Stoffwechsels eine höhere Pulsfrequenz und ein stärkeres Atembedürfnis. Kräftigere Individuen haben eine lebhaftere Atmung als schwächliche, da der Stoffwechsel in der Muskulatur auch im sogenannten Ruhezustand die Atmung beherrscht. Daher haben durchschnittlich auch Männer einen stärkeren Gaswechsel als Frauen, obwohl ja Frauen durchschnittlich eine höhere Pulsfrequenz als Männer haben.

Es wäre hier noch zu erwähnen, daß das Blut, selbst wenn es mit reinem Sauerstoff geschüttelt wird, nicht wesentlich mehr Sauerstoff aufnimmt als 21 Volumenprozente, das arterielle Blut ist also schon bei ruhiger Atmung mit Sauerstoff so gut wie völlig gesättigt. Eine merkliche Steigerung der Sauerstoffaufnahme ins Blut ist also ausgeschlossen. Ich erwähne das hier ausdrücklich, um dem kurpfuscherischen Treiben mancher Sauerstoffinhalatorien auf diesem Gebiete entgegenzutreten (s. übrigens auch später Abschnitt Inhalationstherapie). Soll den Geweben mehr Sauerstoff zugeführt werden, so kann dies nur durch Beschleunigung des Kreislaufes geschehen.

Wie oben schon erwähnt, ist der Stickstoff in der Blutflüssigkeit einfach physikalisch absorbiert, während Sauerstoff und Kohlensäure sich mit dem Blut chemisch verbinden. Das Hämoglobin der Blutkörperchen vereinigt sich mit dem Sauerstoff zu Oxyhämoglobin. Über die Art der Bindung der Kohlensäure im Blut sind die Ansichten noch sehr geteilt. Wir können im allgemeinen soviel sagen, daß die Kohlensäure zum kleinsten Teil rein physikalisch im Plasma absorbiert, in größerer Menge im Plasma chemisch, teils locker und teils fest, gebunden wird.

V. Abschnitt.

Der Gasaustausch in den Lungen und im Gewebe.

Die Art der Bindung der Blutgase gibt zugleich auch an, wie der weitere Austausch der Gase zustande kommt. Infolge seines Gehalts an absorbierten Blutgasen hat das Blut eine gewisse Gasspannung, mit anderen Worten: die darin befindlichen Gase bedürfen eines gewissen Gegendruckes durch die gleiche Gasart, wenn sie nicht aus dem Blut entweichen sollen.

Man kann durch bestimmte Verfahren die Gasspannung im Arterien- und Venenblut messen und vergleichen und findet im Arterienblut die Gasspannung für Sauerstoff höher und für Kohlensäure niedriger als im Venenblut. Kommt Blut mit Luft oder auch mit einer anderen Flüssigkeit in Berührung, deren Sauerstoffspannung niedriger ist als die des Blutes, so wird der Sauerstoff aus dem Blut entweichen. Umgekehrt wird aus Luft oder Flüssigkeit mit einer höheren derartigen Spannung Sauerstoff in das Blut übertreten müssen[1]).

Stufenleiter der Gasspannung. Die Ursache des Austausches der Gase zwischen Blut und Luft in den Lungen und zwischen Blut und Gewebsflüssigkeit im Kapillargebiet entspricht also den allgemeinen Gesetzen über die Absorption. In der Lungenluft besteht ein höherer Partialdruck von Sauerstoff und ein niedrigerer von Kohlensäure als die, die den Sauerstoff- und Kohlensäurespannungen des Venenblutes das Gleichgewicht halten würden. Es geht daher in den Lungen Sauerstoff aus der Luft in das Blut über, und umgekehrt tritt Kohlensäure aus dem Blut in die Luft ein. Da in der Gewebsflüssigkeit des Körpers eine höhere Kohlensäurespannung und eine niedrigere Sauerstoffspannung als im Blut herrscht, so findet hier der umgekehrte Vorgang statt. Dabei ist es unwesentlich, daß das Blut nicht unmittelbar, sondern nur durch Vermittelung der Kapillarwände mit der Umgebung in Berührung kommt. Dagegen ist wichtig, daß die Blutkörperchen, da sie rings von Plasma umgeben sind, nur mit diesem Plasma in Austausch treten können, und nicht direkt mit der Lungenluft und mit der Gewebsflüssigkeit. Die Stufen der Sauerstoffspannung, durch die der Sauerstoff gezwungen wird, schrittweise von der Außenluft bis in die Körpergewebe vorzudringen, sind also folgende:

Außenluft $>$ Lungenluft $>$ Blutflüssigkeit $>$ Blutkörperchen $>$ Blutflüssigkeit $>$ Gewebsflüssigkeit $>$ Gewebe.

Ähnlich ist die umgekehrte Reihenfolge der Kohlensäurespannung:

Gewebe $>$ Gewebsflüssigkeit $>$ Blut $>$ Lungenluft $>$ Außenluft.

---

[1]) Nach Du Bois-Reymond, Physiologie des Menschen und der Säugetiere. 2. Aufl. Berlin 1910.

3. Kapitel.

Die Atmungsübungen.

Im physiologischen Teil haben wir gesehen, von wie gewaltiger Bedeutung für den Gesamtorganismus eine möglichst intensive Atmung ist. Im nächsten Teil werden wir lernen, wie wichtig bei der Behandlung mancher Krankheiten und Krankheitszustände die Atmungsgymnastik ist.

Wir wollen zunächst eine Anzahl verschiedener Atmungsübungen kennen lernen, die sowohl aus allgemeinen gesundheitlichen Gründen wie, mit entsprechenden Variationen, aus therapeutischen Gründen empfehlenswert sind, dann die Atmungsgymnastik bei krankhaften Zuständen.

Vorweg möchte ich hier eine Frage etwas näher besprechen, die ein erhebliches Interesse aus verschiedenen Gründen hat und in der ich, wie ich gleich vorweg bemerken möchte, mich in einem grundsätzlichen Gegensatz zu den meisten Atmungstherapeuten, auch was die Literatur betrifft, befinde. Ich meine die Frage:

1. Nasen- oder Mundatmung.

Wie gesagt, fast in der ganzen diesbezüglichen Literatur findet sich am Eingang der Atmungsübungen der Satz, daß man bei den Übungen grundsätzlich nur durch die Nase atmen soll. Hughes Lehrbuch der Atemgymnastik, Wiesbaden 1905, S. 36, sagt darüber z. B.: „Gleichwohl sollte man bei allen Atembewegungen das schärfste Augenmerk darauf richten, daß die Atmung durch die Nase bei völlig geschlossenem Munde erfolgt. Die Einatmung muß stets durch die Nase, die Ausatmung darf bisweilen auch durch den Mund erfolgen". Ebenso finden wir in den an sich guten Büchern von Leo Kofler als ersten Satz: „Man muß immer durch die Nase atmen". Ähnlich sprechen sich fast alle andern Schriftsteller auf diesem Gebiet aus. Es ist absolut richtig und zuzugeben, wie ich ja auch im physiologischen Teil ausgeführt habe, daß die Nase vermöge ihrer entsprechenden Einrichtungen das Hauptschutzorgan für die tieferen Atmungswege darstellt. Es ist richtig, daß sie uns als Geruchsorgan die Warnungsstation ist, die uns die mit schädlichen Stoffen geschwängerte Luft erkennen läßt. Die zahlreichen Staub- und Schmutzteilchen der Luft bleiben an den feuchten Wänden der Nasenschleimhaut haften und werden von den Flimmerzellen wieder nach außen befördert. Die Nase erwärmt die eingeatmete Luft auf Körpertemperatur und soll sie mit Wasserdampf sättigen. Alle diese Punkte kenne ich wohl und kann trotzdem nicht zugeben, daß man bei den Atmungsübungen von vornherein und immer allein durch die Nase einatmen soll.

Ich kann auch nicht zugeben, daß wir bei der Atmungsgymnastik irgendwie einen Unterschied zu machen haben zwischen einer

Gymnastik für den Berufsmenschen (Sänger, Redner usw.) und einer Gymnastik für alle in diesem Sinne nicht Berufsmenschen. Die notwendigen Vorschriften sind, wie wir später sehen werden, in diesem Sinne für beide die gleichen. Es kommt an auf die richtige Übung der den Lungenblasebalg bewegenden Atmungsmuskeln (Rippen- und Zwerchfellatmung). Auch hier wiederhole ich nochmal den Satz: „Die Lungen sind bei der Atmung nichts anderes als vollständig passive Luftbehälter. Wenn man im Sprachgebrauch so oft von schwachen Lungen oder sogar von Stärkung der Lungen durch Übung und dergleichen redet, so kann man damit doch immer nur an die Widerstandsfähigkeit dieser Gewebe gegen Erkrankungen denken, die natürlich nicht unmittelbar durch Übungen erhöht werden kann. Die Wirkung auf die Zirkulation in der obenerwähnten Weise ist die hauptsächlichste direkte Wirkung der Atemgymnastik, die zweite die Wirkung auf die Abdominalorgane und die Bauchdecken; dann in vielen Fällen die Erziehung zu einer richtigen Atmung im Sinne einer völligen Inspiration und Exspiration.

Warum widerspreche ich nun hier so energisch diesem Fundamentalsatz der meisten Atmungstherapeuten, die die Forderung der absoluten Nasenatmung erheben, trotz der eben nochmal erwähnten Wichtigkeit der Nase als Schutzorgan der Atmungsluft? In der Ruhe atmen wir in der Tat, oder sollen es wenigstens tun, bei geschlossenem Mund durch die Nase ein und aus. Bei der Erlernung der Atmungsgymnastik, d. h. der Erlernung der Beherrschung der Ein- und Ausatmungsmuskulatur und der Wechselwirkung zwischen Einatmung und Ausatmung, werden wir zunächst lernen, bei offenem Munde diese Aufgabe zu erfüllen, und erst allmählich, und auch nur unter gewissen Umständen, zur absoluten Nasenatmung überzugehen.

„Alle Vorschriften für Redner und Sänger, die die Einatmung bei geschlossenem Munde durch die Nase empfehlen, sind falsch", sagt Gutzmann (Stimmbildung und Stimmpflege. 2. Auflage 1912, S. 151), wohl zweifellos zur Zeit eine der ersten Autoritäten auf diesem Gebiete. Er fährt dann fort: „Entstanden sind sie wohl aus dem Gedanken, daß die Nasenatmung gesundheitlicher sei, da bei ihr die Luft vorgewärmt, gereinigt und feucht gemacht werde. Das ist an und für sich richtig, aber daraus folgt nicht, daß man beim Reden und Singen durch die Nase atmen soll. Die einfache Beobachtung, und noch schärfer das Experiment, lehren, daß der normal sprechende und singende Mensch, vorwiegend durch den Mund atmet. Mit der physiologischen Tatsache haben wir uns abzufinden, und wenn wir physiologische Regeln geben wollen, müssen wir von dieser Tatsache ausgehen. Gesundheitliche Regeln dürfen nie die physiologischen umstoßen, wenn wir daher für die Atmung eine gesundheitliche Regel geben wollen, so werden wir zum Redner und Sänger sagen müssen: Singe und sprich niemals in zu kalter, staubiger und trockner Luft!"

Diese letzte Regel werden wir zunächst für unsere Atmungsübungen auch aufstellen müssen: Mache deine Atmungsübungen zunächst nie in zu kalter, staubiger und trockner Luft!

Ich bitte, mich nicht falsch zu verstehen, und nichts herauslesen zu wollen, was ich hier nicht sage. Ich behaupte nur, daß die allgemeine Regel bei Atmungsübungen, bei der Atmungsgymnastik überhaupt, durch die Nase zu atmen, falsch ist. Für die Anfangsübungen bei jedem Menschen gilt die Regel, durch den gut halb geöffneten Mund zu atmen. Die Atmungsübungen durch die Nase sind ein besonderes Kapitel für sich und nur unter besonderen Vorsichtsmaßregeln anzuwenden. Und zwar abgesehen von Rednern, Schauspielern und Sängern, die bei ihrer Tätigkeit und darum auch bei den Atmungsübungen dafür stets durch den Mund zu atmen haben, werden wir ja auch bei allen schwächlichen Menschen, und um diese wird es sich ja bei den Atmungsübungen meist handeln, immer mit der Mundatmung anfangen. Der physiologische Grund dafür, und gleichzeitig die Erklärung, warum so viele Menschen bei ihren ersten Atmungsübungen leicht schwindlig werden, ist in den Druckverhältnissen bei der Einatmung zu suchen. Wir müssen uns hier an einige, in dem physiologischen Teil besprochene Tatsachen erinnern. Wird bei der Einatmung der Brustkorb durch die erwähnten Bewegungen der Rippen und des Zwerchfells erweitert, und werden die den auseinanderweichenden Brustwänden anhaftenden Lungen so passiv auseinander gezogen, so erweitern sich auch die Innenräume der Lunge, und es entsteht eine Luftverdünnung, die um so stärker ist, je intensiver die Erweiterung des Brustkorbs war, und die wegen der Widerstände, die die einströmende Luft auf ihrer engen Bahn findet, erst allmählich ausgeglichen werden kann. Je nachdem die Luftwege weiter oder enger sind, muß der Druckunterschied eine mehr oder minder lange Zeit anhalten. Wohl ist eine möglichst hohe Luftverdünnung von außerordentlich günstigem Einfluß für die Erweiterung des Herzens bei der Diastole und für eine intensivere Füllung der Venen aus den anderen Körpergebieten her, auf denen der volle Atmosphärendruck ruht, aber bei den an solche Übungen nicht gewöhnten Menschen sind diese Druckschwankungen in den Venen nichts Gleichgültiges. Darum müssen wir im Anfang die Atmungsübungen vorsichtig vornehmen und den Einatmungsweg nach Möglichkeit erweitern. Durch den Mund atmen wir aber ganz erheblich schneller, als wie durch die Nase, wo der Luftstrom außerdem noch die fast rechtwinklige Knickung zwischen Nase und Pharynx passieren muß, so daß die Druckschwankungen in der Lunge erheblich schneller ausgeglichen werden. Die Richtigkeit dieser Behauptung kann jeder an sich ausprobieren, indem er stets bei gleicher, möglichst intensiver Erweiterung des Brustkorbs in allen Richtungen erstmal durch den halbgeöffneten Mund einatmet, dann bei geschlossenem Mund nur durch beide Nasenlöcher, und schließlich bei geschlossenem Mund nur durch das eine Nasenloch, indem er das andere mit dem Finger fest verschließt. Im zweiten und

namentlich im dritten Fall wird er den Zug im Innern des Brustkorbs, der sich ihm zunächst als ein Außendruck auf die obere
Brustfläche dokumentiert, erheblich stärker empfinden. Das Schwindelgefühl, das wir, wie gesagt, häufig bei den ersten Atmungsübungen
bei unseren Patienten beobachten, und diese gern zu der Behauptung
veranlaßt, sie könnten Atmungsübungen überhaupt nicht machen,
beruht dann meines Erachtens auf einer durch diesen starken
negativen Druck in der Brust bewirkten Blutleere des Gehirns, die
wir unter allen Umständen, schon um den Patienten nicht ängstlich
zu machen, aber auch natürlich aus allgemeinen therapeutischen
Gründen, vermeiden müssen und können.

2. Allgemeine Grundregeln bei den Atmungsübungen.

1. Jedem Beginn eines Kursus in der Atmungsgymnastik muß
unbedingt eine ärztliche Untersuchung vorhergegangen sein, die sich
auf sämtliche Atmungsorgane, Herz und Blutkreislauf, den Zustand
der Verdauungswerkzeuge, bei Frauen den Zustand der Sexualorgane,
und das Nervensystem zu erstrecken hat. Wir werden bei der Besprechung der einzelnen zum Gebiet der Atmungstherapie gehörigen
Krankheitsgruppen die Gründe dafür näher kennen lernen.

2. Allgemeine Gegenanzeigen. Es versteht sich von selbst,
daß die Atmungsübungen, wie schon mehrfach erwähnt, bei allen
fieberhaften Krankheiten zu vermeiden sind, denn das Fieber erhöht
schon an sich stark den Stoffwechsel, den die Gymnastik noch weiter
steigern würde (ebenso Hughes a. a. O., S. 204). Die speziellen Gegenanzeigen bei den einzelnen Krankheiten werden wir bei diesen kennen
lernen. Akute Entzündungen der Atmungsorgane verbieten selbstverständlich jede Atmungsgymnastik; ebenso alle akuten Entzündungen im Unterleib, in den Bauchorganen (Blinddarmentzündungen,
akute Lebererkrankungen); jede Erkrankung des Bauchfells erfordert
ja überhaupt ängstlich absolute Körperruhe. Desgleichen muß man
längere Zeit nach Magenblutungen äußerst vorsichtig sein.

Hochgradige Veränderungen der Gefäße (Verfettung oder Verkalkung), die die Gefahr einer Gefäßzerreißung befürchten lassen
(Apoplexie), erfordern besondere Vorsichtsmaßregeln (Atmungsübungen
nur im Liegen) usw., davon später.

3. Zeit für die Atmungsübungen. Aus Gründen, die nach
den vorhergegangenen physiologischen Erklärungen ohne weiteres
einleuchten, werden wir die Atmungsübungen niemals unmittelbar nach den Mahlzeiten vornehmen. Aber auch die
in den meisten populären Büchern der Atmungsgymnastik fast
durchweg angegebene Vorschrift, sofort morgens nach dem
Aufstehen, also auf vollständig nüchternem Magen, systematisch die Atmungsgymnastik vorzunehmen, kann ich nicht
so unbedingt unterschreiben. Auch hier werden wir ganz individuell
unsere Vorschriften einrichten müssen. Bei blutarmen, schwächlichen

Menschen wirken auf nüchternem Magen vorgenommene Atmungsübungen, wie andere gymnastische Übungen, häufig außerordentlich ungünstig, zumal wenn sie, wie das die begeisterten Naturheilkünstler alle wollen, im nackten Zustande, bei offnem Fenster vorgenommen werden sollen. Die dadurch geschaffene Abkühlung des ganzen Organismus gibt, in Verbindung mit den durch die Atmungsübungen bedingten Zirkulationsschwankungen, erklärlicherweise leicht außerordentlich ungünstige Einwirkungen auf das Allgemeinbefinden, die sich in Schwindelgefühl, stundenlanger Mattigkeit, Schlafbedürfnis, allgemeinem Unlustgefühl, Frösteln an Armen und Beinen, das sich bis zu einem fast bläulichen Abgestorbensein der Finger steigern kann, zeigen. Wir werden in solchen Fällen viel mehr erzielen durch Wärme steigernde resp. erhaltende Prozeduren (trocknes Frottieren) usw. als durch Wärmeentziehungen.

Ich kann hier nicht näher auf die allgemeinen Vorschriften bei der Therapie der Anämie und Chlorose und verwandter Zustände eingehen, aber bekanntermaßen werden ja in diesen Fällen seit Jahren mit ausgezeichnetem Erfolge langdauernde Ruhe- und Mastkuren vorgenommen, deren Erfolg ja zu einem großen Teil auf einer Herabsetzung der Wärmeabgabe des Organismus und der dadurch bedingten Schonung des Herzens und der Gefäße beruht. Wir kommen darauf noch näher zurück, ich mußte diesen Punkt aber bereits hier erwähnen, um meine oben ausgesprochene Abweichung von der allgemeinen Regel, die Atmungsübungen stets morgens vornehmen zu lassen, zu begründen. Daß die Atmungsgymnastik, wohl eine der einfachsten therapeutischen Maßnahmen, trotz aller dafür gemachten Propaganda noch immer so wenig Anklang findet, resp. so bald fallen gelassen wird, liegt eben zum größten Teil daran, daß auf derartige an sich so nahe liegende Momente so wenig geachtet wird, und Mißerfolge dann der gesamten Atmungstherapie zur Last gelegt werden, während sie doch nur begründet sind in einer zu schematischen, den einzelnen Menschen, resp. seinen Zustand, nicht genügend beachtenden Anwendung. Wir finden in allen diesen Büchern immer wieder die ja sehr schön klingende Phrase, die frische Luft solle in alle Teile der Lunge eindringen, und so recht viel Sauerstoff in den Organismus aufgenommen werden. darum müsse man diese Übungen unbedingt bei offenem Fenster vornehmen, bei offenem Fenster schlafen usw. Das sind mehr oder minder alles Phrasen, und trotz der größten Begeisterung, oder grade wegen dieser Begeisterung für die Atmungstherapie, muß man versuchen, sich so eng als wie möglich an die physiologischen Tatsachen zu halten. Nicht die Aufnahme von etwas mehr oder weniger Sauerstoff oder sogenannter reiner, frischer Luft ist es, die die Erfolge der Atmungstherapie garantiert (natürlich werden wir aus allgemeinen hygienischen Gründen so viel wie möglich in unverbrauchter und staubfreier Luft unsere Atmungsübungen vornehmen), sondern die Atmungsgymnastik ist ein in der Hauptsache mechanisch wirkender therapeutischer Faktor. Die Sauerstoffaufnahme in das Blut wird durch die Atmungsübungen nur insofern alteriert, als die bei diesen Atmungsübungen stärker arbeitenden Atmungsmuskeln mehr Sauerstoff verbrauchen, denn die Sauerstoffaufnahme ist, wie schon mehrfach erwähnt, nur abhängig von Arbeit und Ruhe, Nahrung, Alter usw., aber nicht von der Zusammensetzung der atmosphärischen Luft. Hinsichtlich der Sauerstoffaufnahme würde die Respiration ganz ebenso verlaufen, wenn der Sauerstoffgehalt der Luft erheblich höher wäre, ja wenn wir reinen Sauerstoff atmen. Nur während der ersten wenigen Atemzüge einer sauerstoffreicheren Luft findet eine Mehraufnahme von Sauerstoff statt, und zwar ist diese nur dadurch bedingt, daß die Residualluft reicher an Sauerstoff wird, und das Blutplasma diesem höheren Partialdruck entsprechend, eine größere Menge Sauerstoff physikalisch absorbiert (s. oben physikalischer Teil). **Eine Aufspeicherung von Sauerstoff in den Geweben findet auch hierbei absolut nicht statt.**

Trotz der außerordentlich zahlreichen Quellen des Sauerstoffkonsums ändert sich, soweit unsere Erfahrungen reichen, die Zusammensetzung der Atmosphäre nicht, der Sauerstoffgehalt schwankt ja nur zwischen 20,84 und 20,97 Prozent. Diese natürlich vorkommenden Schwankungen des Sauerstoffgehalts sind ohne allen nachweisbaren Einfluß auf die Gesundheit (s. Rubner, Lehrbuch der Hygiene. 7. Aufl., 1903, S. 20.) Die normale Zusammensetzung der Atmosphäre wird erhalten, weil im Gegensatz zu den Sauerstoff verbrauchenden Vorgängen die Chlorophyll führenden Pflanzen Reduktionen unter Austritt gasförmigen Sauerstoffs erzeugen, und die Prozesse der Sauerstoffentziehung (Lebensprozesse, Verbrennungsvorgänge) im Verhältnis zu dem Sauerstoffvorrat der Atmosphäre gar keine Rolle spielen. Lokale Unterschiede werden durch die vorzügliche Luftmischung, die die Winde besorgen, leicht ausgeglichen. Aber auch über diese Sauerstoffausatmung haben noch viele Leute recht naive Anschauungen. Wenn sie sich da eine Anzahl niedlicher Primeltöpfchen in ihre Stube setzen und sich nun einbilden, dadurch die Stubenluft irgendwie zu verbessern, so ist das natürlich ein gewaltiger Irrtum. Auch die Luft in den größten Städten steht in bezug auf den Sauerstoffgehalt nicht anders als die Luft auf dem Lande. Eine ungünstige Einwirkung auf die Gesundheit spielen dabei nur andere Faktoren, wie Verunreinigung mit Rauch und Staub, Mangel an Licht und Sonne usw. Aber auch die Waldesluft enthält nicht mehr Sauerstoff als die übrige Luft. Auch mit dem Ozon, der in den Schriften der Naturheilkünstler immer eine ziemlich bedeutende Rolle spielt, müssen wir uns hier einen Augenblick beschäftigen. Wegen der an sich gewaltigen chemischen Wirkungen des Ozons (es verwandelt Phosphor in phosphorige Säure, Silber in Silberoxyd, Ammoniak in Salpetersäure und Wasser usw.), hat man vermutet, daß dasselbe wohl auch in den Lebensprozessen eine erhebliche Rolle spielt. Im Blute findet sich aber überhaupt kein

Ozon, und das Bestehen von Kampferöl und Chromogenen, die an
der Luft sehr leicht oxydiert werden, innerhalb der lebenden Pflanzen-
zelle schließt auch für letztere die Anwesenheit von Ozon aus (siehe
Rubner a. a. O.). Viele glauben, daß der Ozongehalt der Atmosphäre
mit dem Gesundheitszustand in irgendeinem Zusammenhang stehe. Das
ist aber absolut unwahrscheinlich, da zum Beispiel die Stubenluft
stets frei von Ozon ist und sich in der Atmosphäre immer nur
außerordentlich minimale Mengen von Ozon finden (lanjährige Beobachtungen haben in 100 cbm Luft nur bis höchstens 2 mg Ozon
ergeben). Bezüglich der Einwirkung auf den Menschen selbst ist
zu beachten, daß künstlich hergestellte, sehr ozonreiche Luft
keineswegs erhöhtes Wohlbefinden, sondern langanhaltenden Schnupfen
und Kehlkopfirritation hervorruft. Der Umstand, daß es sich auf
hohen Bergen mehr findet als wie in der Ebene, ist sicher nicht die
Ursache für die günstige Einwirkung einer Höhenluftkur auf den
Organismus, diese wird vielmehr bedingt durch andere Faktoren
(Änderung des atmosphärischen Drucks, intensivere Bestrahlung und
Belichtung usw.) Ich erwähne alle diese Faktoren hier so eingehend,
einmal um den Wert der Atmungsgymnastik auch in der Stadt-
wohnung, ja unter Umständen, zum Beispiel in der Rekonvaleszenz
schwerer Krankheiten oder bei blutarmen schwächlichen Menschen,
selbst in geschlossenen Räumen, darzutun, dann, um auf den erhöhten
Wert hinzuweisen, den jeder Bade- oder der Luftkuraufenthalt erst
durch eine gleichzeitig dabei betriebene Atmungsgymnastik resp.
Körperbewegung bekommt. Daß man in der frischen, reinen Wald-
oder Bergluft, oder am Meeresstrande, mehr Lust und Genuß und
darum auch mehr Erfolg von Atmungsgymnastik hat, ist selbstverständlich. Aber den spezifischen Erfolg der Atmungsgymnastik, d. h. den mechanisch-physikalischen Einfluß auf die
Zirkulation und auf die Abdominalorgane, wozu wie wir sehen werden,
auch die Wirkung zum Beispiel gehört, die wir bei der asthenischen
Körperkonstitution und ähnlichen Leiden erreichen, können wir an
allen Orten und unter allen verschiedenen äußeren Umständen an sich ganz gleichmäßig erzielen.

Was nun die Atmungsübungen selbst betrifft, so lege ich
bei diesen wie bei allen anderen gymnastischen Übungen, ja sogar
selbst bei meinen Massagekuren großen Wert darauf, störende Mitbewegungen, wie sie bei jeder erst zu lernenden Übung leicht auftreten, zu vermeiden und zu unterdrücken. Die uns dazu gegebenen
Kontrollmittel sind Auge und Ohr, sowie eventuell die tastende Hand.
Dazu stelle ich den Patienten in möglichst entblößtem Zustande
(wobei an die für den Patienten notwendige Zimmertemperatur zu
denken ist) vor einen gut beleuchteten großen Spiegel, in dem er
mindestens sein Gesicht und seine obere Rumpfhälfte übersehen kann.
Dann machen wir ihm die entsprechenden Übungen vor dem Spiegel
vor. Es ist selbstverständlich, daß derjenige, der Atmungstherapie
mit anderen Menschen treiben will, selbst dieses Gebiet vollständig

beherrscht. Dazu gehört auch für ihn die dauernde, täglich vorzunehmende Ausführung einer Anzahl Atmungsübungen. Vor allem muß der Arzt und Lehrer auf diesem Gebiete sorgfältig darauf achten, daß er selbst nicht etwa fehlerhafte Bewegungen oder gar nur ungewollte Mitbewegungen macht.

Die Einatmung erfolgt nun, wie oben gesagt, zunächst durch den halbgeöffneten Mund. Warum wir zunächst durch den Mund und nicht durch die Nase atmen sollen, ist oben bereits genügend auseinandergesetzt. Der Mund soll, sage ich, nur halb geöffnet sein, weil der ganz geöffnete Mund durch die Schwere des Unterkiefers Veränderungen im Sinne einer Kompression des oberen Larynx hervorruft. Es genügt, daß die beiden Zahnreihen etwa 1 bis $1^1/_2$ cm auseinanderstehen. Man soll dabei den vorderen Teil der Zunge übersehen können. Natürlich geht dabei auch ein Teil der Luft mit durch die Nase, denn bei normaler Atmung steht das Loch des weichen Gaumens offen, so daß der Nasenrachenraum mit dem Schlunde in Verbindung bleibt. Der größte Teil der Luft geht aber durch den Mund. Man tut gut dabei, hier im Anfang der Übungen die Zunge zu beobachten; gar nicht so sehr selten findet man nämlich schon im Moment der Einatmung unbewußte Mitbewegungen der Zunge, die unter allen Umständen zu unterbleiben haben. Man sieht häufig, daß dabei die Zunge gehoben wird, so daß der Zungenkörper sich dem eindringenden Luftstrom entgegenstellt. So kommen Reibegeräusche zwischen Zungenrücken und Gaumen zustande, ja es kommt, worauf Gutzmann (Sprachheilkunde 1912, S. 148) aufmerksam macht, zuweilen vor, daß der Zungenrücken mit dem Gaumen einen Verschluß bildet und nun der geöffnete Mund überhaupt nicht zur Luftpassage benutzt wird, sondern, trotz der scheinbar richtigen Stellung des Mundes, doch nur durch die Nase eingeatmet wird, so daß die oben erwähnten Schädigungen der reinen Nasenatmungen doch auftreten. Meist hört man dabei ein charakteristisches Geräusch in der Nase. Man muß es den Patienten dadurch zum Bewußtsein bringen, daß man ihm die Nase zuhält; er kann dann überhaupt keine Luft holen.

Ein zweiter wichtiger Punkt, auf den wir zu achten haben, ist der, daß beim Einatmen keinerlei Geräusch entsteht. Jedes Geräusch dabei ist der Ausdruck für eine vorhandene Hemmung an irgendeiner Stelle der Luftpassage. Sie können eintreten, wie schon erwähnt, im Munde und in der Nase; beide sind außerordentlich leicht abzustellen. Größere Aufmerksamkeit erfordern etwa auftretende Geräusche im Kehlkopf[1]). Ihnen können natürlich irgendwelche krankhafte Veränderungen daselbst zugrunde liegen, darum ist es stets notwendig, falls diese Geräusche nicht durch eine gewisse

---

[1]) Ich folge hier, wie schon erwähnt, vielfach den Ausführungen von Prof. H. Gutzmann in seinen beiden Werken „Stimmbildung und Stimmpflege" und „Sprachheilkunde". Namentlich das erste, in Form gemeinverständlicher Vorlesungen gehalten, sollte sich nicht nur im Besitze jedes Lehrers befinden (für

Übung abzustellen sind, eine laryngoskopische Untersuchung vorzunehmen. An sich können ja diese Geräusche auch entstehen durch eine perverse Aktion der Stimmlippen. Während die Stimmlippen bei der tiefen Einatmung sich normalerweise weit voneinander entfernen, um dem Atemstrom freien Weg zu geben, verhalten sie sich in solchen Fällen häufig umgekehrt; sie nähern sich so, daß die Luft sich durch ein kleines, der Flüsterstimme entsprechendes Dreieck hindurchpressen muß. So kommt es, daß durch diese Reibung ein lautes Geräusch hervorgerufen wird, das uns anzeigt, daß wir hier eine künstliche Enge am Luftwege schaffen, was wir gerade vermeiden wollen und was auch für die Stimmlippen direkt schädlich ist. Handelt es sich nur um diese perverse Aktion der Stimmlippen und nicht, wie oben erwähnt, um eine krankhafte Veränderung, so kann man es den Patienten dadurch abgewöhnen, daß man ihnen klar macht, wo die eigentliche Tätigkeit des Atemholens liegt. Sie verlegen die primäre Stelle in der Regel in Mund und Hals und glauben, daß sie bei der Einatmung die Luft sozusagen einschlürfen, mit dem Munde in sich hineinsaugen müssen. Macht man es ihnen klar, daß die aktive Tätigkeit nur im Brustkorb liegt und die Luft von selbst, und zwar um so schneller in die Lungen hineinkommt, je weniger dem eintretenden Luftstrom in Mund, Nase oder Kehlkopf Hindernisse in den Weg gelegt werden, so erfolgt in diesen Fällen gewöhnlich eine geräuschlose Mundeinatmung. Wir sollen also schon bei der Einatmung eine Kontrolle ausüben: durch das Ohr in bezug auf das Geräusch, durch das Auge in bezug auf die Stellung der Zunge, die Hebung des Brustkorbes und das Weglassen unbewußter Mitbewegungen. Durch Handauflegung auf den Brustkorb kontrollieren wir außerdem, wie wir später sehen werden, die Tätigkeit der arbeitenden Organe[1]).

Als zweiter Akt erfolgt eine mehr oder minder lange Atemhaltung. Dieses Atemhalten bedeutet das Festhalten der eingeatmeten Luft in den Lungen mittels der Einatmungsmuskulatur. Auf letzteren Punkt haben wir besonders scharf zu achten, denn meist erfolgt zunächst, wenn man den Übenden nicht darauf aufmerksam macht, das Atemhalten durch Schließen der Stimmritze; dadurch üben wir aber nicht, worauf es ankommt, die Atmungsmuskulatur. Denn meist tritt in diesem Augenblicke des Stimmritzenverschlusses ein mehr oder minder völliges Einsinken des Brustkorbes ein. Wir müssen also im Spiegel darauf achten, bis wir es

---

denjenigen, der sich mit Atmungstherapie in irgendeiner Weise befaßt, ist es meines Erachtens schlechthin unentbehrlich), sondern es ist auch für jeden Menschen, der aus irgendeinem Grunde Wert zu legen hat auf die Erhaltung und Pflege seiner Sprach- und Stimmorgane, von außerordentlichem Nutzen.

[1]) Die Gleichmäßigkeit der Einatmung kontrollieren wir wiederholt durch die Atemkurven. Beim Asthma, z. B. auch häufig bei Stottern, erfolgt die Einatmung nicht gleichmäßig, sondern sozusagen flackernd, in mehrere Teile zerrissen usw. (näheres s. Asthma, auch Sprachstörungen).

richtig fühlen gelernt haben, daß die durch die Tätigkeit der Einatmung geschaffene Form des Brustkorbes während der Dauer der Atemhaltung absolut nicht verändert wird. Den Fehler des Stimmritzenverschlusses können wir außerdem auch dadurch wahrnehmen, daß wir mit Beginn der Ausatmung die Stimme anschlagen lassen; es erfolgt dann in diesem Falle, noch deutlicher als wie bei der tonlosen Ausatmung, ein Explosionsgeräusch (Coup de glotte) von dem platzenden Stimmritzenverschluß. Zu dieser Kontrolle lasse ich deshalb gern die Ausatmung mit Stimme vornehmen. Auch während der Atemhaltung bleibt der Mund in derselben Stellung wie bei der Einatmung, weil sonst leicht durch den fest geschlossenen Mund statt durch die Inspirationsmuskulatur das Festhalten der Luft besorgt werden könnte und andererseits das Schließen des Mundes das unwillkürliche Mitschließen der Stimmritze begünstigt.

Diese Übung der Atemhaltung hat zunächst den Zweck, die Kraft der Einatmungsmuskeln, wie vor allen Dingen des Zwerchfells, zu stärken und sie vor allem unserem Willen untertanig zu machen. Denn wie wir im physiologischen Teil gesehen haben, werden bei der Einatmung eine Reihe elastischer Kräfte aufgespeichert, die an sich am Ende der Einatmung sofort nachlassen und damit die Luft aus dem Brustkorb herausdrücken. Die Leitungsbahnen für die Atemhaltung und auch für die willkürliche Ausatmung müssen darum bei vielen Menschen erst sozusagen eingeschliffen werden. Wir brauchen ja ferner gerade eine mehr oder minder lange Atemhaltung zur Erreichung unserer mechanischen Wirkungen auf Zirkulation und Abdomen. Natürlich muß diese Atemhaltung systematisch vom kleinsten Anfang bis etwa zur Dauer von 15 Sekunden und darüber ganz allmählich geübt werden. Jede Spur von Schwindelgefühl muß uns zum sofortigen Aufhören der Atemhaltung veranlassen. Daß durch dieses Atemhalten auch leicht Herzklopfen bei herzschwachen und blutarmen Menschen ausgelöst werden kann, ist leicht erklärlich und mahnt uns zu ganz vorsichtiger Steigerung dieser an sich ganz eminent wichtigen Phase der Atmung bei der Atmungsgymnastik. Gutzmann a. a. O. macht darauf aufmerksam, daß auch bei nervösen Menschen dieses Herzklopfen bei dem Atemhalten häufig vorkommt und daß man stets, sowie dieses Herzklopfen eintritt, den Atem schnell auslassen und den Brustkorb einsinken lassen soll.

Wie wir diese Zeit der Atemhaltung, in der wir den größten mechanischen, und zwar bei richtiger Ausführung einen ziemlich gleichmäßigen Effekt auf die allgemeine Zirkulation haben, weiter ausnutzen durch in dieser Phase ausgeführte andere gymnastische Übungen, werden wir dann weiter unten kennen lernen.

Es folgt die dritte Phase der Atmungsübungen, die Ausatmung. Im allgemeinen werden wir darauf zu sehen haben, daß die Ausatmung möglichst langsam und gleichmäßig geschieht; ist doch z. B. eine langsame, gleichmäßige Ausatmung die erste und wichtigste

Grundlage für eine ruhige und normale Sprache und ebenso natürlich für einen schönen Gesang.

Wir sehen nun bei den meisten Menschen, daß wir die Ausatmung, in diesem Sinne einer langsamen und gleichmäßigen Ausführung, fast noch schwerer erzielen können als eine wirklich intensive
Einatmung. Fast immer sehen wir, daß im Moment der Ausatmung
der Brustkorb vollständig wieder einsinkt und die Ausatmung ganz
schnell, fast gequetscht, erfolgt.

Der Grund dafür ist in dem mehrfach erwähnten Umstand zu
suchen, daß bei spontaner, d. h. nicht vom Willenszentrum aus re-
gulierter Ausatmung die bei der Einatmung aufgespeicherten elastischen
Kräfte das Bestreben haben, sobald wie möglich vollständig in die
Ruhelage zurückzukehren. Dem müssen wir nach Möglichkeit entgegenarbeiten und so mit Auge und Hand, d. h. im Spiegel und mit
den aufgelegten Händen, kontrollieren, daß die gehobene Brust und
noch mehr das kontrahierte, d. h. das nach unten abgeflachte Zwerchfell, ganz gleichmäßig und langsam in die Ruhelage zurückkehren,
daß also nicht gleich zu Beginn der Ausatmung ein starker Abfall
und dann erst ein langsames Herausdrücken der letzten Luftreste
erfolgt. Wir werden dabei sogar so weit gehen, daß wir dieses
Zurücksinkenlassen in die Ruhelage bei den späteren Atmungsübungen
erst eintreten lassen, wenn der größte Teil der Luft aus dem Brustkasten heraus ist. Wir bekommen dabei auch wieder für eine kurze
Zeit eine Verstärkung des negativen Druckes, so daß wir auch mit
dieser Übung bei schwächlichen und namentlich anämischen Menschen
vorsichtig sein müssen.

Die Gleichmäßigkeit der Ausatmung müssen wir fast immer auch
mit dem Ohr kontrollieren lassen, um sie dem Schüler wirklich richtig
verständlich zu machen. Zunächst empfiehlt es sich, sie flüsternd
machen zu lassen. Diese flüsternde Ausatmung hat an sich den
Vorteil, daß dabei die Stimmlippen einander genähert werden. Bei
ganz gleichmäßiger Ausatmung muß dann auch die Intensität des
Flüstergeräusches eine ganz gleichmäßige sein. Später üben wir die
Ausatmungen auch mit tönender Stimme, eine Übung, die namentlich für Redner und Sänger bei der Atmungsgymnastik absolut nötig
ist, aber auch bei anderen Menschen aus dem Grunde zu empfehlen
ist, weil wir dabei noch mehr auf das Festhalten der Einatmungs-
stellung achten müssen als bei normaler oder flüsternder Ausatmung.
Können wir schließlich alle diese Übungen, machen wir die Ausatmung ganz tonlos.

Wir verbinden nun unsere Atmungsübungen mit gymnastischen Übungen der übrigen Körpermuskulatur[1]), und zwar

---

[1]) Das hat bereits Schreber getan. Die Behauptung der Frau v. Olden-
barnevelt in ihrem Buche „Die Atemkunst des Menschen", daß sie die erste
gewesen wäre, die das getan hätte, ist nicht richtig. Alle Lehrbücher der
Atmungsgymnastik wie der Gymnastik überhaupt, fast ohne Ausnahme, kennen
diese Verbindung und geben mehr oder minder ähnliche Vorschriften dafür.

aus einem doppelten, sich gegenseitig ergänzenden Grunde: einmal um die Atmungsübungen wirklich unserem Bewußtsein einzuprägen, die Atmung also rein willkürlich zu gestalten, dann aber, um die Atmungsübungen sozusagen auszunutzen, d. h. das Sauerstoffbedürfnis, das ja in der Hauptsache von der Körperbewegung abhängt, so weit zu steigern, daß wir mit der vermehrten Atmung auch wirklich den Sauerstoffumsatz im Körper steigern. Wie schon wiederholt gesagt, wirken ja die Atmungsübungen auch an sich schon in gewissem Maße in diesem Sinne, da ja die Atmungsmuskeln, richtig gebraucht, immerhin eine recht respektable Muskelmasse darstellen. Aber zu voller Ausnutzung kommen wir natürlich erst dann, wenn wir auch die anderen großen Muskelgruppen, namentlich an den Extremitäten, zur Tätigkeit mit heranziehen (s. weiter unten). Diese Muskelübungen werden wir dann entsprechend dem für den einzelnen Fall wünschenswerten Erfolg verschieden gestalten.

Natürlich müssen wir immer erst die Atmungsübungen und die anderen gymnastischen Übungen einzeln üben, ehe wir sie zusammen machen lassen. Wiederholen wir kurz den psychologischen Vorgang dabei: normalerweise verläuft die Atemtätigkeit als Reflex resp. automatische Tätigkeit, ohne uns, wie z. B. beim Schlafen oder Arbeiten, Lesen usw., überhaupt zum Bewußtsein zu kommen. Manche Atmungsformen, wie Gähnen, Husten usw., sind bewußte, reflektorisch ausgelöste, also unwillkürliche Vorgänge, die wir aber, wenn wir aufpassen, unterdrücken können. Jetzt sollen wir die Atmung willkürlich gestalten lernen, nicht nur der Länge der einzelnen Atmungszüge und der einzelnen Atmungsphasen nach, sondern vor allem der Tiefe des einzelnen Atmungszuges nach.

Was soll das nun für einen Wert haben? Glauben wir wirklich, wenn wir täglich ein- oder zweimal 15 Minuten lang bewußt tief, langsam usw., kurz absolut den Vorschriften entsprechend, atmen, daß dann nach dem Aufhören der Übungen, sagen wir, wenn der Mensch dann schläft, die Atmung eine andere wird als sie vordem war. Bei einem gesunden Menschen gewiß nicht. Wir müssen hier alle mystischen Ideen, jede Verquickung der Atmungsgymnastik und -Therapie mit religiösen Vorgängen und abergläubischen Vorstellungen medizinischer Art, wie das z. B. am intensivsten die Mazdaznanlehre tut[1]. selbstverständlich fallen lassen und versuchen, uns streng an die physiologischen Vorgänge zu halten. Aber auch da bleibt wirk-

---

[1] Ich glaube, ich muß mich doch hier einen Augenblick mit diesen Sachen beschäftigen, weil, wie es in der Natur der Sache liegt, die meisten Ärzte von dieser Literatur gar keine Ahnung haben und infolgedessen sie als gleichgültig übersehen. Die Verquickung abergläubischer und religiöser Vorstellungen mit medizinischen Anschauungen findet ja leider bei uns auch heute noch in jeder Form einen günstigen Boden; ich erinnere an die Sammlungen modernen Aberglaubens von Hansemann, Trumpfe, Kemmerich usw. Die vorzügliche Monatsschrift „Der Gesundheitslehrer", Offizielles Organ der Deutschen Gesellschaft zur Bekämpfung des Kurpfuschertums, von Dr. Kantor (ganzjährig 2,40 M.), die ich jedem meiner Leser dringend zur regelmäßigen Lektüre emp-

lich ein reichlich genügender Erfolg, sowohl zur Erhaltung resp. Ausbildung eines gesunden Körpers übrig, wie vor allem zur Heilung mancherlei Leiden. Ich wiederhole hier jetzt noch einmal, daß ich nie und bei keiner einzigen Krankheit die Atmungsgymnastik als einzigen Heilfaktor ansehen kann, aber zur Unterstützung im allgemeinen Heilplan ist sie, wie wir sehen werden, bei vielen Leuten absolut notwendig. Da die Ärzte ja meist nicht genügend Zeit haben werden, die Übungen mit ihren Patienten so oft und so lange zu machen, bis der erwünschte Erfolg erreicht ist, so muß das ärztliche Hilfspersonal, Krankenschwestern, Gymnastinnen, Masseure, Krankenpfleger usw., ja zum Teil auch das gebildete Erziehungspersonal, mit dieser gesamten Materie vertraut sein, obwohl eine derartige Atmungsgymnastik, wenn man damit einen vollen Erfolg haben will, wirklich nicht so ganz leicht zu erlernen ist; und man muß sich dessen stets bewußt bleiben, wie wir es bereits mehrfach erwähnt haben, daß doch dabei mancherlei üble Zufälle, ja unter Umständen schwere Schädigungen bei unvorsichtiger Anwendung eintreten können.

3. Die Rippenatmung und die Zwerchfellatmung.

Wir kennen für unsere Atmungsübungen nur zwei Arten von Atmung, entsprechend den verschiedenen bei der Atmung tätigen Muskelgruppen,

---

fehlen kann, weist oft genug auf diesen Hokuspokus hin. Mit Vorliebe sind es buddhistische Anklänge mit Namen aus der indischen Sprache, die als recht exotisch den abergläubischen Lesern natürlich am meisten imponieren. Am besten noch gefällt mir in dieser Hinsicht das Buch „Mazdaznan", Atmungs- und Heilkunde von Dr. O. Z. Hanish. Der Verfasser nennt sich sonst auch in seinen einzelnen Briefen Ottomar, Fürst von Adusht. Hier ist der Blödsinn wenigstens so knüppeldick aufgetragen, daß ihn jeder, der nicht vollständig vernagelt ist, merken muß. Die darin angegebenen Atmungsübungen sind wirklich zum Teil ganz brauchbar, aber von einem solchen Wust von philosophisch klingendem Unsinn umgeben, daß man wirklich die Geduld der Leser bewundern muß, die doch augenscheinlich von dem Verfasser bewußt zum besten gehalten werden. Daß der Mann 7 Sinne hat, mag ja seine Sache sein, aber wenn er dem Leser zumutet, daß er nur zur Atmungsgymnastik zu bringen ist, wenn er seinen Blödsinn von dem Mutteratem glaubt, so ist das doch etwas reichlich; man höre: „Mit dem Fortschritt in dieser Lehre wirst du erkennen, daß und warum du zurzeit nur im Besitze des Mutteratems bist. Dieser Mutteratem, der begrenzt ist, bestimmt die Zeit deines Erdenlebens, die in einem bestimmten Verhältnis zur Länge des Atems steht, den deine Mutter zur Zeit der Empfängnis unterhielt. So kommt es, daß ein Mensch, der anscheinend völlig gesund war, plötzlich nach ‚Abrahams Schoß‘ abgerufen werden kann, ganz gleich, ob er sich darauf vorbereitet hat, dem großen Sensenmann jenseits des geheimnisvollen Todes zu begegnen oder nicht. Sobald der Mutteratem sein Ende erreicht hat, ist auch der letzte Seufzer entflohen. Wie schon gesagt: der Mutteratem bestimmt die Länge des Daseins, und du kannst dich nur dann von den Banden dieser Knechtschaft erlösen, wenn du dir den individuellen Atem zu eigen machst, und deshalb gehst du ja auch an diese Arbeit."

Ich gebe hier nur das eine Beispiel von vielem ähnlichen Unsinn wieder. Aber auch eine ganze Anzahl anderer, populär geschriebener Vorschriften für Atmungsübungen usw. verquicken mystische, religiöse Anschauungen usw. mit ihren Vorschriften.

a) die Rippenatmung,
b) die Zwerchfellatmung.

Eine sog. Spitzenatmung, wie sie Kofler und seine Schüler beschreiben, daneben anzunehmen, ist ganz überflüssig. Diese beiden Arten von Atmung werden wir natürlich zu verbinden suchen, was wir entweder so machen können, daß wir zunächst die Rippen erweitern und so diese Partie mit Luft füllen und dann erst das Zwerchfell kontrahieren, d. h. nach unten drücken, und gleichzeitig damit, wie wir im physiologischen Teil gesehen haben, die unteren Rippenpartien nach außen ziehen und so den unteren Teil der Brusthöhle nach Möglichkeit erweitern. Dann werden wir es in umgekehrter Reihenfolge üben, also erst Zwerchfell und untere Rippenatmung, dann obere Rippenatmung, und schließlich drittens, was ja natürlich der Hauptzweck unserer Atemübungen sein muß, beide Muskelgruppen zur selben Zeit in Tätigkeit setzen, was bei einiger Übung sehr leicht gelingt. Wir stellen die Ein- und Ausatmung schematisch mit einem kurzen und einem langen Strich dar, wobei E Einatmung, A Ausatmung, die dazwischenliegende schraffierte Linie H Atemhalten bedeutet.

E H A

Ausatmung in mehreren Absätzen wollen wir folgendermaßen bezeichnen.

E H A

4. Die Veränderungen des Brustkorbes bei der Atmung im Röntgenbild.

Betrachten wir, zur Auffrischung unserer physiologischen und anatomischen Kenntnisse, jetzt mal hier eine Anzahl von demselben Menschen in verschiedenen Stadien der Atmung aufgenommener Röntgenbilder. Abb. 16 und 17 zeigen die rückwärtige Partie des Brustkorbes, 16 im Stadium tiefster Ausatmung, 17 im Stadium tiefster kombinierter Einatmung. (Kombiniert heißt hier, wie später, immer gleichzeitige Rippen- und Zwerchfellatmung.) Ich habe für diese Bilder absichtlich möglichst schlanke, magere Menschen genommen, mittlerer Körpergröße, obwohl ich bei sehr stark gebauten großen Menschen zunächst mal imponierendere Bilder herausbekommen hätte. Bei diesen schlanken Menschen sind aber die Unterschiede besser zu sehen. Gleichzeitig handelt es sich dabei um Erfolge, die man bei jedem Menschen in einem ca. 4 wöchigen Atmungsgymnastikkurs erzielen kann.

An diesen rückwärtigen Bildern sieht man zunächst sehr schön den Unterschied des ganzen Thorax bei Ein- und Ausatmung. Der ganze Thorax verändert seine Form im Sinne einer gleichmäßigen, fast rundlichen Aufformung. Dabei kann man sehen, wie die bei der Ausatmung nach unten gehenden Rippen sich bei der Einatmung in ihrem hinteren Teil fast wagerecht stellen. Außerordentlich charakteristisch verändert wird die Herzsilhouette. Bei tiefster Ausatmung wird durch das Zwerchfell das auf ihm liegende Heiz in die Höhe gehoben und etwas quergestellt, es erscheint vergrößert; bei tiefster Einatmung ist die ganze Herzsilhouette langgestreckt nach unten gezogen. Sehr schön sieht man auf beiden Bildern die Veränderung des Zwerchfells, man kann auch sehen, daß die mittlere Partie, das Cectrum tendineum, sich an dieser Veränderung beteiligt. Die genaue Ausmessung am normalgroßen Bild ergab eine Zwerchfellexkursion von fast 8 cm (die Größenveränderungen des äußeren Thorax siehe etwas später).

Die anderen vier Abbildungen sind Aufnahmen in entgegengesetzter Stellung, sie zeigen die vordere Thoraxpartie. Abb. 18 Ausatmung, Abb. 19—21 Einatmung. Abb. 19 tiefste Zwerchfellatmung, Abb. 20 Rippenatmung. Abb. 21 kombinierte Atmung. Sehr groß sind die Unterschiede bei diesen verschiedenen Arten der Atmung nicht, außer daß wir bei der Rippenatmung die Lungenspitzen vielleicht besser erweitert sehen als bei der Zwerchfellatmung. Die Querstellung der Rippen ist auf allen drei Bildern gegen die Schrägstellung bei der Ausatmung fast gleich. Weiter sehen wir die charakteristischen Unterschiede auf der Herzsilhouette.

Das Studium dieser Röntgenbilder wird wohl besser wie alle theoretischen Erörterungen die gewaltige mechanische Einwirkung einer intensiven Atmung demonstrieren können. Welche Veränderungen im Abdomen durch Exkursionen des Zwerchfells um 4 bis 8 cm erfolgen, ist wohl ziemlich einleuchtend.

5. Stellungen bei den Atmungsübungen.

Wir können die Atmungsübungen vornehmen im Sitzen, Liegen und Stehen und werden uns, je nach dem einzelnen vorliegenden Fall, dieser verschiedenen Lagen bedienen. Beim Liegen wieder entweder in Bauch- oder Rückenlage, ev. in der Seitenlage.

An sich machen wir sämtliche Atemübungen prinzipiell, um die Atemmuskulatur wirklich wirksam zu üben und vollständig unter unseren Willen zu bekommen, in allen drei verschiedenen Stellungen; zunächst, weil das meist am leichtesten ist, in Rückenlage.

Bei dieser Rückenlage liegt der Übende möglichst flach, d. h. Brustkorb, Bauch und Vorderfläche der Beine möglichst in einer Horizontalen auf einem hartgepolsterten Ruhebett, nur der Kopf ist durch ein daruntergeschobenes kleines Kissen etwas erhöht, die Arme liegen gefaltet unter dem Kopf. Bei Menschen mit hohlem Kreuz müssen wir noch unter das Kreuz ein nicht zu weiches Kissen schieben. Dadurch erzielen wir gleichzeitig eine Erweiterung der Bauchhöhle

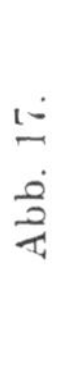

Abb. 17.

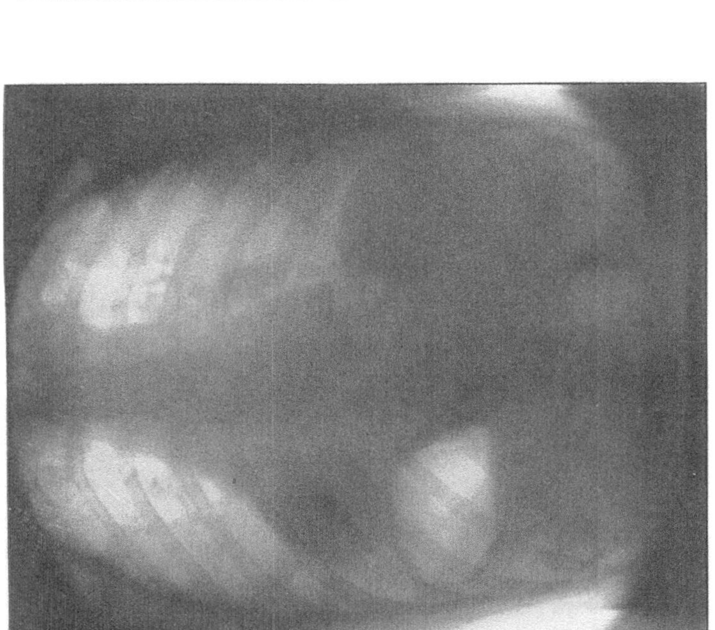

Abb. 16.

Verlag von Julius Springer in Berlin.

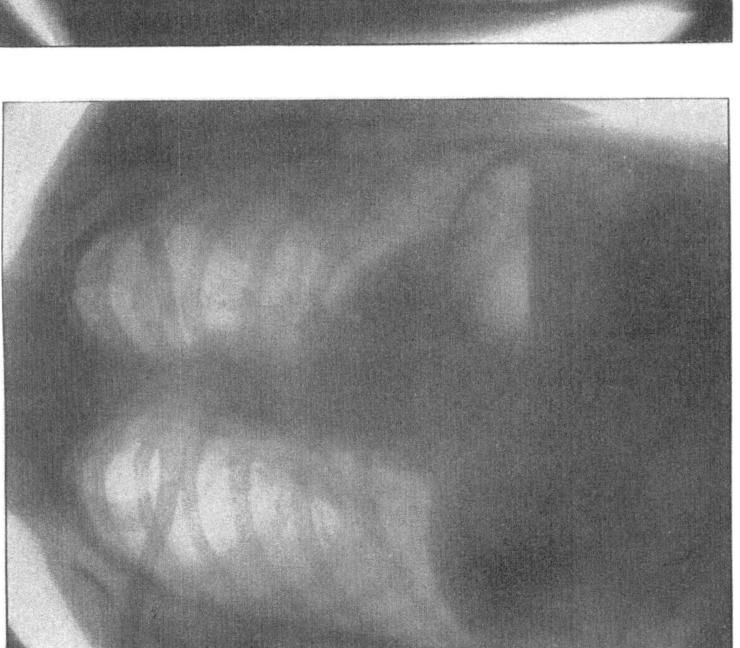

Abb. 19.

Abb. 18.

Verlag von Julius Springer in Berlin.

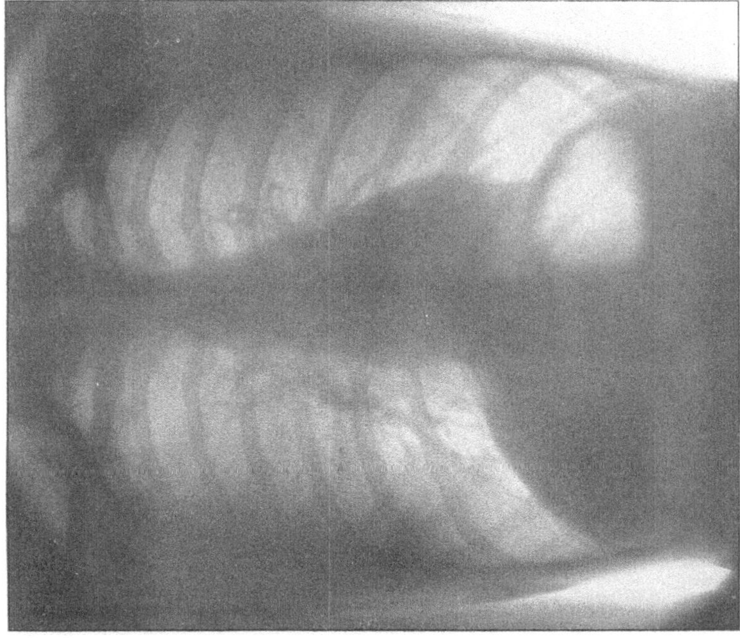

Abb. 21.

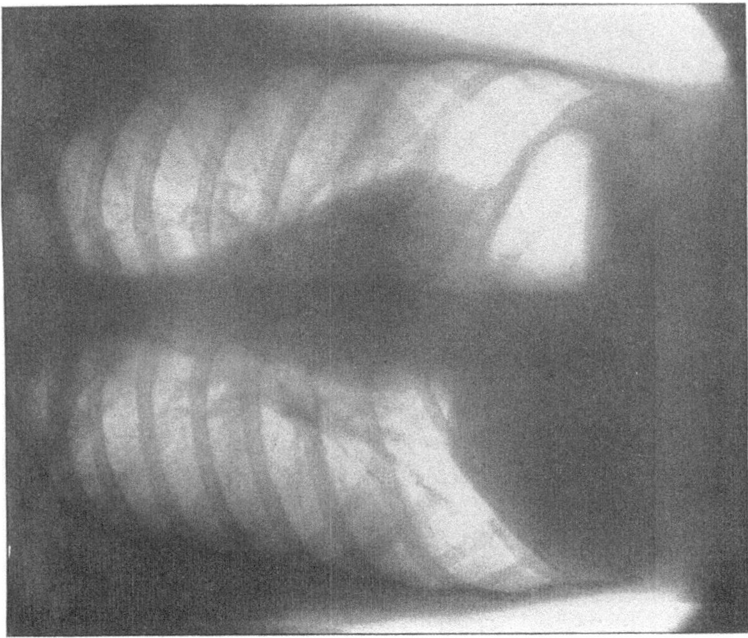

Abb. 20.

Verlag von Julius Springer in Berlin.

Die Rückenlage brauchen wir vor allem, um Frauen die richtige Zwerchfellatmung beizubringen, weil hierbei durch das feste Aufliegen der hinteren Partie auf der Unterlage an sich die Rippenatmung etwas eingeschränkt wird.

Dann brauchen wir die Rückenlage für die Atmungsübungen, wie wir später näher sehen werden, bei den Übungen bei Rekonvaleszenten, ferner immer bei der Behandlung der Obstipation, Hämorrhoidalleiden usw.

Die Bauchlage dient der Ausbildung der hinteren Rippenpartie. Bei Frauen schieben wir ein nicht zu kleines Kissen unter die untere Brustpartie, so daß der obere Rand des Kissens etwa mit der Brustwarzenlinie abschneidet, um die meist etwas empfindlichen Brüste zu schonen. In der Bauchlage lasse ich z. B. Rachitiker ihre Atmungsübungen machen. Bei der Skoliosenbehandlung brauche ich sie, um die Bewegung der Rippen in den Rippenwirbelsäulengelenken zu befördern. Bei Emphysematikern und Asthmatikern, im weiteren Verlauf der Behandlung, dient die Bauchlage bei den Atmungsübungen zur Steigerung der Arbeit bei der Ausatmung. Hughes empfiehlt weiter mit Recht das häufige Vornehmen der Bauchlage mit gleichzeitigen Atmungsübungen bei längerem Krankenlager, um der Gefahr der Lungenhypostase und Atelektase zu entgehen. Ich möchte sie gerade aus diesem Grunde vor allem alten Leuten bei längerem Krankenlager anraten, weil da diese Gefahr einer hypostatischen Pneumonie am größten ist.

Bei den Rückenschmerzen junger Mädchen, die fast immer einer Schwäche der Rückenmuskulatur zuzuschreiben ist, ist die häufige Vornahme der Bauchlage mit gleichzeitigen Atmungsübungen sehr zu empfehlen.

In der Seitenlage lassen wir Atmungsübungen vornehmen bei Asthmatikern, vor allem aber bei alten Rippenfellverwachsungen, und zwar liegt der Kranke dann auf der gesunden Seite. Bei dieser Seitenlage muß der Übende natürlich auch möglichst bequem liegen. Das erreichen wir dadurch, daß der Kopf durch ein Kissen gestützt wird. Der untere Arm liegt etwas vor dem Körper, der obere etwas nach hinten. So wird auch die atmende oder hauptsächlich atmen sollende Brustseite am besten freigelegt. Unter die andere Seite kann eventuell, um diese Seite möglichst am Atmen zu hindern, noch ein kleines hartes Kissen untergeschoben werden. Das untere Bein wird etwas angezogen und gebeugt, das obere liegt ausgestreckt. Auch bei Herzkranken wählen wir gern die Lage auf der rechten Seite, weil sie so leichter atmen können. Das Herz wird dabei etwas vom Zwerchfell abgehoben und scheint so freier atmen zu können.

Auch bei der Skoliosenbehandlung werden wir uns der Seitenlage bedienen, und zwar zur Dehnung der entsprechenden eingedrückten Rippenpartien.

Die sitzende Stellung werden wir ebenfalls gelegentlich bei

Atmungsübungen verwenden, und zwar meist so, daß wir den Übenden fest auf einem mit Lehne versehenen Stuhl so sitzen lassen, daß er mit dem ganzen Gesäß fest aufsitzt, die untere und mittlere Wirbelsäulenpartie anlegt, die Hände auf die Oberschenkel aufstützt, die Ellenbogen zurücknimmt und so die Schultern auch zurückdrängt. Die Füße stehen fest auf dem Fußboden auf. Auch die Übungen in dieser Stellung lasse ich gern vor dem Spiegel vornehmen, und zwar zu dem Zweck, um ungewollte Bewegungen auszuschalten, also bei den zur Beruhigung dienenden Atmungsbewegungen nervöser Menschen, namentlich bei Kindern. Zum Beispiel bei der Behandlung der Chorea imitatoria, aber auch beim weiteren Verlauf der Behandlung der echten Chorea, wie der verschiedenen Tiks, spielt ja die Gymnastik überhaupt eine große, bis jetzt leider noch viel zu wenig gewürdigte Rolle. Gerade hier hat sich mir seit langem die Atmungsgymnastik als tägliche Anfangsübung vorzüglich bewährt, und zwar wieder am meisten die Atmungsübung in der beschriebenen Stellung im Sitzen, weil in diesen Fällen die Aufrechterhaltung des ganzen Körpers, das Stehen, die Koordination zu vieler Muskeln erfordert und darum noch leichter ungewollte Mitbewegungen auslöst, und beim Liegen die Selbstbeobachtung im Spiegel, die ja hier von einer durch nichts anderes zu ersetzenden Bedeutung ist, zu schwierig ist.

Ferner werden die Widerstandsübungen in Verbindung mit Atmungsübungen im Sitzen gemacht (s. die entsprechenden Abb.); auch als nervenberuhigendes Mittel bei momentanen Aufregungen ist die Atmungsgymnastik im Sitzen von hervorragender Bedeutung.

Bei der Asthmabehandlung kommen Atmungsübungen im Sitzen vor, aber hier in etwas anderer Stellung.

Ferner brauchen wir die Atmungsübungen im Sitzen im Beginn der gymnastischen Übungen vielfach, um den Übenden das ganz unzweckmäßige Hochziehen der Schultern abzugewöhnen. Das erreichen wir sehr häufig mit den Übungen vor dem Spiegel im Stehen nicht, weil die Patienten gewöhnt sind, wenn es heißt tief Luft holen, die Schultern hochzuziehen. Setzt man den Patienten fest auf den Stuhl vor den Spiegel und läßt ihn sich mit den Händen hinter dem Gesäß an dem Stuhl festhalten so ist das Hochziehen der Schultern unmöglich, und gleichzeitig kommt der Brustkasten sehr gut dabei heraus.

Die Atmungsübungen im Stehen sind schließlich wohl die am häufigsten vorgenommenen. Wir nehmen dabei die von der Gymnastik her allgemein bekannte sog. Grundstellung ein. Dabei soll nach Möglichkeit der ganze Körper gestrafft sein. Die dadurch bewirkte energische Kontraktion einer großen Anzahl sehr umfangreicher Muskelgebiete (Wadenmuskulatur, Glutealmuskulatur, Lenden- und Rückenmuskulatur sowie die Muskulatur der Arme sind dabei kontrahiert) gibt uns wenigstens zu einem Teil die für eine wirklich erfolgreiche Atmungsgymnastik notwendige Körperarbeit.

Haben wir doch gesehen, daß die Sauerstoffaufnahme in den Organismus allein abhängig ist von der vom Körper geleisteten Arbeit, d. h. von dem Sauerstoffbedürfnis des Körpers. Wir müssen also, wie schon wiederholt gesagt, auf der einen Seite das Sauerstoffbedürfnis des Körpers erhöhen durch Muskelarbeit, auf der anderen Seite diesem gesteigerten Sauerstoffbedürfnis nachkommen durch eine intensive Sauerstoffaufnahme, d. h. eine tiefe Atmung, was natürlich nur möglich ist bei sauerstoffaufnahmefähigen, d. h. bei gesunden Lungen. Versagt einer dieser beiden Faktoren, so muß die Wirkung ausbleiben. Bei absoluter Körperruhe, d. h. entspannter Muskulatur, gibt eine intensive Atmung, wie oben schon erwähnt, einen nur insofern gesteigerten Sauerstoffkonsum, als die bei der Atmung beteiligte Atmungsmuskulatur dies erfordert. Sind dagegen bei gesteigerter Arbeit die Lungen aus irgendeinem Grunde (Krankheit, mangelhaftes Training usw.) nicht imstande, das durch die Arbeit geforderte erhöhte Sauerstoffbedürfnis zu decken, so treten die als Kurzatmigkeit, Atemnot, Herzklopfen usw. hierfür bekannten Ausfallserscheinungen ein. Wir wollen also bei der Atmungsgymnastik im Stehen das Sauerstoffbedürfnis des Körpers erhöhen durch die Kontraktionen der genannten Muskelmasse [der arbeitende Muskel braucht eine vielfache größere Menge Blut als der ruhende Muskel, eben wegen seines erhöhten Sauerstoffverbrauches[1])]. Natürlich muß dieser Kontraktion in gewissen, nicht zu langen Zwischenräumen eine Entspannung der bisher kontrahierten Muskeln und eine Kontraktion der bis dahin untätigen Muskeln folgen, um die eben erwünschte Wirkung nach Möglichkeit zu erhöhen und gleichzeitig die bei längerer Arbeit in einem Muskel sich bildenden Ermüdungsstoffe aus dem Muskel herauszuschaffen. Hierin liegt der Wert allgemeiner gymnastischer Übungen während der Atmungsübungen. Daraus ergibt sich aber auch, daß die gymnastischen Übungen nicht nur bei der Atmungsgymnastik, sondern alle gymnastischen Übungen überhaupt sich der Tätigkeit der Atmungsorgane anpassen müssen, resp. umgekehrt, die Atmungsorgane der körperlichen Tätigkeit, um in beiden Richtungen eine möglichst intensive Wirkung zu erzielen. Sehen wir bei der Verbindung von allgemeinen Körperübungen mit Atmungsübungen eine Kurzatmigkeit auftreten, so haben wir dieser Forderung eben nicht genügt und müssen nun überlegen, wo der Fehler liegt. War die körperliche Arbeit zu stark, oder die Atmung nicht genügend? Meist wird der Fehler auf beiden Seiten liegen, jedenfalls ergibt sich aus diesen Ausführungen die absolute Notwendigkeit, jedem Sporttraining eine systematische Übung der Atmungsorgane, d. h. eben Atmungsgymnastik vorhergehen zu lassen (s. Absatz Sport und Atmungsgymnastik), ja überhaupt jede

---

[1]) So führt Zuntz (Gibt es einen nennenswerten intrapulmonalen Sauerstoffverbrauch? Zeitschrift für klinische Medizin. Bd. 74) an, daß z. B. die Kaumuskeln in der Arbeit 21 mal mehr Sauerstoff verbrauchen als in der Ruhe.

Gymnastik sozusagen vorzubereiten durch Atmungsgymnastik.

Wir kommen zurück auf die Besprechung der Atmungsgymnastik im Stehen. Sie werde also vorgenommen in straffer militärischer Haltung: Die Hacken stehen nebeneinander, die Fußspitzen so nach auswärts, daß die beiden Füße etwa einen rechten Winkel bilden (bei weiteren Übungen stellen wir dann, um andere Muskelgruppen anzuspannen, die beiden Füße in einem Abstand von etwa 30 Zentimeter parallel nebeneinander). Die Beine sind fest geschlossen, so daß möglichst die Waden und ebenso die Oberschenkel aneinander anliegen. Der Oberkörper ruht, leicht nach vornüber gebeugt, auf dem Becken. Dabei hat die Arbeit des vierköpfigen Unterschenkelstreckers dafür zu sorgen, daß der ganze Körper nicht nach hinten übersinkt. Wir erhalten so auch eine steilere Stellung des Beckens (je mehr die Beckenneigung zunimmt oder je tiefer die Schambeinfuge tritt, um so weiter dehnt sich der Bauchraum aus (s. Hughes, Lehrbuch der Atmungsgymnastik, S. 25 die dort gegebenen Abbildungen 4 und 5. Hughes ergänzt die alte Vorschrift: Brust heraus und Bauch hinein, nicht ungeschickt durch das Gebot: Becken und Rippen hoch). Am besten prägt sich nun die straffe, energische Haltung im Brustkorb aus. Schon ohne Atem soll, allein durch die Haltung, der Brustkorb eine gewisse Straffheit und Wölbung zeigen, die wir zum Teil erzielen durch die Haltung des Schultergürtels. Die Schultern werden leicht nach hinten genommen, so daß die Schulterblätter sich einander nähern, mit einem Wort, die Stellung des frohen energischen Menschen. Bei jeder frohen Erregung hebt sich der Brustkorb, bei Trauer und Energielosigkeit sinkt er in sich zusammen und gibt so auch einen geringeren Rauminhalt. Schwächliche Menschen lassen den Schultergürtel nach vorn und unten sinken (s. Kapitel 1 des II. Teiles, die asthenische Körperhaltung).

Bei den Atmungsübungen im Stehen lassen wir nun zunächst die Hüften festnehmen, dabei stehen die Ellbogen in der Frontalebene des Rumpfes, und zwar eher eine Kleinigkeit nach vorn, keinesfalls nach hinten, ohne daß dabei die Schultern nach vorn genommen werden. Wir wollen nämlich durch dieses Hüftenfestnehmen den Oberarmkopf fest in die Schulterhöhle hineinpressen und so den gesamten Schultergürtel vom Rumpf abheben, um eine leichtere Durchatmung auch der oberen Lungenpartien zu erzielen. Gehen die Ellbogen bei Hüftenfest zu weit nach hinten, so sinkt der Schultergürtel unwillkürlich fest auf den Brustkorb herab.

Der Kopf wird fest auf der Wirbelsäule fixiert, wobei die Nackenmuskeln den Hinterkopf etwas herabziehen, um das Vorwärtssinken des Kopfes zu verhindern. Dabei wird trotzdem das Kinn etwas der Brust genähert.

Bei Atmungsübungen sehr starker Leute wird man zweckmäßig die stehende Stellung etwas anders wählen, nämlich die Füße breitbeinig stehen lassen, weil die Innehaltung der Gleichgewichtslage bei

diesen, mit dicht nebeneinander stehenden Füßen, gewisse Schwierigkeiten macht, da dann die Unterstützungsfläche, das bekannte römische
V, zu klein ist. Sie kommen zu leicht dabei ins Schwanken, zumal
wenn wir dann die Atmungsübungen mit anderen gymnastischen
Übungen kombinieren.

Wie gesagt, dient die Anspannung aller dieser Muskeln zunächst
als Körperarbeit zur Erhöhung des Sauerstoffkonsums, dann aber auch,
um für die Atmungsübungen selbst eine gewisse Energie zu gewinnen.
Wir sollen auch bei den Atmungsübungen unsere gesamte
Aufmerksamkeit, unsere ganze, uns zur Verfügung stehende
Energie anwenden und nicht nur gedankenlos unser Pensum dabei
sozusagen herunterarbeiten. Auch hierzu brauchen wir, um einen
wirklichen Erfolg zu erzielen, Lust und Liebe zur Arbeit.

Der Anspannung dieser Muskelgruppen folgen nun systematische
Entspannungen, anfangs in Form von Ruhepausen, später durch
Kombinierung mit gymnastischen Übungen.

Ich lasse gern vor dem Beginn dieser gymnastischen Übungen,
wie der Atmungsübungen überhaupt, einige Übungen machen, die eine
möglichst starke Entspannung sämtlicher Körpermuskeln bezwecken
sollen. Man erzielt dadurch eine gewisse Elastizität, und ich möchte
beinahe sagen, ein gewisses Wohlbehagen in den Gelenken. Dies
geschieht in der Weise, daß man sich auf die Fußspitzen erhebt und
wippende Bewegungen bei weichen Knien macht. Dann läßt man,
ebenfalls wieder mit leicht gebogenen Kniegelenken, hüpfende Bewegungen von einem auf den anderen Fuß machen. Hierauf folgen
bei ungezwungener Beinstellung leichte Schlenkerbewegungen, erst der
Hand, dann der Ellenbogen und schließlich der Schultergelenke.

Zum Schlusse langsame, aber möglichst ausgiebige kreisende
Bewegungen des Schädels von rechts nach links und umgekehrt, sowie
Beugen und Strecken des Kopfes nach vorn und hinten.

6. Kleidung bei den Atmungsübungen.

Das idealste ist es natürlich, die Atemübungen, wie überhaupt
unsere gymnastischen Übungen, in vollständig unbekleidetem Zustande
zu machen. Ich habe mich in meinen anderen Schriften oft genug
über diesen Punkt ausgesprochen, als daß die folgenden Bemerkungen
falsch aufgefaßt werden könnten. Sind wir abgehärtet genug, werden
wir natürlich bei genügender Temperatur nackt oder nur mit Bade-
hose versehen, üben. Unter Abhärtung verstehe ich die Reaktion des
Kapillargefäßsystems auf äußere thermische Reize[1]), die wir, da der

---

[1]) S. F. Kirchberg. Die physikalische Behandlung der Rachitis. Mediz.
Klinik 1911, Nr. 37.

Ausführlich komme ich auf diesen Punkt zurück in meinem, in kurzem
bei Springer erscheinenden Lehrbuch der Massage, wo ich auch den hervor-
ragenden Wert der allgemeinen Körpermassage für die Gewöhnung des Zirkulationsapparates an äußere Reize bespreche.

Mensch ein Luftgeschöpf und kein Amphibium ist, am besten erzielen durch Luftbäder und nicht durch kalte Bäder. Hier wie bei allen anderen Ansprüchen, die wir an unseren Körper stellen, müssen wir langsam und systematisch vorgehen. Nicht von heute auf morgen kann ich einen verweichlichten, schlappen Körper umwandeln in einen widerstandsfähigen, leistungsfähigen Organismus. Überhastung und Unüberlegtheit rächt sich da selbstverständlich sofort durch Überanstrengung, Erkältung, ja oft genug durch schwere Schädigungen des Herzens und des Gefäßsystems. Die Folge ist dann sehr bald Unlust und völlige Verurteilung des eben erst mit Begeisterung Begonnenen. Da muß der Lehrer in der ersten Zeit oft bremsen und warnen, soll er nicht von vornherein alles verderben. Wir beginnen in den Übungsstunden darum auch stets bei einer völlig genügenden Temperatur, im Sommer wie im Winter bei mindestens 16—18° Celsius, sonst bekleidet, jedenfalls unter Vermeidung jeder Zugluft. In den Ruhepausen decken wir den Körper völlig zu. Am Schlusse folgt eine energische trockene Frottierung des ganzen Körpers, wie nach jedem Luftbad.

Die Füße sind stets dabei leicht bekleidet.

Daß der Hals bei den Atmungsübungen stets absolut frei sein muß, daß Frauen nie mit einem Korsett oder mit beengenden Bändern um den Leib, Männer nicht mit Hosenträgern üben können, ist selbstverständlich. Aber mit Menschen, die nicht abgehärtet sind, die vielmehr leicht zu Erkältungen neigen, werden wir zunächst auch die Atmungsübungen nicht völlig unbekleidet machen. Erst ganz allmählich werden wir sie dahin bringen, und zwar sollen gerade diese gymnastischen Übungen dazu dienen, ihren Körper allmählich an die freie Luft zu gewöhnen, zum weiteren allmählichen Übergang an die ja eigentlich für jeden Menschen nötigen täglichen Luftbäder.

Zunächst machen wir unsere Atmungsübungen also je nach dem Körperzustand des entsprechenden Menschen, mehr oder minder bekleidet, jedenfalls so, daß er bei den Übungen nicht fröstelt. Ein frierender Mensch, bei dem infolge dieses Zustandes das gesamte Gebiet des Kapillargefäßsystems der Haut verengt und so die Arbeit des Herzens an sich schon erschwert ist, wird die oben erwähnten Beeinflussung des Zirkulationsapparates bei den Atmungsübungen unter Umständen recht schlecht vertragen, jedenfalls wäre sie blutarmen, nervösen und schwächlichen Menschen durchaus ungünstig.

Für gesunde Menschen, bei denen wir die Atmungsübungen z. B. als Sportvorübungen oder aus anderen Gründen machen (Rednern, Sängern usw.), wäre es, wie gesagt, am besten, die Übungen im Badeanzug machen zu lassen resp. ganz nackt, schon aus dem Grund. um den Körper dabei richtig beobachten zu können, und alle ungewollten Mitbewegungen kontrollieren und vermeiden zu lernen. Daß die Atmungsübungen morgens auf nüchternem Magen, nackt, bei offenem Fenster vorzunehmen seien, wie die Anweisungen in den meisten, aus den Kreisen der Naturheilkundigen stammenden Büchern lauten, ist also aus diesen und den anderen weiter oben angegebenen Gründen durchaus nicht immer ratsam.

7. Die Atmungsübungen.

1. Gruppe. Übungen der Atmungsmuskulatur (ohne Atmung).

2. Gruppe. Übungen der Atmungsmuskulatur (mit Atmung). Rippenatmung, Zwerchfellatmung, kombinierte Atmung.

3. Gruppe. Verbindung von Atmungsübungen mit gymnastischen Übungen:

a) Aktiven Übungen; b) Widerstandsübungen.

1. Gruppe.
Übungen der Atmungsmuskulatur.

Wenn ich diese ersten Übungen nur Übungen der Atmungsmuskulatur nenne, so meine ich in der Tat allein Übungen der Atmungsmuskeln ohne Atmung. Diese Übungen haben den Zweck, diese Muskeln unter unseren Willen zu zwingen. Wir beginnen mit den Übungen im Liegen, da in dieser Lage der Mensch die beste Gewalt über seine Rippen und Bauchmuskulatur hat und er gleichzeitig am leichtesten sich den Hauptfehler abgewöhnen kann, beim Atmen die Schultern in die Höhe zu ziehen. Zieht man nämlich die Schultern in die Höhe, so entsteht die sogenannte Schlüsselbeinatmung. Der ungeübte Atmer macht sie fast stets, wenn man ihm sagt, er soll tief atmen. Er hebt dann wohl den Schultergürtel in die Höhe, zieht aber meist den Unterleib ein, anstatt ihn auszudehnen. So wird dann das Zwerchfell nach oben gezogen, anstatt daß es nach unten gedrängt wird. Entsprechend meiner oben geäußerten Ansicht, daß an sich kein physiologischer Grund vorliegt, bei Mann und Frau verschiedene Atemtypen anzunehmen, ich vielmehr glaube, daß sowohl die rein kostale Atmung der Frau eine erworbene fehlerhafte (Korsett usw.), wie die rein abdominale beim Manne eine ebenso erworbene fehlerhafte ist, kenne ich auch für Mann und Frau keinen Unterschied in dem Ziel und Zweck meiner Atmungsübungen. Ich suche vielmehr bei beiden eine richtige kombinierte Atmung zu erzielen und werde nur insofern einen Unterschied in den Übungen zu machen haben, als ich bei beiden Geschlechtern gerade die bevorzugen muß, die der fehlerhaften entgegenarbeiten.

1. Übung. Im Liegen. Möglichst starke Ausdehnung der oberen Brustkorbspartie ohne Hochziehen der Schultern und möglichst ohne Veränderung des Leibes (eine Kleinigkeit wird dabei stets der Bauch eingezogen). Wir halten diese Stellung einige Sekunden und versuchen dann, den Brustkorb möglichst tief einsinken zu lassen. Weder bei der Hebung noch bei der Senkung des Brustkorbes wird ein- oder

ausgeatmet. Die Hände liegen dabei auf den beiden seitlichen Partien
des Thorax, um die Bewegungen des Brustkorbes zu kontrollieren,
bei weiteren Wiederholungen unter dem Kopf. In dieser zweiten
Stellung ist diese Übung bereits erheblich schwerer, da an sich in
dieser Stellung bereits die Brust etwas gehoben ist. Bei diesen
Übungen der Atmungsmuskulatur ohne Atmung müssen wir sehr häufig
kurze Pausen einschalten und dürfen keinerlei Atmungsbeklemmungen

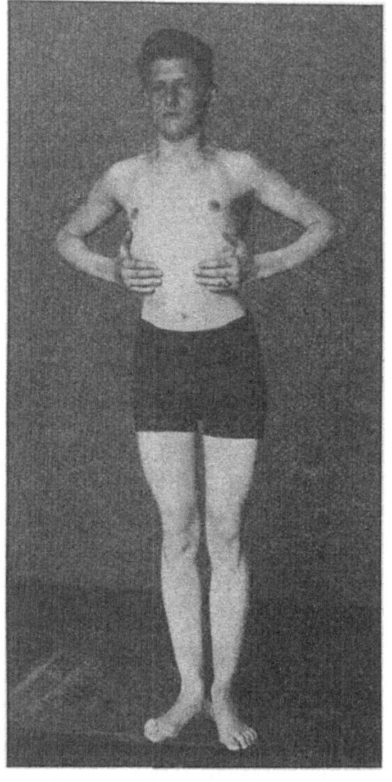 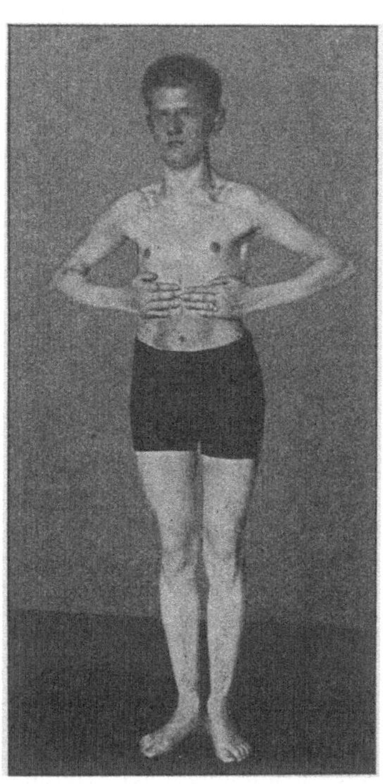

Abb. 22.   Abb. 23.

eintreten lassen, später machen wir dieselben Übungen auch im Stehen
und Sitzen.

2. Übung. Muskuläre Erweiterung der unteren Brustkorbpartie
(Rippenbogen), dabei wird bei der Erweiterung der Leib scharf eingezogen. Bei der Erschlaffung kehrt er in seine ursprüngliche Lage
zurück. Auch hierbei liegen die Hände zur Kontrolle an der zu
bewegenden Partie.

3. Übung. Scharfes Vorstoßen und Einziehen des Bauches,
wobei beim Einziehen desselben die Brust naturgemäß gehoben, beim
Vorstoßen gesenkt wird. Übung 2 und 3 wird ebenfalls ohne Atmung
gemacht.

Dann werden diese Übungen im Stehen gemacht (s. Abb. 22, 23),

Erweiterung und Einziehung des unteren Rippenbogens (Abb. 24, 25),
Vorstoßen und Einziehen des Bauches.

Bei gymnastisch nicht geübten Leuten ist es natürlich, daß bei
zu häufiger Vornahme dieser Übungen sich hinterher leicht Muskel-
schmerzen einstellen (Muskelkater), wie wir das bei allen Muskeln
erleben, die nach längerer Zeit zum erstenmal wieder richtig an-

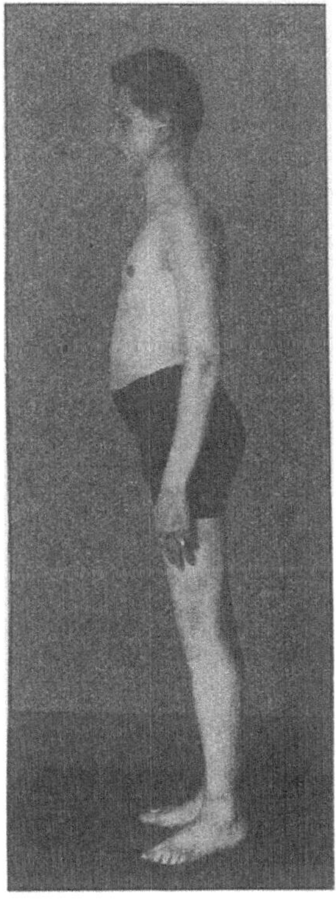

Abb. 24.

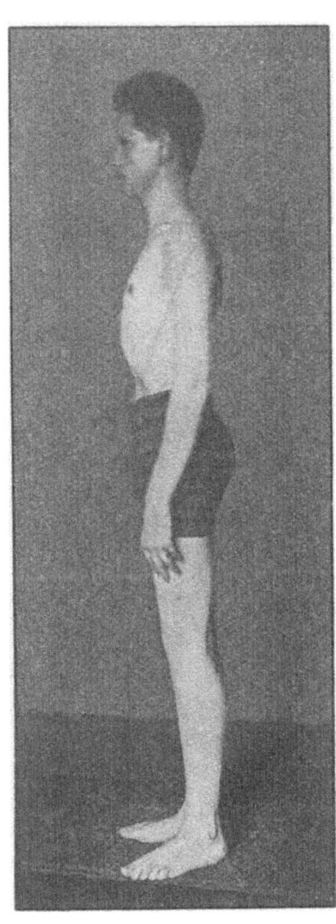

Abb. 25.

gestrengt sind. Das hat an sich nichts zu bedeuten, da diese
Schmerzen bald wieder nachlassen.

Alle diese drei Übungen werden wir zweckmäßig am Anfang
jeder Atmungsübungsstunde einige Male vornehmen, um das Muskelgefühl der bei der Atmung tätigen Muskeln in richtiger
Weise zu erwecken.

2. Gruppe.

Übung der Atmungsmuskulatur in Verbindung mit Atmung.

1. Übung. Rippenatmung. Erweiterung der oberen Brustpartie mit gleichzeitig dadurch erfolgender Einatmung. Der Bauch

wird dabei etwas eingezogen. Halten des Atems. Ganz langsames Ausatmen, wobei der Brustkorb möglichst lange in der Inspirationsstellung gehalten wird. Die Ausatmung erfolgt so, daß wir die obere Zahnreihe auf die Unterlippe setzen, und mit einem weichen f hauchend ausatmen. Auf diese Weise erzielen wir leichter die gedehnte Ausatmung. Am Ende der Ausatmung ist der Bauch etwas vorgewölbt. Im Stehen und im Liegen vorzunehmen, schließlich auch in sitzender Stellung, s. oben. (Abb. 26—29.)

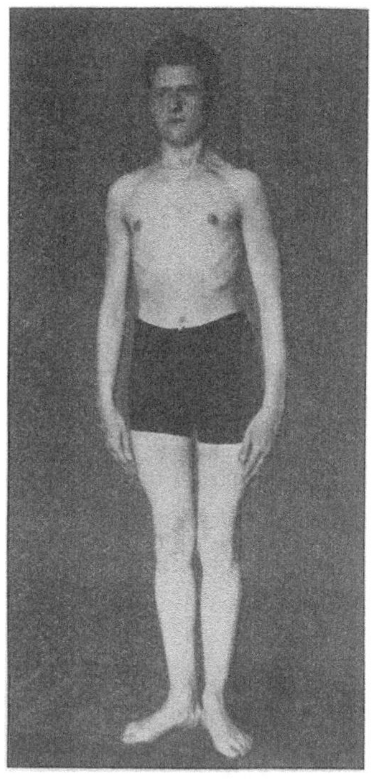

Abb. 26.

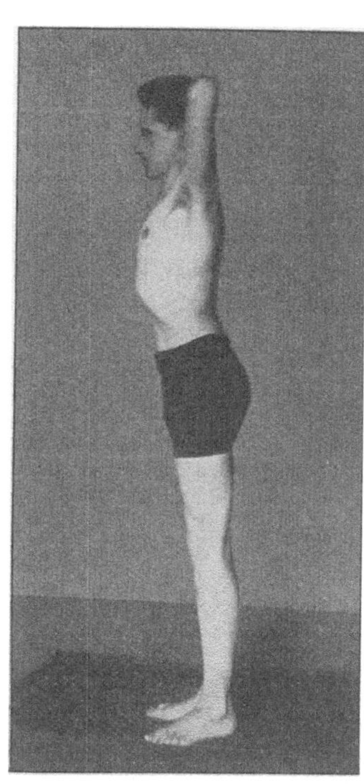

Abb. 27.

2. Übung. Bauchatmung (Zwerchfellatmung). Der Ausdruck Bauchatmung ist dafür eigentlich ebenso wenig genau, wie der Ausdruck Zwerchfellatmung, denn wir atmen natürlich überhaupt nicht mit dem Bauch, und ebensowenig allein mit dem Zwerchfell, denn auch die untere Rippenpartie arbeitet dabei mit. Wir wollen nämlich bei dieser Übung zunächst die untere Rippenpartie möglichst erweitern (was, wie oben erwähnt, ja auch zum Teil bereits durch die Kontraktion des Zwerchfells geschieht), dann das Zwerchfell nach unten drücken (kontrahieren). Anfangs wird dabei die Oberbauchpartie etwas eingezogen, dann vorgedrängt, weil das nach unten drückende Zwerchfell natürlich durch die Verkleinerung des Bauchraumes die Bauch-

eingeweide, und damit die Bauchwand, nach vorn drängt. Während dieser ganzen Phase lassen wir die Luft einströmen. Dadurch wird die Einatmung natürlich im Verhältnis zur ersten Übung etwas verlängert. Es folgt das Halten des Atems in dieser Stellung, dann die Ausatmung in umgekehrter Reihenfolge, nämlich erst Einziehen der Bauchwand, dann Einsinkenlassen der Rippen. Wir versuchen bei diesen Übungen immer den Brustkorb wirklich nach Möglichkeit zu entleeren. Daß wir auch bei stärkster Ausatmung immer noch

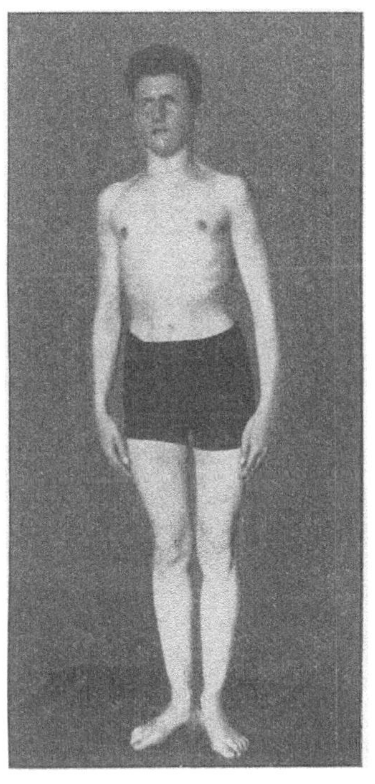

Abb. 28.

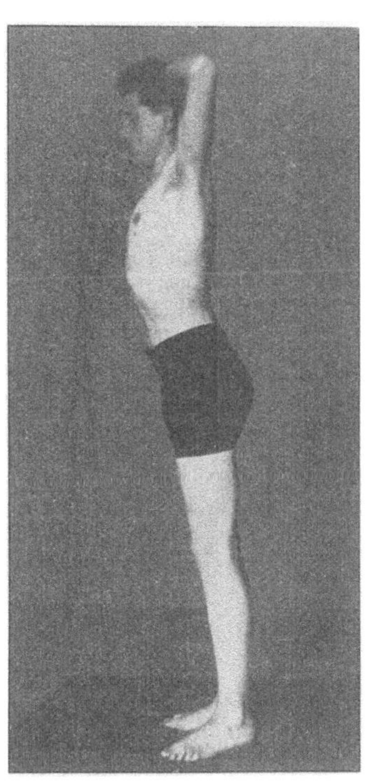

Abb. 29.

eine große Menge Luft im Brustkorb behalten, haben wir oben gesehen. (Siehe physiologischen Teil.)

3. Übung. Kombinierte Atmung, d. h. Rippen- und Zwerchfellatmung. Wir beginnen mit der Erweiterung des Brustkorbes erst in seiner oberen, dann in der unteren Partie, wobei gleichzeitig das Zwerchfell herabgedrückt wird. Es folgt das Halten des Atems, darauf das langsame Ausatmen in umgekehrter Reihenfolge.

Diese 3 Übungen machen wir wieder im Liegen, Stehen und Sitzen, und versuchen dabei die Ausatmungszeit allmählich immer länger auszudehnen, und gleichzeitig auch die Zeit des Atemhaltens zu verlängern. Vor allem muß der Lehrer, resp. der Übende, selbst

darauf achten, daß der Brustkorb nicht gleich am Anfang der Ausatmung einsinkt, sondern möglichst lange in der Inspirationsstellung
verharrt. Niemals darf dabei aber Herzklopfen oder Schwindelgefühl
eintreten, das ist ja alles schon genügend erörtert.

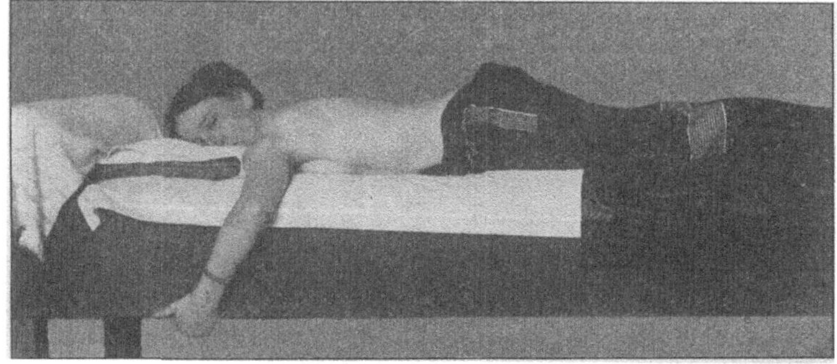

Abb. 30.

4. Übung. In der Bauchlage versuchen wir die hintere Rippenpartie nach Möglichkeit zu erweitern bei gleichzeitiger Einatmung,
und sie dann bei der Ausatmung wieder einzuziehen. (S. Abb. 30
und 31.)

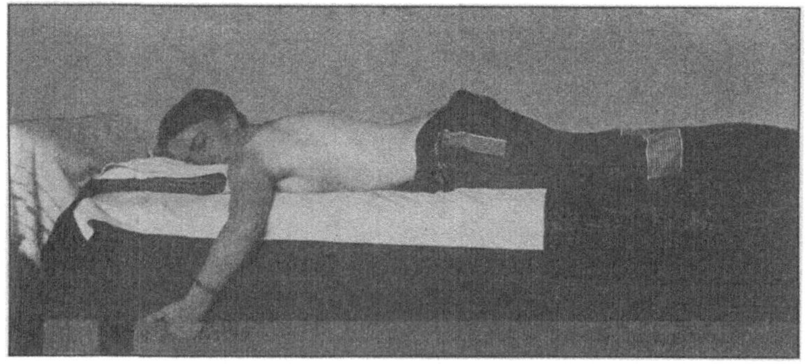

Abb. 31.

3. Gruppe.

Verbindung von Atmungsübungen mit gymnastischen Übungen.

a) Mit aktiven gymnastischen Übungen.

Bei allen folgenden Übungen brauchen wir die eben beschriebene
kombinierte Einatmung, d. h. Erweiterung des Brustkorbes in allen
3 Dimensionen, und zwar nach den Seiten und nach vorn durch

Rippenhebung, resp. Dehnung, nach unten durch die Zwerchfell-
kontraktion, nicht aber durch Hochziehen der Schultern.

1. Übung. Bei der Einatmung heben wir die Arme nach oben
(die Handflächen sehen beide nach vorn). Bei der ganz langsamen
Ausatmung beugen wir den Rumpf nach unten, die Arme bleiben
zu beiden Seiten des Kopfes (Abb. 32 und 33). Beim Hochgehen
wird dann wieder eingeatmet usf.

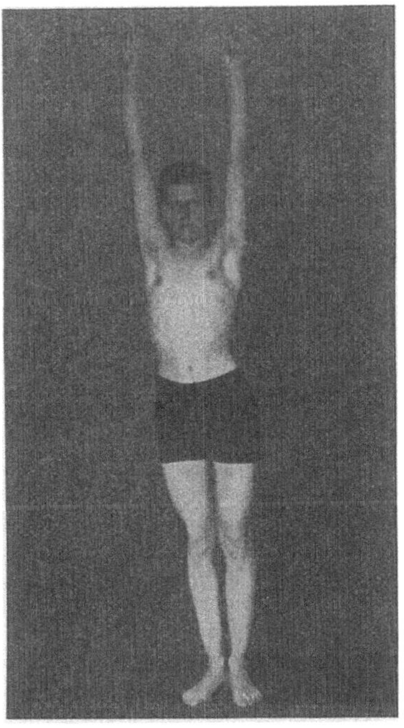

Abb. 32.

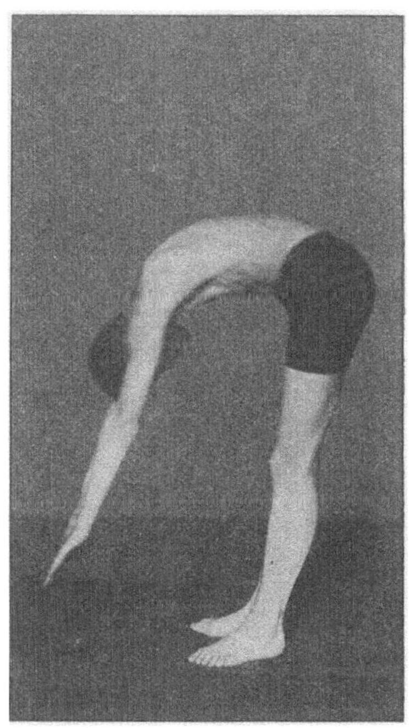

Abb. 33.

2. Übung. Bei der Einatmung werden die Arme in Schulterhöhe
nach den Seiten auseinander genommen, beim Ausatmen beugen wir
den Rumpf nach unten und bringen gleichzeitig die Arme nach vorn
unten (Abb. 34 und 35).

3. Übung. Die Hände liegen hinter dem Kopf geschlossen, die
Ellenbogen sind scharf nach hinten genommen. Es folgt eine tiefe
Einatmung. Bei der Ausatmung wird wieder der Kopf und Rumpf
nach unten gebeugt, und die Arme mit den hinter dem Kopf geschlossenen Händen so weit wie möglich nach vorn gebracht (Abb. 36
und 37), so daß die Ellenbogen sich vorne möglichst nahekommen.

Diese 3 Übungen haben den Zweck, die Ein- und Ausatmung
durch Dehnung, resp. Zusammenpressung des Brustkorbes, möglichst
zu vergrößern, gleichzeitig auch bei der Einatmung eine Erweiterung
der Venen, bei der Ausatmung eine Kompression derselben, zu erzielen.

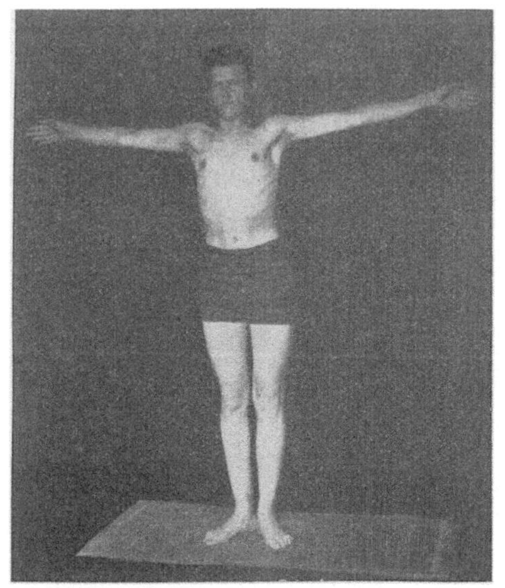

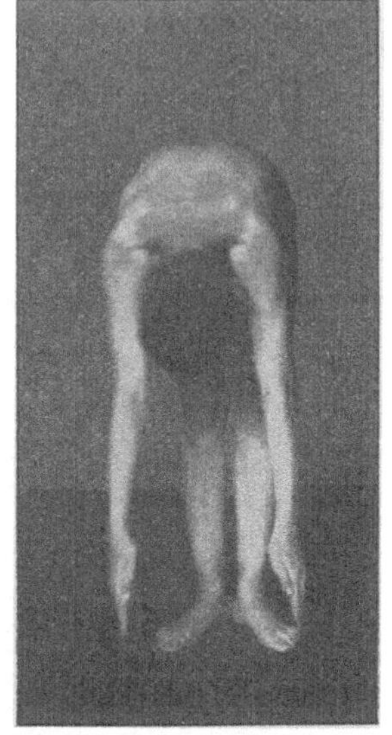

Abb. 34.   Abb. 35.

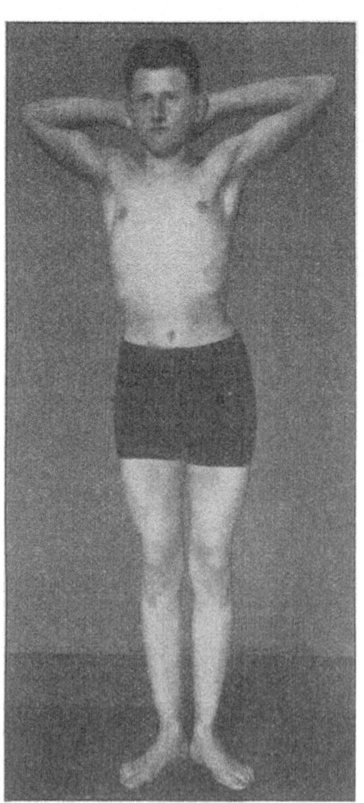

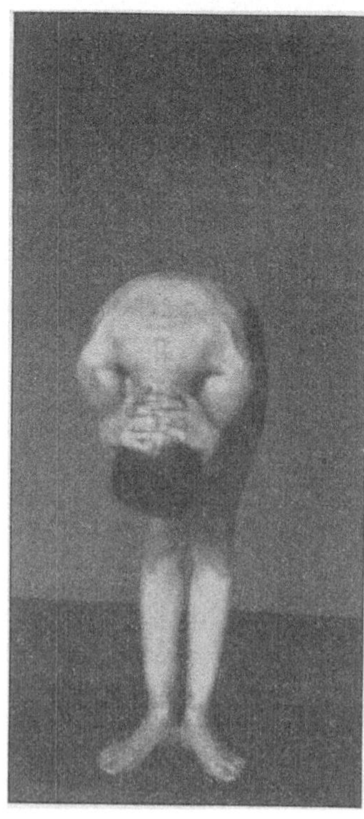

Abb. 36.   Abb. 37.

Ähnlich wirkt Übung 4 (Abb. 38 und 39), deren Ausführung sich aus den Abbildungen ergibt. Wenn wir diese Übungen ohne Beschwerden ausführen können, so kommen wir zu der Übung, die in diesem Sinne am stärksten wirkt, die ich daher jedem Menschen

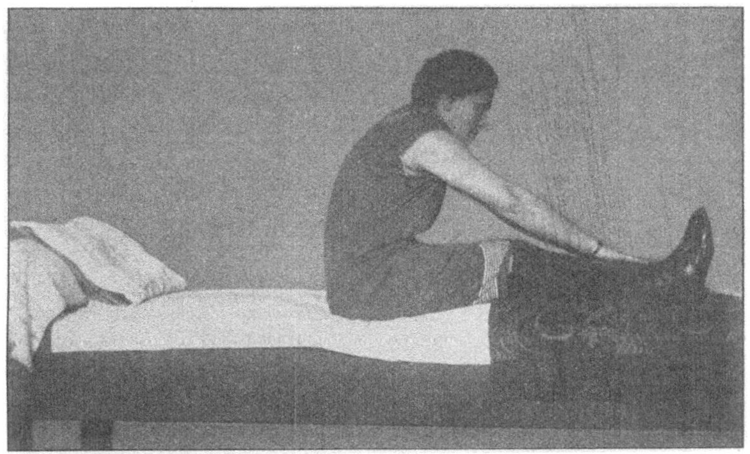

Abb. 38.

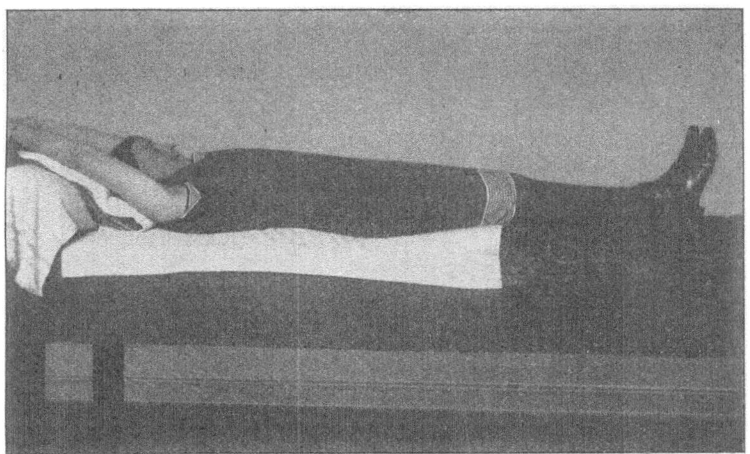

Abb. 39.

zu täglicher, häufiger Wiederholung rate. Übung 5. Abb. 40—44. Ich glaube aus den Abbildungen geht Art und Zweck der Übung besser hervor, wie aus einer langen Erklärung. Abb. 40 zeigt die Ausgangsstellung, die größtmöglichste Ausdehnung des ganzen Körpers bei gleichzeitiger Einatmung, Abb. 44 die denkbar größte Zusammenpressung des gesamten Organismus, bei gleichzeitiger Beendigung der Ausatmung. Erinnern wir uns an das in der Physiologie, Seite 18 Gesagte und die dort gegebenen Abbildungen, so werden wir unschwer erkennen, daß ich versucht habe, die beiden dort gegebenen Ab-

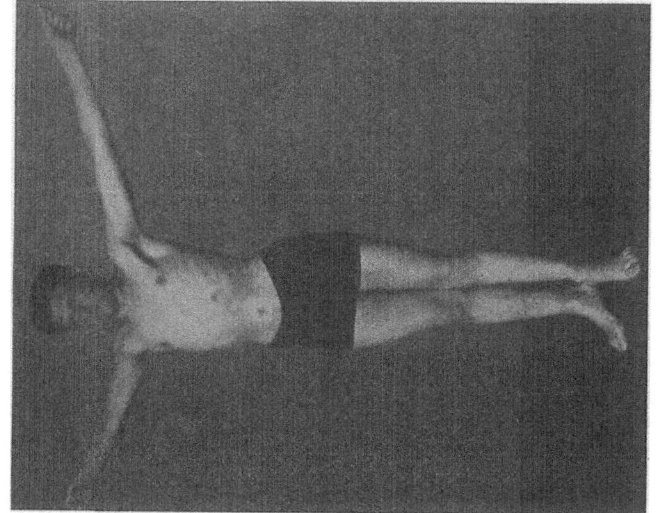

Abb. 41.

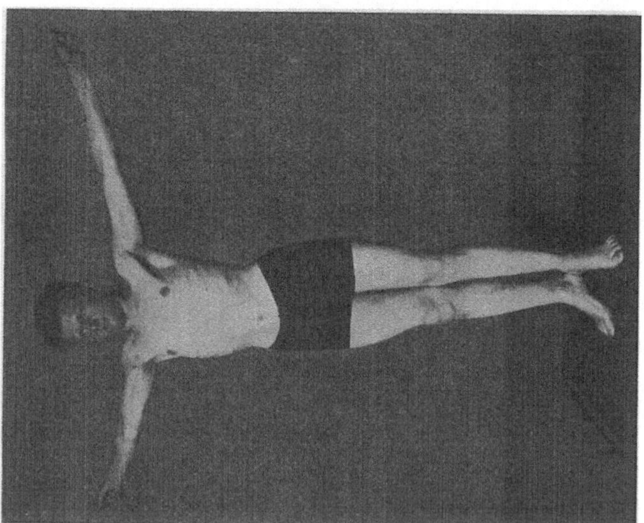

Abb. 40.

bildungen in eine gymnastische Form zu bringen. In der Zeitphase, in der durch die tiefe Inspiration und den dadurch gegebenen negativen Druck in der Brusthöhle an sich ein starkes Gefälle von den beiden Venengebieten, der oberen und unteren Hohlvene nach dem

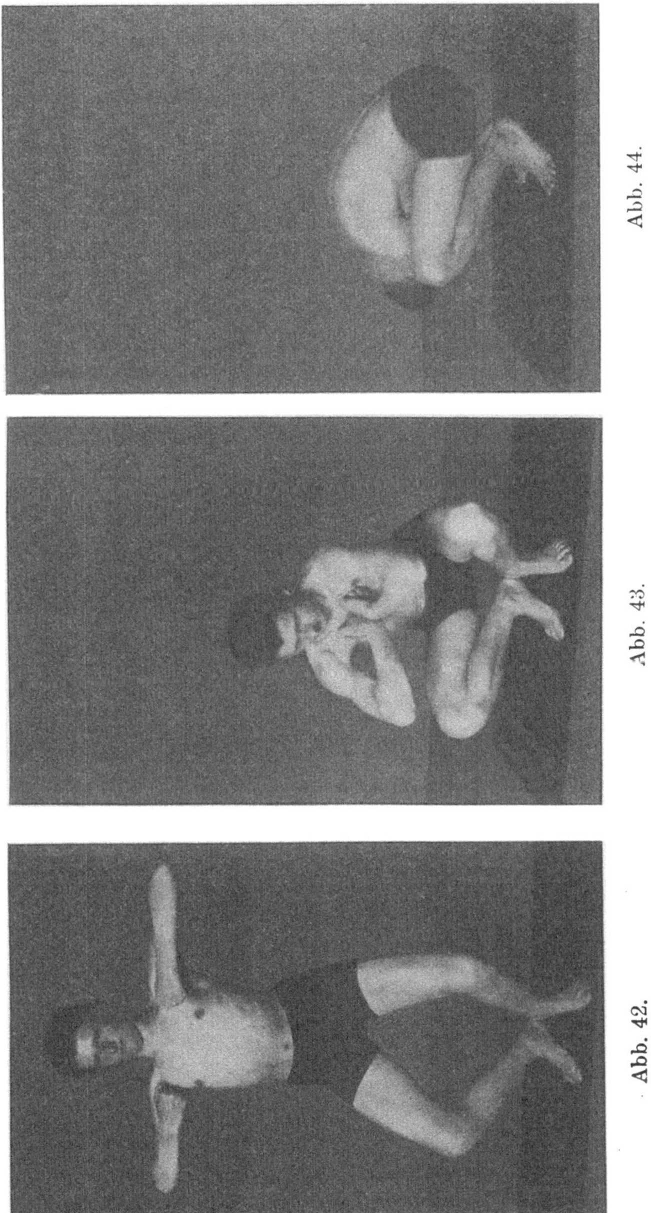

Thorax hin geschaffen wird, unterstützen wir diese Rückströmung durch diejenige Stellung des Körpers, bei der durch Muskelkontraktionen und -Spannungen der Venen, auch diese selbst sich am leichtesten nach dem Herzen zu entleeren. Wir sahen dort, daß die große Schenkelvene, die das Blut aus dem Bein in den Rumpf bringt, zusammenfällt, wenn man den Oberschenkel nach außen rollt und möglichst streckt. Eine energische Streckung im Kniegelenk und im

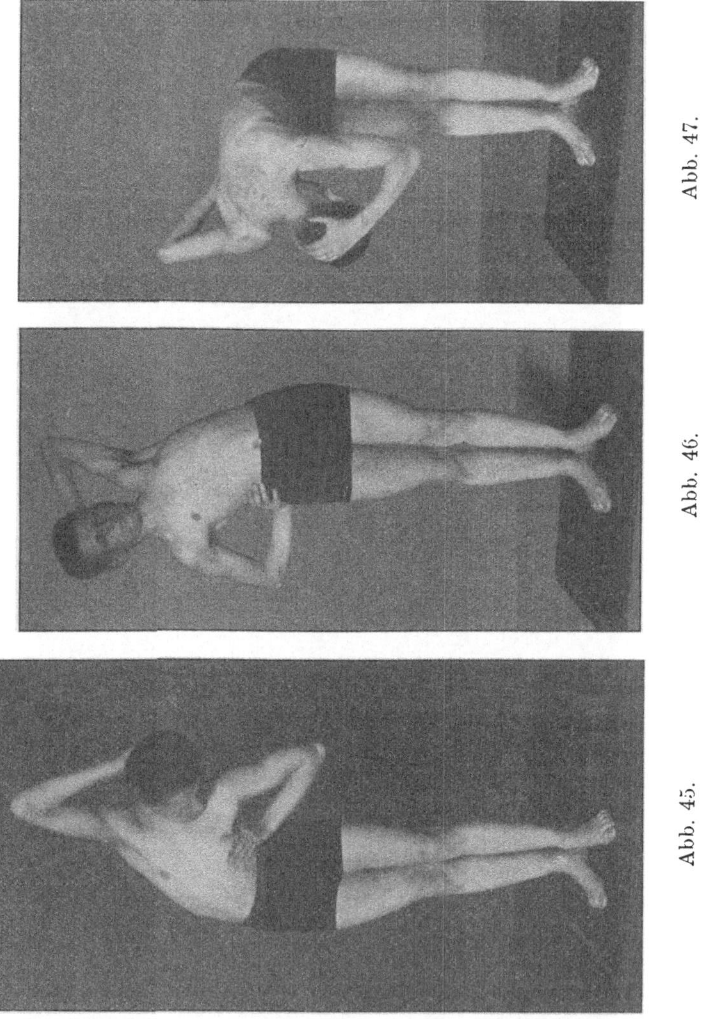

Abb. 47.

Abb. 46.

Abb. 45.

Fußgelenk dienen demselben Zweck. Aus ähnlichen Gründen strecken wir die Arme horizontal und drehen sie etwas nach hinten. Die völlig entgegengesetzte Stellung nehmen wir, wie gesagt, am Ende der Ausatmung an. Diese Ausatmung soll so lange dauern, bis wir aus der Ausgangs- in die Schlußstellung gekommen sind. Umgekehrt atmen wir langsam und tief ein beim Wiederhochkommen und Strecken des ganzen Körpers. (Abb. 41 gibt die größte Spannung und Streckung des Organismus bei gleichzeitiger tiefer Inspiration an.) Wir machen diese Übung. falls sie keine Beschwerden von seiten des Herzens (Herz-

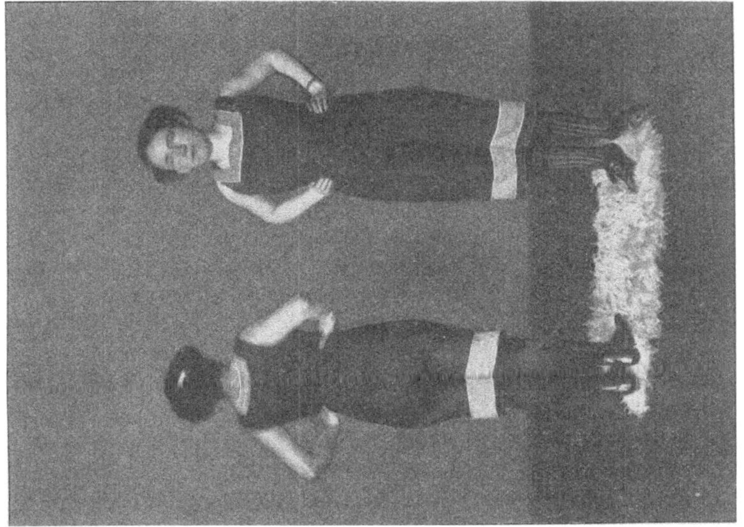

Abb. 49.

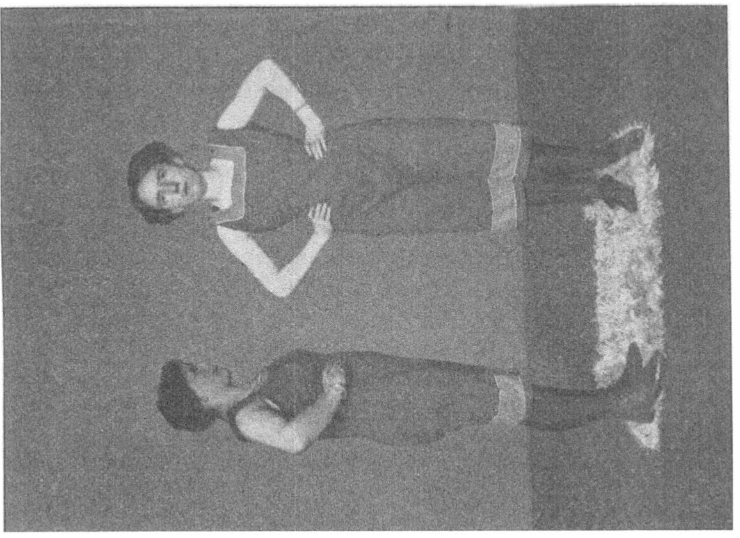

Abb. 48.

klopfen oder Schwindel) macht, 3 bis 6 mal nacheinander. Ich nenne diese Übung die grosse Rollübung des Körpers.

6. Übung. Ungleichseitiges Tiefatmen mit seitlichem Rumpfbeugen. Abb. 45. Die eine Hand faßt möglichst hoch unter

die Achselhöhle und wird kräftig gegen die Rippen gestemmt, während der andere Arm über den Kopf gelegt ist. Während des tiefen Einatmens beugen wir den Rumpf so weit wie möglich nach der Seite, wo die Hand gegen die Rippen eingestemmt ist. Nach einer möglichst langen Atemhaltung erfolgt die Ausatmung mit gleichzeitiger Rückkehr in die Ausgangsstellung.

Wir versuchen, durch diese Übung eine möglichst starke Dehnung der einen Lunge bei teilweiser Ausschaltung der anderen zu erzielen. Noch etwas stärker wird diese Dehnung, wenn wir die Übung so modifizieren, daß wir erst den Rumpf in der angegebenen Weise seitlich beugen und dann erst tief einatmen. Doch dürfen wir diese Modifikation, was schon gleich hier bemerkt sein mag, nicht immer bei der für das ungleichseitige Tiefatmen spezifischen Indikation, nämlich der trockenen Rippenfellverwachsung anwenden.

7. Übung. Ungleichseitiges Tiefatmen mit Rumpfdrehung. Dabei liegt die stützende Hand nicht, wie bei der vorigen Übung, hoch in der Achselhöhle, sondern auf dem unteren Rippenbogen. Bei der Einatmung wird der Rumpf etwas nach der zu dehnenden Rumpfseite hin nach hinten gedreht (Abb. 46). Bei der Ausatmung wird der Rumpf soweit wie möglich nach der andern Seite herum und heruntergedreht, wobei der Ellenbogen des stützenden Armes nach hinten oben kommt (Abb. 47). Bei dieser Übung ist darauf zu achten, daß die Beine bis zu den Hüften gestreckt in derselben Stellung bleiben, und die Hüften nicht gedreht werden.

Diese Übungen der zweiten Gruppe 1 bis 7 bezwecken also die Unterstützung der Atmung durch gymnastische Übungen insofern, als dabei auch Veränderungen (Dehnungen und Zusammenpressungen) des Thorax erfolgen. Sie unterscheiden sich dadurch nicht unerheblich von den einfachen Schreberschen Atmungsübungen, von denen ich einige hier noch anführen möchte.

8. Übung. Ellbogen zurück in Verbindung mit Tiefatmen (Abb. 48 und 49). In der Grundstellung werden beide Arme fest in die Hüften gestemmt und in dieser Stellung soweit als möglich nach hinten einander kräftig genähert. Der Rücken muß dabei vollständig gestreckt bleiben. Während des Rückwärtsnehmens der Ellbogen wird tief eingeatmet. In der äußersten Annäherung wird möglichst verharrt, und gleichzeitig der Atem angehalten. Bei der Vorwärtsbewegung der Arme wird dann langsam ausgeatmet.

9. Übung. Hände hinten geschlossen, dabei tief atmen und Atemhaltung. Bei vollkommen gestrecktem Rücken werden die Hände auf seiner Mitte festgeschlossen, und die Arme, bis zum vollständigen Durchdrücken der Ellbogen, nach unten gestreckt. Während der Streckung der Arme wird tief eingeatmet. In der tiefsten Lage der Hände wird bei vollkommenem Anhalten des Atems möglichst lange verweilt, und beim Nachlassen in der Streckung möglichst lange ausgeatmet. (Dies ist die Schrebersche An-

ordnung, nach Gutzmann, Sprachheilkunde, S. 157.) Ich lasse diese Übung aber ebenso umgekehrt machen (Abb. 50 und 51). Eine Überlegung ergibt, daß auf beide Weisen durchaus erwünschte Wirkungen erzielt werden.

Wenn wir alle diese Übungen nun vollständig beherrschen und sie ohne jede Beschwerde ausführen können, gehen wir zu einer Erschwerung insofern über, als wir nicht während der gymnastischen

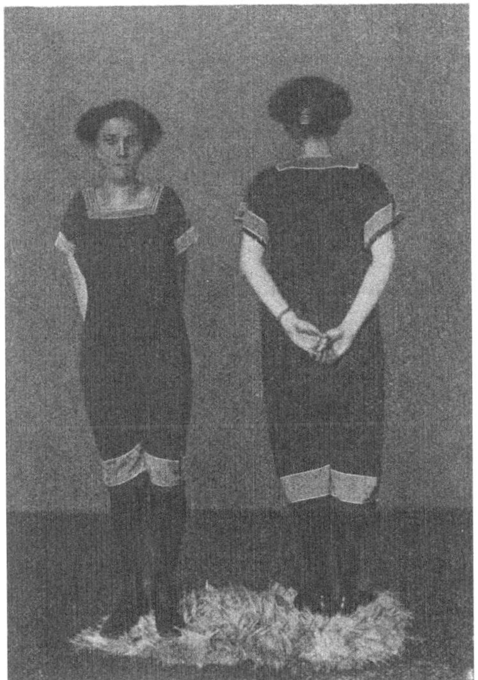

Abb. 50.

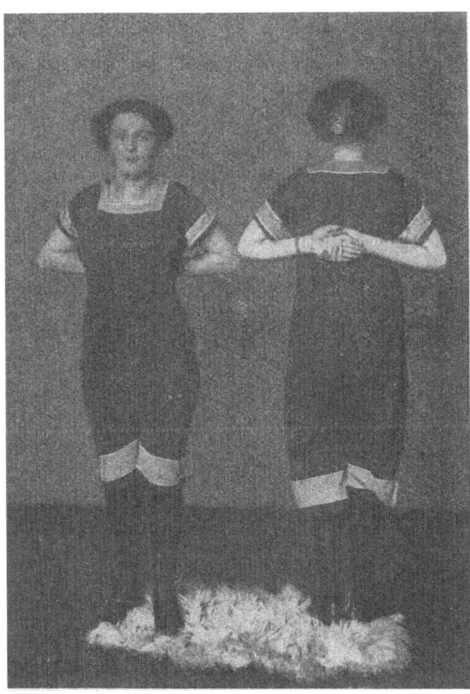

Abb. 51.

Übungen, die den Zweck haben, den Thorax in irgend einer Richtung zu komprimieren, ausatmen, sondern erst am Schluß der eigentlichen Rumpfbewegung. Der Zweck dieses Atemhaltens ist die möglichste Beherrschung der Atmungsmuskulatur, und dann vor allem eine außerordentlich intensive Einwirkung auf die Bauchorgane, die in diesem Falle gleichzeitig durch die Rumpfbeugungen und das nach unten gedrückte (kontrahierte) Zwerchfell zusammengepreßt werden. Wir machen so die Übung 1, 2, 3 und 4 der dritten Gruppe (s. Abb. 32 bis 44). Ich bezeichne diese Übungen als Bauchpreßübungen. Die Einatmung bei diesen Übungen erfolgt also wie vorhin angegeben, aber beim Beugen des Rumpfes wird nicht ausgeatmet, sondern erst nach vollständiger Beugung des Rumpfes und nach Vollendung der

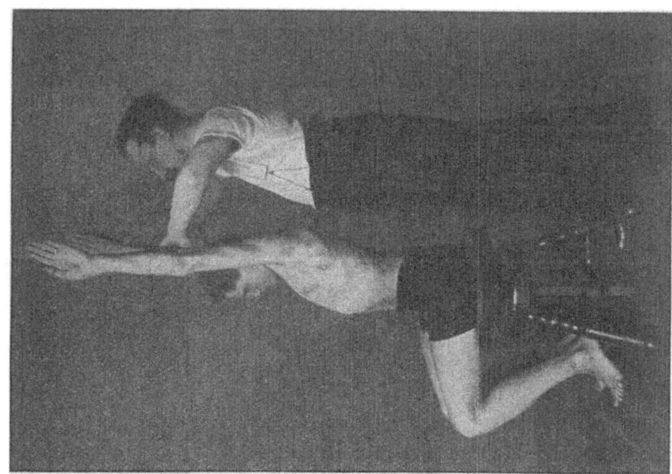

Abb. 53.

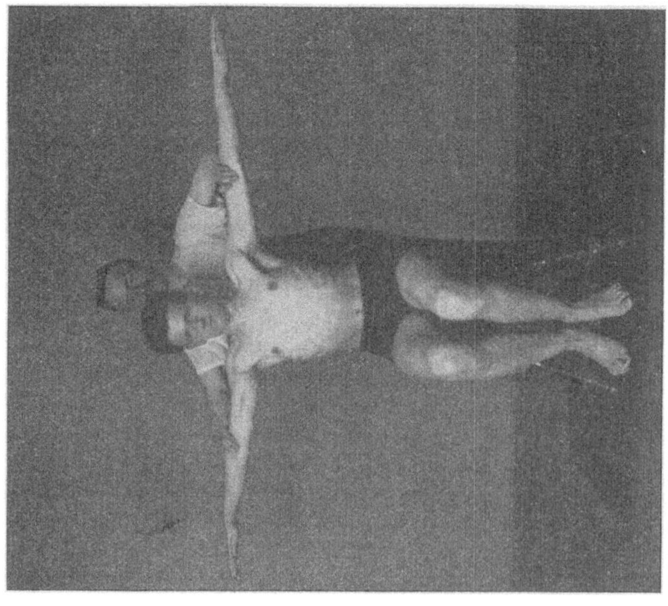

Abb. 52.

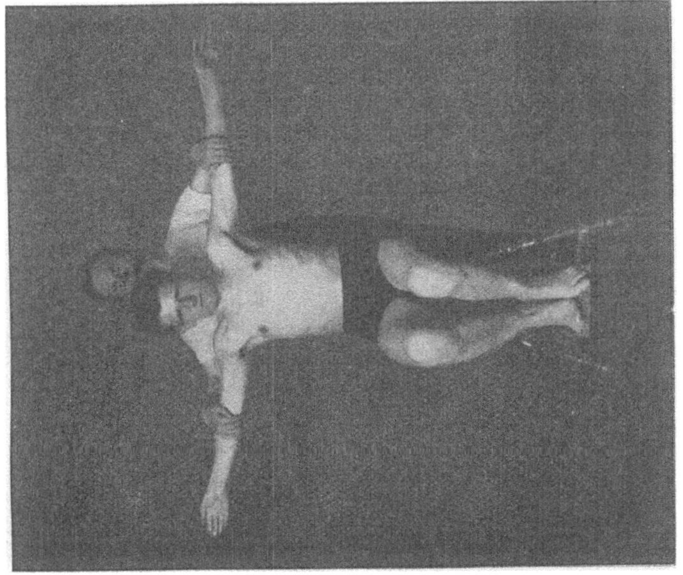

Abb. 55.

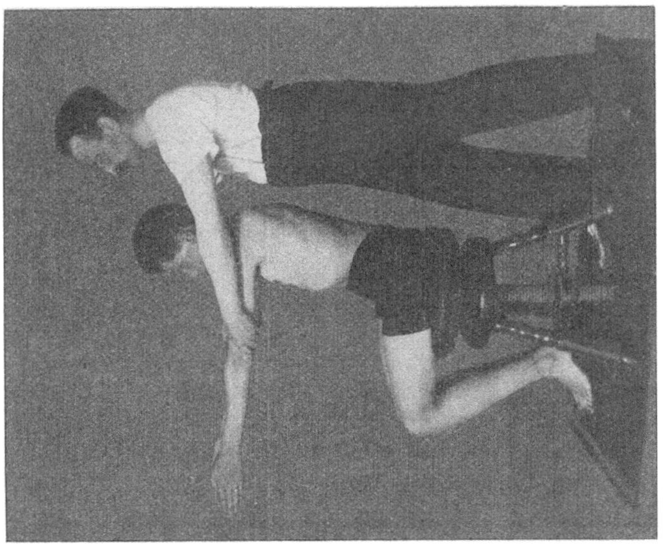

Abb. 54.

Armbewegung. Man fühlt sehr deutlich bei diesem Beugen die Erhöhung des Druckes in der Bauchhöhle.

Bei allen den erwähnten Übungen haben wir bis jetzt die Einatmung durch den halbgeöffneten Mund gemacht, können wir
diese Übungen nun mehrfach nacheinander ausführen ohne jede
Beeinträchtigung des Allgemeinbefindens, so dürfen wir zu einer
weiteren Erschwerung allmählich insofern übergehen, als wir die

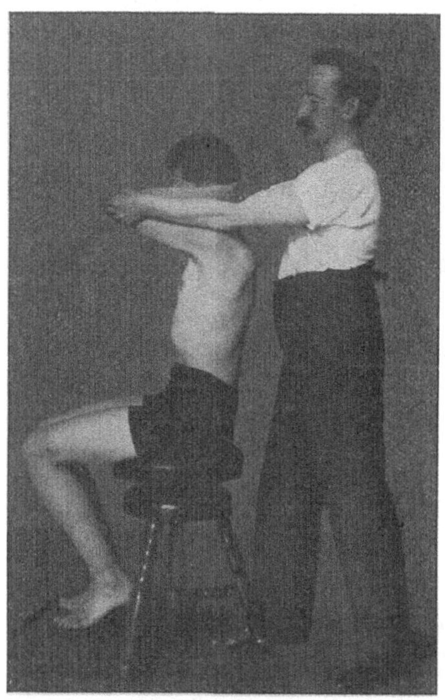

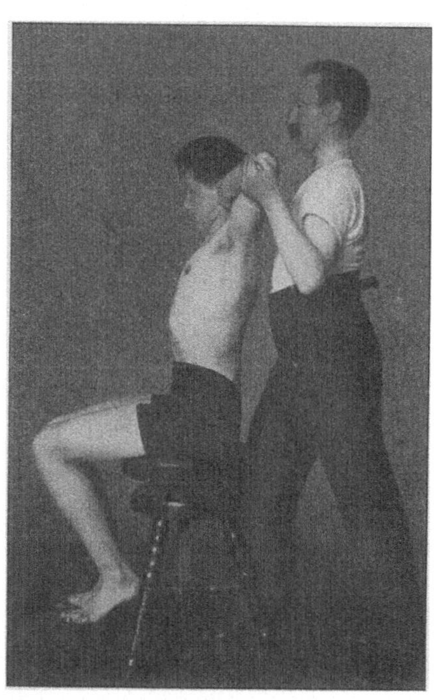

Abb. 56.   Abb. 57.

Übungen zum Teil bei geschlossenem Munde machen, und darauf
auch eine Anzahl von Atmungsübungen bei geschlossenem Munde
und gleichzeitigem Zudrücken des einen Nasenloches. Dadurch
erzielen wir, wie oben erwähnt, eine weitere Erschwerung der
Inspiration, also eine Verstärkung des negativen Drucks in der
Brusthöhle.

4. Gruppe.

Verbindung von Atmungs- mit Widerstandsübungen.

Bei diesen Widerstandsübungen sitzt der Übende auf einem
Schemel, während der Gymnast hinter ihm steht. Auch diese Wider-

standsübungen müssen wir natürlich erst völlig beherrschen, ehe wir sie mit Atmungsübungen kombinieren.

10. Übung. Seitliches Hochnehmen der Arme mit Widerstand. Der Widerstand gebende Gymnast legt seine beiden Hände etwas oberhalb der Ellbogen auf die zu beiden Seiten des Körpers herabhängenden Arme, die nun der Übende langsam während einer tiefen Inspiration seitlich nach oben gegen die Widerstand gebenden Hände des Gymnasten führt. Abb. 52 zeigt die Übung auf halber Inspiration, Abb. 53 nach voller Inspiration. Bei der Ausatmung liegen die Hände des Gymnasten auf der Außenseite und arbeiten dem Nachuntennehmen der Hände entgegen.

11. Übung. Auseinandernehmen der Hände mit Widerstand mit gleichzeitiger Inspiration, Exspiration beim Nachvornführen mit Widerstand. Alles Nähere geht aus den Abb. 54 und 55 hervor.

12. Übung. Die Hände werden hinter dem Kopf geschlossen. Die nach vorn gebeugten Ellbogen werden während der Einatmung gegen den Widerstand nach hinten und etwas nach oben gebracht. Ausatmung umgekehrt, Abb. 56 und 57.

Was ich in diesen 3 Gruppen an Atmungsübungen beschrieben habe, kann natürlich nicht alles sein, was nur überhaupt an Atmungsgymnastik getrieben werden kann; so können z. B. die Widerstandsübungen noch sehr modifiziert werden. Es umfaßt das, was ich in meinen Kursen der Atemgymnastik im Zeitraum von etwa vier Wochen meinen Schülern beibringe, und was meines Erachtens durchweg genügt, um dann systematisch weiter Atemgymnastik treiben zu können. Damit erreiche ich aber nicht nur eine Erlernung der Atemtechnik, sondern durchweg auch gleichzeitig eine wirkliche Beherrschung der Atmungsmuskulatur. die sich in einer erheblichen Zunahme, vor allem der Expansionsbreite des Brustkorbs zeigt. Während der absolute Umfang des Thorax nur etwas, aber auch in allen Fällen etwas, zunimmt, ist die Expansionsbreite, d. h. der größte Unterschied zwischen tiefster Ausatmung und größter Einatmung, stets schon nach zirka 4 Wochen erheblich größer geworden. Einige Zahlen werden das beweisen. Vor allem nimmt dann bei Frauen, worauf ich entsprechend den oben gemachten Ausführungen sehr großen Wert lege, die Ausdehnungsfähigkeit des Brustkorbes im Gebiet des unteren Rippenbogens erheblich zu. Die spirometrisch gemessene Menge der Ausatmungsluft nimmt auch stets etwas zu, aber nicht so erheblich, wie man es nach den Zahlen der gesteigerten Expansionsbreite zunächst annehmen möchte. Das ist ja aber bei näherer Überlegung ganz einleuchtend, daß in dieser kurzen Zeit wohl die Arbeitsfähigkeit der Muskulatur sehr erheblich gesteigert werden kann, aber anatomische Veränderungen nicht so schnell eintreten. Bei längerer Dauer regelmäßiger Atmungsübungen kommen dann natürlich auch erhebliche anatomische Veränderungen in Gestalt einer starken Wölbung des Brustkorbes usw. heraus, wie Veränderungen am Abdomen. Davon wird dann im 2. Teil bei der Besprechung der Atmungstherapie zu reden sein.

Ich führe hier nur 2 Beispiele von Schülern von mir nach einer vierwöchentlichen Atmungsgymnastikkur an.

| Alter | Zeit | Umfang in Höhe der Mamilla bei maximaler | | Expansionsbreite | Umfang in Höhe d. Proc. xyphoideus b. maximaler | | Expansionsbreite | Größe der Ausatmungsluft |
		Inspiration	Exspiration	cm	Inspiration	Exspiration	cm	
26 Jahre (Fräulein)	am Beginn. . .	$86^1/_2$	83	$3^1/_2$	77	72	6	2100
	nach 4 Wochen	88	$78^1/_2$	$9^1/_2$	79	71	8	2600
36 Jahre (Fräulein)	am Beginn. . .	89	83	6	77	74	3	2400
	nach 4 Wochen	93	82	11	$79^1/_2$	73	$6^1/_2$	2700

Ähnlich sind meine anderen Ergebnisse. Wir sehen, wie durch die Übung der Muskulatur vor allem die Ausatmung vertieft wird, dabei auch die Einatmung vergrößert wird, so daß wir nach 4 Wochen eine Vergrößerung der Expansionsbreite von $3^1/_2$ auf $9^1/_2$, von 6 auf 11, von 6 auf 8, von 3 auf $6^1/_2$ erhalten. Vergleichen wir hiermit die Tabelle auf S. 89 bei nicht geübten Leuten oder mit geringer Übung, so leuchtet der Nutzen wohl von selbst ein.

Über die Wirkung der Atmungsgymnastik in Verbindung mit Marschieren und Laufen brauche ich wohl nach dem, was ich über die Wechselwirkung zwischen Atmungsübungen und Muskelarbeit gesagt habe, somit nichts weiter zu äußern. Anwendung und Wirkung ergibt sich daraus von selbst.

Atmungstherapie.

Während wir im I. Teil nach Besprechung der normalen Anatomie und Physiologie der Atmungsorgane die Atmungsgymnastik im allgemeinen besprochen haben, wie wir sie z. B. brauchen, einmal als tägliche Übung für jeden Menschen zur denkbar besten Ausbildung seiner Atmung, ferner um die mit einer tiefen Atmung verbundenen Vorteile für die allgemeine Zirkulation zu erzielen, dann als Vorübung für jede Gymnastik und jeden Sport, wollen wir uns im II. Teil mit der Atmungstherapie beschäftigen, d. h. mit der Anwendung der Atmungsgymnastik als Heilfaktor in einer Anzahl der dafür hauptsächlich in Betracht kommenden Leiden. Ich wiederhole aus dem I. Teil, daß die Atmungstherapie nie der alleinige Heilfaktor bei irgendeiner Krankheit sein kann, aber in vielen Fällen brauchen wir sie; und da der Arzt aus allgemeinen Gründen wohl nur selten in der Lage sein wird, diese Atmungstherapie selbst längere Zeit bei einem Kranken anzuwenden, müssen wir die hier in Betracht kommenden Fälle so besprechen, daß auch das ärztliche Hilfspersonal daraus Nutzen ziehen kann. Es geht mir hier wie bei der Massage. Wer mit der Materie nicht so recht vertraut ist, glaubt, daß man Kurpfuscher damit erzieht, wenn man das nun einmal für diese Behandlungsmethoden nötige Pflege- und Hilfspersonal so gründlich als möglich instruiert und ausbildet; und dabei hört man von Ärzten oft genug Klagen, daß die in Deutschland ausgebildeten Masseure nicht genug wüßten und daß sie darum schwedische Masseure brauchten. Ich halte den erwähnten Standpunkt nach meiner langjährigen Erfahrung für absolut unrichtig. Je sorgfältiger das Hilfspersonal ausgebildet ist, je mehr sie nicht nur von der Anatomie, sondern auch von der Pathologie erfahren haben, um so geringer ist die Gefahr, daß sie Kurpfuscher werden, weil sie dann erst einsehen gelernt haben, welchen Schaden sie anrichten können und werden, wenn sie selbständig, d. h. ohne Anordnung und Kontrolle des Arztes, arbeiten. Andererseits glaube ich aber auch, dem Studierenden der Medizin und dem Arzt, der sich mit dieser Materie nicht viel beschäftigt hat, durch die folgende Zusammenstellung, die sich auf eine fast achtjährige Beschäftigung mit dieser Materie aufbaut, manchen brauchbaren Hinweis geben zu können, sowohl für die Praxis wie auch gerade dafür, wie er dem Kurpfuschertum auf diesem Gebiete am besten entgegenarbeiten kann.

Zu meiner großen Freude habe ich in meinen Ärztekursen stets gesehen, daß die Ärzte diesem für sie meist fremden Gebiete mit großem Interesse folgten. Ich kann natürlich in diesem Teile nicht alle in Frage kommenden Gebiete eingehend besprechen; es soll ja für Ärzte nur eine Anregung, für das ärztliche Hilfspersonal eine Anleitung zu einer stets ärztlich anzuordnenden und zu überwachenden Tätigkeit sein.

1. Kapitel.

Thoraxformen und Deformitäten.

Für den Atmungstherapeuten ist die Besichtigung des Brustkorbes und die Beurteilung der äußeren Form des Brustkorbes von großer Bedeutung, und zwar ebenso in der Ruhe wie bei der Atmung. Allein die häufige Beobachtung gesunder wie kranker Thoraxformen

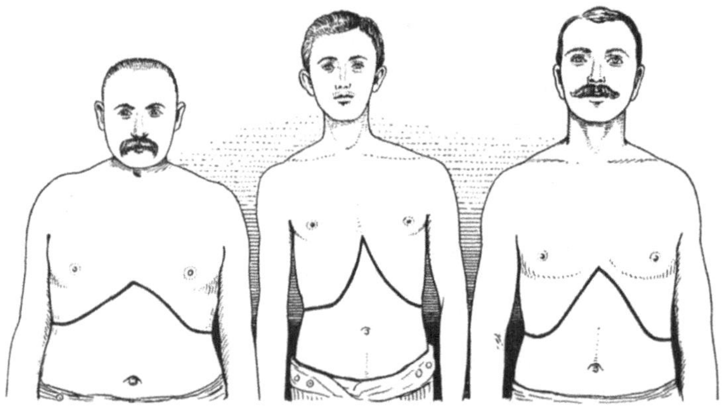

Emphysematöser Brustkorb.   Paralytischer Brustkorb.   Normaler Brustkorb.
Abb. 58.

setzt uns in die Möglichkeit, unsere Maßnahmen bei der Dosierung der Atmungsgymnastik richtig zu treffen. Darum müssen wir auch hier auf die äußere Form eingehen.[1])

1. Der normale Thorax.

Die Brust eines normal entwickelten jungen Menschen ohne überstark ausgebildete Muskulatur und ohne übermäßiges Fettpolster ist gleichmäßig gewölbt (Abb. 58). Die beiden Hälften sind normalerweise symmetrisch gebaut oder weichen vielleicht im Bereich des Schulter-

---

[1]) Nach Brugsch und Schittenhelm, Lehrbuch klinischer Untersuchungsmethoden. 2. Aufl. Wien 1911.

gürtels in ganz geringem Grade voneinander ab, infolge einseitig
stärkerer Entwicklung der Muskulatur (Rechtshänder, Linkshänder).
Der Winkel, der am Sternum von den sich dort treffenden Rippenbogen gebildet wird, (der epigastrische Winkel), soll ungefähr ein
rechter sein. Das Sternum, bei Erwachsenen durchschnittlich 16 bis
20 cm lang, soll nur eine ganz geringe Einsenkung darstellen. Der
Angulus Ludovici (der durch das Zusammenstoßen von Corpus
und Manubrium sterni gebildete Winkel) soll nur eben angedeutet
sein. Horizontal in der Höhe des Schwertfortsatzes verläuft, entsprechend dem normalen Abgang des Zwerchfelles, die sog. Harri-
sonsche Furche. Die Zwischenrippenräume sollen nur an den untersten
Rippen sichtbar sein, an den oberen verdeckt durch die kräftig entwickelte Brustmuskulatur. Die horizontal verlaufenden Schlüsselbeine
sollen an der äußeren Brustwand nicht stark prominieren, sondern
nur eben ihre Konturen zeigen, so daß die Gruben dicht über und
unter dem Schlüsselbein, die Fossae supra- und infraclaviculares, nur
angedeutet sind. Eine richtige Grube liegt dagegen dicht über dem
Ausschnitt des Manubrium sterni, die Fossa jugularis, in der der
Kehlkopf liegt und die seitlich begrenzt wird durch die unteren
Partien der Musculi sternocleidomastoidei. Die beiden Schulterblätter
liegen bei herabhängenden Armen dem Thorax flach auf und dürfen
nicht zu tief stehen, so daß die Schultern ungefähr horizontal verlaufen. Die Schulterblätter bedecken normalerweise am Rücken die
2. bis 7. Rippe. Die beiden oberhalb und unterhalb der Spina scapulae
gelegenen Gruben sind normalerweise durch Muskulatur ausgefüllt.
Die Wirbelsäule soll genau senkrecht von oben nach unten verlaufen, sie zeigt eine nach hinten konvexe, leichte, gleichmäßige
Krümmung.

Diese normale Form des Thorax soll uns stets im Gedächtnis
sein. Der Durchmesser des Brustkorbes von vorn nach hinten (der
sterno-vertebrale Durchmesser) ist etwas kürzer wie der transversale.
Er nimmt von oben nach unten allmählich an Größe zu, etwa um
6 cm. Die so gebildete Veränderung darf jedoch von außen nicht
sehr zu sehen sein, weil sie normalerweise durch die kräftige Muskulatur verdeckt sein soll. In den ersten Lebensjahren ist allerdings
der Tiefendurchmesser ungefähr dem Breitendurchmesser gleich, so
daß der Querschnitt etwa einer Kreisform entspricht.

Thorakometrie. Die Messung des Thorax, die wir im Verlaufe eines Atmungskurses verschiedentlich vornehmen, um uns über
die Veränderungen durch die regelmäßigen Übungen zu orientieren,
wird entweder vorgenommen mit dem Bandmaß, das dabei dem
Thorax vollkommen horizontal anliegen muß, oder mit dem Taster-
zirkel oder mittels der sog. Kyrtometrie. Dafür gibt es zwar eine
Reihe verschiedener Kyrtometer mit Zentimetereinteilung, es genügt
jedoch, sich eines etwa bleistiftdicken Bleidrahtes von etwa 1 m Länge
zu bedienen, der in zwei Teile geteilt wird und in der Mitte durch
ein Stück Gummischlauch verbunden ist. Das Kyrtometer wird in

Mamillarhöhe horizontal um den Brustkorb herumgelegt, überall genau angepaßt, dann im ganzen abgenommen und die so erhaltene Form auf einem Stück Papier nachgezeichnet. Man erhält dann Formen, wie nebenbei abgebildet (Kyrtometerkurven eines erwachsenen Menschen, Brugsch und Schittenhelm, S. 8; einige andere siehe bei der Besprechung der Skoliose). Bei allen Messungen tut man gut, sich einzelne markante Punkte, wie die Mittellinie des Brustbeins, die Wirbelsäule usw., durch Blaustift zu markieren.

Von Wert ist die Thoraxmessung namentlich zur Beurteilung der Größe von Symmetriestörungen. Bei einfachen Messungen ist jedoch zu berücksichtigen, daß infolge stärkerer Entwicklung der Muskulatur bei Rechtshändern auf der rechten Seite, bei Linkshändern auf der linken Seite der Umfang bis zu 2 cm größer sein kann.

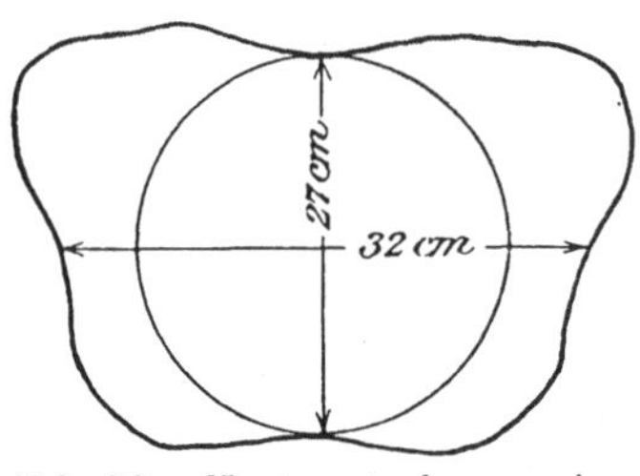

Abb. 59. Kyrtometerkurve eines erwachsenen Menschen.
(Nach Brugsch-Schittenhelm.)

Stärkere Unterschiede sind durch krankhafte Veränderungen bedingt (Pleuritis, Kyphoskoliose usw.).

Die Umfangsmessung ist vor allem von Bedeutung für die Beurteilung der Ausdehnungsfähigkeit des Brustkorbes. Dabei wird der Gesamtumfang etwa in Höhe der Brustdrüsen, bei Frauen zweckmäßig etwas darüber gemessen, und dann seine Erweiterung und Verengerung bei tiefster Einatmung und Ausatmung. Die Differenz zwischen den beiden extremen Maßen bedeutet die Exkursionsgröße. Sie schwankt in erheblichem Maße. Ich messe aus Gründen, die oben bei Besprechung der Atmungsübungen schon genannt sind, außerdem stets die Exkursionsgröße des unteren Thorax in Höhe des Rippenbogens am unteren Brustbeinende. Die Maße in Mamillarhöhe schwanken zwischen 5 bis 11 cm, im Mittel etwa 8 cm. Die Maße in Höhe des Brustbeinkörpers schwanken noch viel erheblicher; bei Frauen, die stets ein Korsett getragen haben, beträgt hier die Exkursionsbreite allerdings häufig nur 2 bis 3 cm, oft noch weniger. Sie soll bei Erwachsenen aber betragen: bei Männern ebenfalls 5 bis 7, bei Frauen 4 bis 6 cm. Wie erheblich alle diese Maße schwanken, zeigt beifolgende kleine Tabelle, die die Maße aller Patienten meiner Poliklinik an einem Morgen wiedergibt. Ich nahm absichtlich, um diese großen Unterschiede zu demonstrieren, ohne Unterschied sämtliche Patienten. Darunter sind eine große Anzahl sonst gesunder Menschen, die zur Massagebehandlung wegen einer Verletzung oder rheumatischer Beschwerden kamen, aber wie wir sehen auch solche mit krankhaften Veränderungen der Brustorgane. So gibt diese Tabelle ein nicht uninteressantes Bild.

Respirationsbreite des Thorax.

Alter Jahre	In Höhe des Process. xyphoid. Maximale			In Mamillarhöhe Maximale			Bemerkungen
	Inspi-ration	Exspi-ration	Exkursions-größe	Inspi-ration	Exspi-ration	Exkursions-größe	
			I. Männer.				
19	90	81	9	96	87	9	
23	92,5	81,5	11	95	88	7	
21	86	80	6	89	82	7	
27	87,5	82	5,5	91	84	7	
33	91	86	5	98,5	88	10,5	
33	87,5	83,5	4	93,5	88	5,5	
38	85,5	80	5,5	90	85	5	
40	96	94	2	96	94,5	1,5	Asthmakrank
46	107	106	1	109	107	2	Emphysem
29	92	89	3	95,5	94	1,5	Emphysem
52	98	94	4	103	97	6	
			II. Frauen.				
19	87,5	87	0,5!!	101	96	5	
27	73	69	4	80,5	77	3,5	
30	93	86	7	102	92	10	
28	77,5	73,5	4	86,5	84	2,5	
35	76	72	4	88	84	4	
37	90	88	2	93	92	1!	Asthma bronchiale
40	79	72	7	87	81	6	
45	80	78	2	90	87	3	
49	94	92	2	102	98	4	
52	89	88	1	108	107	1	Emphysem
49	70	66	4	76,5	72	4,5	
53	86	83	3	89	87	2	
55	81	79	2	99	94	5	
60	93,5	93	0,5	94	92,5	1,5	Emphysem
60	79	73,5	5,5	90	83	7	

Aus dieser Tabelle sehen wir zunächst, was ja auch alle größeren Statistiken über diesen Punkt ergeben, daß mit zunehmendem Alter die Exkursionsgröße bei Männern wie Frauen abnimmt, weiter, daß bei Frauen die Ausdehnungsfähigkeit in Höhe des unteren Brustbeinteiles zum Teil sehr gering ist (zweifellos, wie oben gesagt, die Folge des Korsetttragens). Aber wir sehen auch daraus, daß beides nicht unbedingt der Fall zu sein braucht, daß also sowohl in vorgeschrittenen Jahren die Leistungsfähigkeit des Thorax in dieser Hinsicht noch sehr gut sein kann, also die in der Hauptsache durch Rippenverknorpelung entstandene Starrheit ebensowenig eine Alterserscheinung an sich ist, wie z. B. die Arteriosklerose; wir sehen z. B. an der letzten Frau, daß auch eine Frau, selbst von 60 Jahren, noch eine vorzügliche Elastizität ihres Thorax in jeder Hinsicht besitzen kann.

Als ungefähren Maßstab für eine genügende körperliche Leistungsfähigkeit können wir die Vorschriften der Rekrutierungsordnung für das deutsche Heer brauchen. Sie läßt, bei mittlerer Körpergröße.

einen Brustumfang von 80 cm in der Höhe der Brustwarze bei tiefer Exspiration zur Militärtauglichkeit nur ausnahmsweise genügen, wenn die übrigen Körperverhältnisse günstig sind und die Respirationsbreite mindestens 5 cm beträgt.

2. Beziehungen des Thorax und seiner Veränderungen zum übrigen Körperbau.

Die Oberfläche des Organismus erhält, wie schon der Name andeutet, ihr charakteristisches Aussehen durch die Form und Gruppierung der inneren Organe. Der normale Mensch ist proportional gebaut. Dementsprechend finden wir schon bei dem für die äußere Form zunächst ausschlaggebenden Skelettsystem gewisse natürliche Verhältnisse. Bei einem kleinen, zart entwickelten Individuum sind Extremitäten wie Brustkorb weniger stark entwickelt, wie bei einem großen, robusten Menschen. Bei der Frau sind meist Brustkorb und Extremitäten kleiner wie bei einem gleichgroßen und gleichalten Manne. Dabei ist der weibliche Brustkorb in der Regel etwas länger, ob er aber dabei immer, wie meist behauptet wird, von dem männlichen an Geräumigkeit übertroffen wird (natürlich stets sonst gleiche äußere Verhältnisse vorausgesetzt), erscheint mir sehr fraglich. Meine spirometrischen Messungen wenigstens ergaben mir nach gleichlanger Atmungsgymnastik fast dieselben Verhältniszahlen bei dem männlichen wie weiblichen Geschlecht, wie gesagt, gleiche Körpergröße, Gewicht und Gesundheitsverhältnisse vorausgesetzt. Der Grund für die abweichenden Ergebnisse anderer Untersucher wird wohl darin zu suchen sein, daß sie Frauen untersucht haben, die mehr oder minder lange ein Korsett getragen und dadurch die reguläre Füllungsfähigkeit ihres unteren Lungenabschnittes verloren haben. Die Extremitäten können im Verhältnis zu Brust und Wirbelsäule zu groß oder zu klein sein, ohne daß dadurch mehr als die äußere Form in Mitleidenschaft gezogen wird. Anders wenn der Brustkorb im Verhältnis abnorm gestaltet ist, mag er nun zu schmal und lang oder zu kurz und breit sein. Das kann wieder symmetrisch und einseitig sein. Dann kann weiter entweder eine primäre Störung vorliegen im Knochenaufbau des Thorax selbst, und zwar bereits während der Entwicklungsperiode (z. B. durch Rachitis bedingt) oder erst im späteren Leben auftretend (Osteomalacie, Kyphoskoliose, Spondylitis usw.). Oder aber die abnorme Gestaltung des Thorax ist eine sekundäre, bedingt durch Veränderungen der in ihm oder unter ihm liegenden Organe (Pleuritis, Lungen- und Herzkrankheiten aller Art, Lebergeschwülste usw.), und wir können aus dem Aussehen des Thorax auf diese Erkrankungen gewisse Schlüsse ziehen. Daß die primären knöchernen Veränderungen des Thorax auf die darin oder darunter gelegenen Organe einen mehr oder minder unheilvollen Einfluß ausüben, ist einleuchtend. Hier werden wir nun am besten mit der Atmungsgymnastik günstig einwirken können. Sache des Arztes wird es nun stets sein, festzustellen, was sind primäre, was sekundäre Veränderungen, oder, was natürlich auch vorkommen kann, haben wir es mit Veränderungen aus beiden Gruppen zu tun, die sich gegenseitig in traurigem Circulus vitiosus verstärken. Kurz eingehen müssen wir aber jedenfalls auch hier auf die hauptsächlichsten Typen, wobei wir die beiden Gruppen nicht ganz streng trennen können.

3. Der rachitische Thorax.

Die Veränderungen des Brustkorbes durch die Rachitis, bedingt durch die abnorme Weichheit und den Elastizitätsverlust der Rippen, sind außerordentlich wichtig. Die oberen seitlichen Partien des Brustkorbes sinken ein (s. Abb. 60), die Verbindung zwischen Knochen und Knorpel ist stärker geknickt, die hier häufig vorhandenen Verdickungen hat man mit dem Namen „rachitischer Rosenkranz" belegt, die vordere Brustpartie ist vorgeschoben und winklig von den Seitenteilen abgehoben. Das Sternum kann dadurch geradezu vorgeschoben erscheinen, in diesem Falle spricht man von einer Hühnerbrust. Der untere Thoraxteil ist häufig nach außen vorgebogen, so daß ein oberer engerer und ein unterer weiterer Thoraxabschnitt entsteht. In manchen anderen Fällen sind die Rippenknorpel am Sternalansatz nach einwärts gebogen, so daß das nach innen getriebene Sternum eine Rinne bildet.

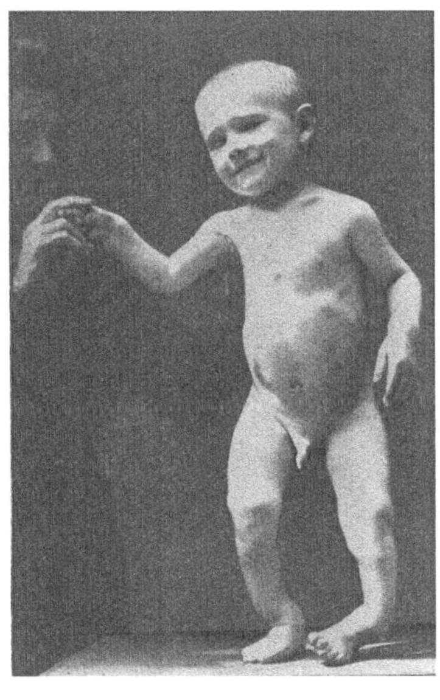

Abb. 60.

Auf die anderen hochgradigen Veränderungen des Körpers durch die Rachitis wollen wir hier nicht näher eingehen. wir kommen bald darauf zurück. Daß hierbei sowohl schon im ersten Stadium, aber auch noch bei den späteren dauernden Veränderungen die Atmungsgymnastik, namentlich in Verbindung mit den anderen physikalischen Heilmethoden. eine äußerst wichtige Rolle spielt, ist ohne weiteres klar. Davon später[1]).

4. Die Trichterbrust.

Die Trichterbrust stellt eine meist angeborene Abnormität des Thorax dar, bei der das Sternum in Form eines mehr oder weniger

---

[1]) F. Kirchberg, Die physikalische Behandlung der Rachitis. Med. Klinik 1911, Nr. 37.

tiefen Trichters in das Thoraxinnere sich hineinwölbt (s. Abb. 61). Diese Einsenkung beginnt bereits am Jugulum des Brustbeins, ist am tiefsten entsprechend dem unteren Rande des Corpus sterni und erhebt sich von dieser Stelle an in gleichmäßiger Steigung, indem die Seitenwandung von den Rippenknorpeln, die untere Wand von dem obersten Teil der Bauchdecken gebildet wird (s. Hoffa, Lehrbuch der orthopädischen Chirurgie, 5. Aufl., S. 209). Die Tiefe des Trichters wechselt, sie kann bis zu 7 cm betragen. Sie nimmt mit dem Wachstum des Patienten zu und sieht in hoch-

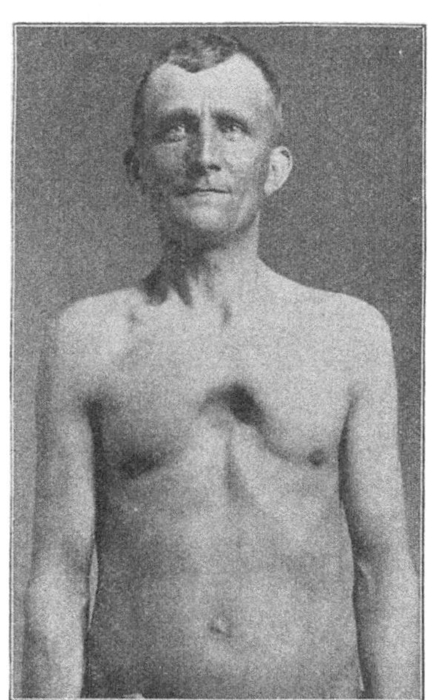

Abb. 61.   Trichterbrust.
(Aus Brugsch-Schittenhelm.)

gradigen Fällen so aus, als ob sie bis dicht an die Wirbelsäule reicht. Der Einsenkung an der Brust entspricht keine Hervorwölbung an der Wirbelsäule. Wir finden diese Affektion vornehmlich beim männlichen Geschlecht, oft nachweisbar ererbt, wobei häufig schwere nervöse Leiden gleichzeitig beobachtet werden. Bei den angeborenen Fällen will man eine mechanische Entstehungsweise annehmen, indem hier die Trichterbrust durch den Druck des fötalen Unterkiefers auf den unteren Teil des Sternums im Uterus bedingt sein soll. Daneben existieren sicher erst später entwickelte Fälle, man glaubt in diesen Fällen die Ursache in einem verspäteten, zu langsamen Fortschreiten des Wachstums des Sternums finden zu müssen. Da man in fast allen Fällen eine stärkere Entwicklung des Thorax im Querdurchmesser festgestellt haben will, ist die ungünstige mechanische Einwirkung auf die inneren Organe wohl nicht ganz so schlimm, wie es auf den ersten Blick erscheint. Auch Hoffa gibt an, daß die bisherigen Erfahrungen an sich keine nachteiligen Folgen für die Gesundheit der betreffenden Menschen gezeigt haben. Trotzdem wird man natürlich versuchen, so viel wie möglich dem Übel entgegenzuarbeiten, was natürlich am meisten Aussicht auf Erfolg in den jugendlichen Jahren hat und natürlich nur mechanisch geschehen kann. Außer anderen orthopädischen Maßnahmen gibt schon Hoffa dafür die Behandlung mit Saugglocken an, ein Verfahren, das durch meinen später beschriebenen Kirchberg-Drägerschen Druck- und Saugapparat erheblich erleichtert und in seiner Wirkung sehr verbessert wird. Jedenfalls kann man dadurch die eingesunkene Partie erheblich heben. Unter allen Umständen sind für dieses Leiden systematische Atemübungen absolut notwendig. Hoffa empfiehlt darum seinen kleinen Patienten eifrig das Trompetenblasen, durch das der Thorax sich nach allen Seiten hin, wie er sagt, stark ausdehnt. Viel wichtiger sind direkte Atmungsübungen. Dafür kommen zunächst in Betracht: Gruppe 1, Übung 1 und 2, Gruppe 2, Übung 1, 2, 3. Diese Übungen sind namentlich im Liegen mit einem unter den Rücken geschobenen runden Polsterkissen jahrelang täglich mehrfach vorzunehmen. Aus Gruppe 3 sind vorzunehmen Übung 8 und 9 sowie sämtliche Widerstandsübungen.

Wenn ich hier wie im folgenden einige Übungen besonders anführe, so meine ich damit, daß diese für den betreffenden Fall gerade speziell geeignet sind. Meist werden dabei aber auch die anderen nebenbei zu empfehlen sein. Bestehen gegen einzelne Übungen besondere Kontraindikationen, so führe ich das speziell an.

Der Trichterbrust ähnlich ist die Schusterbrust, wobei sich aber die Einsenkung auf den Processus xyphoideus oder auf das unterste Sternalende beschränkt. Sie soll bei Schustern hauptsächlich dadurch entstehen, daß die Teile durch fortgesetztes Einstemmen von Schusterwerkzeugen mechanisch eingedrückt werden.

5. Der kyphoskoliotische Thorax.

Eine vermehrte Krümmung der Wirbelsäule in einzelnen Abschnitten oder im ganzen von vorn nach hinten (Konvexität nach hinten) nennt man Kyphose, eine seitliche Verbiegung Skoliose, eine Kombination beider Kyphoskoliose. Je nach der Stärke der jeweiligen Wirbelsäulendeformität kommt es zu mehr oder minder hochgradiger, meist asymmetrischer Verunstaltung des Thorax, wodurch natürlich auch die Lagerung der Organe in entsprechendem Maße verändert wird. Wie wir später sehen werden, gehört die Atmungsgymnastik nicht nur aus dem Grunde in die Therapie der Rückgratsverkrümmungen, um den durch die Lageveränderungen bedingten ungünstigen Ausdehnungsverhältnissen der Lungen entgegenzuarbeiten, sondern vor allem zur Unterstützung und Verbesserung des Kreislaufes, der bei jeder derartigen Thoraxveränderung durch die Verschiebung des Herzens und der großen Gefäße ungünstig beeinflußt wird. Dann spielen die Atmungsübungen eine nicht zu unterschätzende Rolle in den Anfangsstadien, um den Übergang einer noch mobilen Skoliose in eine fixierte zu verhindern.

6. Der Thorax bei der Bechterewschen Krankheit (ankylosierende Wirbelversteifung).

Bei dieser Krankheit, deren sichtbarste Symptome in einer fortschreitenden Verknöcherung der ganzen Wirbelsäule und der Bandapparate der oberen Extremitäten sowie der Rippenknorpel bestehen,

kommt es zu einer Verkürzung des Thorax in der Richtung von
oben nach unten, die durch die Verbreiterung der unteren Thoraxpartie in bezug auf das Volumen des Thorax nicht ausgeglichen
wird. Das Abdomen erscheint oft spitzwinklig vorgewölbt, da durch
die Verkürzung der Wirbelsäule die unteren Rippen fast in Becken-
höhe liegen (s. die beiden eigenen Aufnahmen).

Bei dieser Bechterewschen Form der chronisch ankylosierenden
Wirbelsäulenversteifung ist von einer sachverständigen Gymnastik
noch am meisten zu erhoffen. Da es sich ja hier zunächst um an-
kylosierende Prozesse in den kleinen Gelenken der Wirbelsäule sowie in dem ligamentösen Apparate handelt, so gehört in den Kreis
der hier in Betracht kommenden Gymnastik als sehr wichtiger Faktor

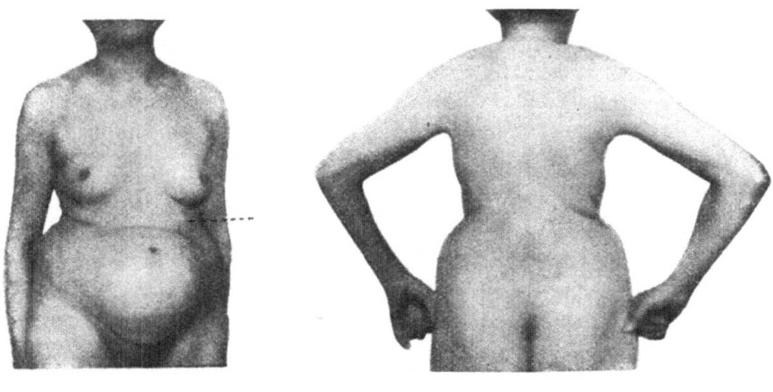

Abb. 62.   Abb. 63.

die Atmungsgymnastik. In der Tat habe ich mehrere Fälle dieses
schweren Leidens durch entsprechende Anordnungen und Kuren nicht
nur mehrere Jahre auf demselben Zustand halten, sondern sogar
ganz erheblich bessern können. Passive und Widerstandsübungen
werden dabei nicht gemacht, dafür um so ausgiebiger aktive und
Atmungsübungen.

Von Atmungsübungen kommen u. a. in Betracht: Gruppe 1,
Übung 1, 2, 3, im Stehen, Sitzen und Liegen (im Liegen wird dabei
zwischen die Schulterblätter der Länge nach eine feste Polsterrolle
gelegt und die Schultern über dieser Rolle als Hypomochlion nach
hinten gezogen, die Arme hängen zu beiden Seiten des Sofas nach unten).
Dann diese Übungen in der Bauchlage. Ferner Gruppe 2, Übung 1, 2, 3,
und die Übungen mit Rumpfübungen, aber ohne Nachhilfe einer
zweiten Person.

Wie oben gesagt, führe ich die Besserung in meinen Fällen zu
einem großen Teil auf die systematische Durchführung der Atmungsübungen zurück, was ja auch leicht verständlich ist, da wir ja durch
nichts anderes so intensiv auf die Bandapparate des Thorax einwirken

können als durch die Übungen der Atmungsmuskulatur. Die dadurch gleichzeitig bewirkte Besserung der Durchblutung der Muskulatur an Brustkorb und Rücken hat sicher ihren Teil an der durch diese Übungen erzielten Linderung der Schmerzen im Bereich der Hautnerven, Rücken und Halsgegend und der Interkostalnerven.

7. Der emphysematöse Thorax.

Bei dieser Form ist der Brustkorb abnorm stark gewölbt, breit, tief und kurz. Schultern und Brustbein sind hochgezogen, wodurch der Hals kurz und gedrungen erscheint, die Supraklavikulargruben sind nicht sichtbar, oft sogar vorgewölbt. Die hochgezogenen Rippen verlaufen fast wagerecht nach dem Brustbein hin, so daß der epigastrische Winkel stark vergrößert wird, bis auf 120 bis 140°, die Interkostalräume sind weit, der Thorax scheint dauernd in Inspirationsstellung zu stehen (s. Abb. 58). Die Atmung ist in diesen Fällen meist stark beeinträchtigt, die Inspiration ist kurz und mühsam, die Exkursionen der Rippen sind klein und der starre Thorax wird als Ganzes gehoben. Über den Wert der Atmungsgymnastik in diesen Fällen siehe später[1]).

Die Ursache dieses emphysematösen Thorax ist entweder eine sekundäre, hervorgerufen durch die primäre der Lungen beim Lungenemphysem, wobei dieselben ihre Elastizität verloren haben, permanent gebläht und inspiratorisch ausgedehnt bleiben, oder aber die starre Dilatation des Thorax ist eine primäre, bestehend in pathologischen Veränderungen der Rippenknorpel[2]). Bei dieser Entartung, die vom 16. Lebensjahr bis ins hohe Alter eintreten kann, büßen die Knorpel ihren normalen exspiratorisch-spiraligen Verlauf ein, bald sind nur zunächst der zweite und dritte Rippenknorpel befallen, bald gleichzeitig sämtliche Rippenknorpel.

Für beide Fälle ist Atmungsgymnastik sehr wichtig; s. unten.

8. Einseitige Thoraxveränderungen bei Erkrankungen der Brust- und Bauchorgane.

Einseitige Veränderungen der Thoraxform, ohne primäre Veränderungen des knöchernen Brustkorbes, sind fast ausnahmslos bedingt durch Erkrankungen der Brust- und Bauchorgane, so daß in diesen Fällen noch mehr wie sonst unbedingt die Genehmigung eines Arztes eingeholt werden muß, ehe Atmungsübungen irgendwelcher Art vorgenommen werden dürfen. Von den hier in Betracht kommenden Erkrankungen will ich kurz nur die wesentlichsten hervorheben[3]).

---

[1]) F. Kirchberg, Manuellmechanische und Übungsbehandlung beim Lungenemphysem und Asthma bronchiale. Zeitschr. f. phys.-diät. Therapie, Juli 1908.

[2]) W. A. Freund, Zur operativen Behandlung gewisser Lungenkrankheiten. Zeitschr. f. experiment. Pathologie und Therapie 1906, Bd. 3, S. 479.

[3]) Nach Brugsch und Schittenhelm, a. a. O. S. 22.

Vorwölbung und Erweiterung einer Thoraxhälfte kommt vorwiegend zustande bei Ansammlung von Flüssigkeit oder Luft im Pleuraraum. Die Interkostalräume erscheinen abgeflacht oder sogar vorgewölbt. Bei einem pleuritischen Erguß kann je nach der Menge der Flüssigkeit nur die untere Thoraxpartie oder die ganze Seite an der Vorwölbung beteiligt sein. Beim Pneumothorax ist stets die ganze Seite betroffen, und bei ihm sieht man auch die stärksten Ausbuchtungen. Die Brustwarze kann weiter abstehen als auf der gesunden Seite, ebenso die Scapula. Die Wirbelsäule ist nach der kranken Seite konvex verbogen, die Schulter steht höher.

Lokale Vorbuchtungen kommen ebenfalls vor. So kann die Herzgegend vorgewölbt sein bei Vergrößerungen des Herzens oder Ansammlung von Flüssigkeit im Herzbeutel. Eine pulsierende Vorwölbung an einer der beiden Brustbeinseiten in dem zweiten bis dritten Interkostalraum ist verdächtig auf ein Aortenaneurysma und ein striktes Verbot für jede Atmungsgymnastik.

Die untere Thoraxwand kann ausgebuchtet sein durch Druck von der Bauchhöhle her bei Ascites (Bauchwassersucht), Geschwülsten der Leber, Vergrößerung der Milz usw.

Verkleinerung einer Thoraxhälfte kann zustande kommen durch Schrumpfungsprozesse in den Lungen, z. B. bei Lungentuberkulose, wobei die Einziehung zuerst in den oberen Teilen des Thorax eintritt, wenn die Spitze zunächst schrumpft. Die Ober- und Unterschlüsselbeingruben erscheinen vertieft, der Tiefendurchmesser des Brustkorbes verkleinert; betrifft die Erkrankung beide Seiten, so kommt es zum erworbenen paralytischen Thorax (s. weiter unten).

Eine andere wichtige Ursache ist die, daß die Lunge längere Zeit durch ein pleuritisches Exsudat komprimiert und hinten an die Wirbelsäule angepreßt war, dadurch ihre Elastizität verloren hat und sich nun nach Resorption des pleuritischen Exsudates nicht mehr auszudehnen vermag. Dabei können sich auch pleuritische Verwachsungen und bindegewebige Stränge bilden, die die Lunge weiter zurückhalten und fixieren. So wird der Thorax sozusagen durch die schrumpfenden pleuritischen Adhäsionen in diesen so entstandenen leeren Raum hineingezogen. Dabei fällt dann die Schulter steiler ab, Mammilla und Scapula nähern sich der Mittellinie, und die Wirbelsäule wölbt sich konkav nach der kranken Seite. Natürlich entstehen dadurch Rückwirkungen auf die Lage der inneren Organe, vor allem auf das Herz, das stark nach der kranken Seite verzogen werden kann, auf den ganzen Mittelfellraum, den Stand des Zwerchfelles, ebenso auf die Bauchorgane.

Die Atmungstherapie spielt bei diesen pleuritischen Narbenkontrakturen des Thorax (das Rétrécissement thoracique) eine erhebliche Rolle. Wir können hier aber erst damit beginnen nach vollkommenem Ablauf der entzündlichen Erscheinungen. Hughes a. a. O. gibt zwar an, man könnte auch schon, solange noch Flüssigkeit im Brustraum vorhanden ist, versuchen, durch einseitiges Atmen die erschlaffte Lunge zu dehnen und durch die Druckschwankungen die Flüssigkeit zur Aufsaugung zu bringen, er rät aber selbst zur Vorsicht, weil man darüber noch keine ausreichende Erfahrung hat. Ich glaube auch, daß man in diesem Punkte außerordentlich vorsichtig sein muß. Man wird gut tun, nach Ablauf des Fiebers mehrere Wochen, bei tuberkulösen Erkrankungen noch mehrere Monate, mit systematischen Atmungsübungen, zu warten. Immerhin wird man schon vordem eine Art von Atmungsgymnastik in der Weise vornehmen, daß man den Kranken auf die gesunde Seite legt und so versucht, die kranke Seite zur stärkeren Atmung zu zwingen. Doch wird man das sofort unterbrechen müssen, sowie sich Atmungsbeschwerden einstellen.

Bei der nichttuberkulösen Rippenfellverwachsung trägt, wie Hughes mit Recht sagt, die Atmungsgymnastik ihren glänzendsten Triumph davon; stellt sie doch das ausschließliche Heilmittel dar, das diese lästigen und schmerzhaften Zustände beseitigt. Ist, wie oben erwähnt, schon eine Wirbelsäulenverkrümmung eingetreten oder zu befürchten, so wird man außerhalb der Zeit der Atmungsübungen ein nach Hessingschem Prinzip konstruiertes Stoffkorsett tragen lassen, das durch Stahlschienen verstärkt ist.

Außer allen doppelseitigen Atmungsübungen spielen hier natürlich die einseitigen ihre Hauptrolle. Auch die Übungen der ersten Gruppe lasse ich im Liegen in der Seitenlage in der Art vornehmen, daß der Patient auf der gesunden Seite liegt, die außerdem noch durch ein festes Polsterkissen komprimiert wird. Man kann dabei den oberen Arm sowie die Beine noch etwas nach hinten biegen lassen, um eine möglichst starke Dehnung der kranken Brustseite zu erzielen. Die besten, täglich vorzunehmenden Übungen sind die halbseitigen, Gruppe 3 Nr. 6, und vor allem Nr. 7. Auch die Widerstandsübungen kann man als halbseitige modifizieren.

Jedenfalls müssen wir die Zeitdauer für diese Atmungsübungen nach einer überstandenen Pleuritis außerordentlich lange bemessen, meist für viele Jahre, da selbst bei noch so gutem Erfolge fast immer eine geringe Schrumpfung zurückbleibt, die dann entsprechend den allgemeinen mechanischen Verhältnissen im Brustkorb die Tendenz hat, bei nachlassenden Atmungsübungen wieder stärker zu werden.

Im Beginn der Atmungsübungen wird man unter allen Umständen regelmäßige Temperaturmessungen vornehmen müssen, da auch eine anscheinend nur auf Erkältung beruhende Pleuritis zunächst immer den Verdacht auf eine tuberkulöse Erkrankung begründet.

Die oft erst gelegentlich einer Röntgenaufnahme konstatierten Rippenfell-Zwerchfellverwachsungen sind fast immer tuberkulöser Art und schalten deshalb hier, aus den an anderer Stelle besprochenen Gründen, für die Besprechung aus.

9. Der Brustkorb des Asthenikers (der paralytische Thorax).

Allen diesen eben beschriebenen krankhaften Thoraxformen müssen wir eine andere Gruppe gegenüberstellen, bei der nicht allein der Thorax einseitig oder doppelseitig krankhaft verändert ist, sondern die Veränderung des Brustkorbes nur eine Teilerscheinung einer allgemeinen anormalen Entwickelung ist. Wir müssen umso ausführlicher auf diese Erscheinungen eingehen, weil sie bei Vernachlässigung zu einer dauernden Verkümmerung des betreffenden Individuums führen, das dann natürlich seine schlechten körperlichen Eigenschaften auch auf seine eventuelle Nachkommenschaft überträgt. Aus therapeutischen Gründen müssen wir aber diese Erscheinungen hier darum so ausführlich erörtern, weil ich glaube, mit Bestimmtheit behaupten zu können, daß eine systematische Atmungsgymnastik nach meinen Angaben imstande ist, nicht nur die allgemeinen üblen Folgen dieses Habitus verhüten zu können, sondern sogar den ganzen Körper allmählich umgestalten zu können, das heißt, aus einem paralytischen resp. asthenischen Thorax und Körper einen normalen machen zu können. Dazu ist, wie aus dem folgenden sich ergeben wird, aber auch allein die Atmungsgymnastik imstande, selbstverständlich in Verbindung mit all' dem anderen ärztlichen Rüstzeug physikalischer, auch medikamentöser Therapie, aber die Atmungstherapie ist der wesentlichste, vielleicht einzig wirklich unentbehrliche Heilfaktor dabei. Daß der Sport resp. allgemeine Gymnastik nicht imstande sind, hier die Atmungsgymnastik zu ersetzen, hat ganz erklärlicherweise seinen Grund darin, daß derartige Individuen zunächst zu einer rationellen allgemeinen Gymnastik gar nicht imstande sind, wegen des Mißverhältnisses der Leistungsfähigkeit ihres Herzens und ihrer Lungen zu auch verhältnismäßig einfachen körperlichen Leistungen.

Wir müssen hier bei der Wichtigkeit dieser Erkrankung etwas eingehender, als es sonst in diesem Buche geschieht, auf die Darstellungen verschiedener Forscher eingehen. Kaiser[1]) hat in einer neueren, sehr interessanten Broschüre, auf die ich vielfach zurückkommen werde, sich auch mit der Geschichte dieses Krankheitsbildes ausführlich beschäftigt. Ich folge hier zum Teil seinen Ausführungen und empfehle schon hier das Studium dieser Schrift allen denen auf das angelegentlichste, die sich mit Atemgymnastik und -Therapie beschäftigen.

Von der ganz ungeheuren Bedeutung dieser Krankheit resp. Krankheitsanlage überzeugen uns wohl am besten die Worte von Professor Stiller (Budapest), der selbst wohl die umfassendste Darstellung dieses Krankheitsbildes gegeben hat[2]), in dem Vorwort zu

---

[1]) K. F. L. Kaiser. Atmungsmechanismus und Blutzirkulation. (Physiologische Beiträge zur asthenischen Konstitutionskrankheit. Stuttgart 1911.
[2]) B. Stiller. Die asthenische Konstitutionskrankheit. Stuttgart 1907.

Kaisers Werk, das ich hier ausführlich wiedergeben möchte, „ich habe sie (die Lehre von der Asthenie) als Eckpfeiler einer künftigen Konstitutionspathologie bezeichnet. Die uralte Idee der Disposition oder Diathese, die besonders in Deutschland durch die pathologische Anatomie, durch die exakten Untersuchungsmethoden, durch die Zellularpathologie Virchows und endlich durch die Bakteriologie lange Zeit als endgültig beseitigt erschien, ist neuerdings wieder zu ihrem legitimen Recht gekommen, ja sie hat eine fast herrschende Stellung erlangt. Unter allen Diathesen aber ist die Asthenie bei weitem die hervorragendste, ich möchte sagen, die großartigste. Nicht nur ist sie in ihren Symptomen vollkommen klargestellt, sondern auch ihre konstitutionelle Grundlage ist in allen ihren Zügen genau formuliert, und ihr äußerer indikatorischer Ausdruck, der Habitus, ist nicht bloß so augenfällig wie bei keiner anderen Diathese, sondern schon beim Kinde erkennbar, was sowohl prognostisch als prophylaktisch von größter Bedeutung ist. Die Diathese erstreckt sich dabei nicht bloß auf die eigentliche asthenische Krankheit (Enteroptose, nervöse Dispepsie, Neurasthenie, Ernährungsstörungen, Sensitive, motorische und sekretorische Störungen usw.), sondern die ihr zugrunde liegende Konstitution ist auch der vorzüglichste Nährboden anderer Krankheiten: der Phthise, der Chlorose, des Magengeschwürs und der orthotischen Albuminurie . . . .“.

Galt auch, wie Kaiser mit Recht a. a. O. hervorhebt, schon von den Zeiten der alten Römer ab bis heute, eine gewölbte Brust und ein flacher Bauch als schön, so waren doch von den Ärzten die Gestalten mit flacher Brust und ausgewichenem Bauch durchaus nicht allgemein als krankhaft anerkannt, bis erst vor etwa 25 Jahren Glénard[1]) das Krankheitsbild der Enteroptose als solches klar beschrieb, deren wesentlichstes Symptom eine mehr oder weniger allgemeine Splanchnoptose ist, während sie bald nach außen als Dispepsie, bald als Nervenleiden oder Gallensteinkrankheit imponiert. In seinem, wie in Monteuuis[2]) Werk, sehen wir m. W. die ersten Anfänge einer wirklichen Berücksichtigung der Mechanik in der Pathologie, ohne daß allerdings dieser Gesichtspunkt für die Therapie genügend ausgenutzt worden ist, den wohl erst Kaiser a. a. O. mit klarem Blick erkannt hat. Bei dieser Enteroptose sind die peritonealen Befestigungen der Abdominalorgane an der Wirbelsäule locker geworden. Dadurch übt einerseits der von der Schwerkraft herabgezogene Dünndarm einen Zug am Mesenterium aus, andererseits drückt das Mesenterium, dessen oberer Zipfel den Zwölffingerdarm kreuzt, diesen Teil des Darmkanals gegen die Wirbelsäule, und dieser Druck erschwert die Passage. Die Schwerkraft übt ihre Wirkung auch auf den Dickdarm und die anderen Bauchorgane aus, besonders stark auf das Kolon transversum und besonders auf dessen rechten,

---

[1]) T. Glénard. Enteroptose. Lyon Médical 1885. Mars-may.
[2]) Monteuuis. Les déséquilibrés du ventre. Paris 1897.

an sich am schlechtesten befestigten Winkel. So erfolgt eine Senkung des ganzen Dickdarms, vor allem des rechten Winkels, des Kolon transversum. Da nun dieser Winkel mit dem Pylorus und durch das Peritoneum mit der Leber verbunden ist, verursacht die Senkung ein Tiefertreten des Pylorus und wohl auch der Leber. Kann natürlich dieses Krankheitsbild sekundärer Natur sein, hervorgerufen durch den ganzen Körper erschlaffende Krankheiten, vor allem auch durch zu starkes Schnüren, namentlich bei gleichzeitiger Schwangerschaft, so ist sie doch wohl viel häufiger primärer Art und bedingt ihrerseits eine Reihe von Erkrankungen, die man wohl fälschlich auch als ihre Ursachen bezeichnet, wie Tuberkulose, Chlorose, chronische Obstipation und Lebererkrankungen. Als primäre Erkrankungen beschreiben sie Tuffier[1]), wie Stiller und andere. Tuffier weist dabei auf die allgemein schlecht entwickelte Muskulatur hin, auf den schlaffen und leicht eindrückbaren Bauch, wo Wirbelsäule und Aorta scheinbar direkt unter der Haut liegen. Auch er beschreibt schon die dadurch bedingte Senkung und Verlagerung der weiblichen Genitalorgane.

Am nächsten der Wahrheit kommt wohl Stiller, wenn er schreibt: „Die Asthenie bietet zwei Reihen nosologischer Abweichungen vom normalen Typus. Die erste ist die angeborene anatomische Anomalie des anatomischen Habitus, die zweite ist die auf Grund dieser Anlage meist erst nach der Pubertät entstehende Enteroptose." Diese angeborene anatomische Anomalie will Fr. Kraus[2]) in geistvollen Hypothesen als eine Variation phylogenetischer Rückschläge und ontogenetischer Hemmungen zum Teil erklären. Eine enge Brust kann entstehen, entweder durch Rückschlag zum Vierfüßlertyp in phylogenetischer Richtung oder durch Änderungen der Ossifikationsintensität der Rippen in den verschiedenen Wachstumsperioden.

Wir können hier natürlich nicht weiter auf diese Hypothesen eingehen, erwähnen mußten wir sie, da wohl anzunehmen ist, daß die nächsten Jahre eine Fülle interessanter Arbeiten gerade auf diesem Gebiete, von den verschiedensten Gesichtspunkten aus bringen wird; nun müßten sich gerade die Orthopäden viel mehr als es bisher geschieht, mit dieser Frage beschäftigen, und für den Hausarzt resp. Familienarzt wäre es vom allgemein wissenschaftlichen Standpunkt aus eine ungeheuer dankbare Aufgabe, zu versuchen, in derartigen Familien Photographien der Kinder vom ersten Lebensjahre ab zugleich mit Röntgenbildern des Brustkorbes und womöglich auch des Abdomens alljährlich aufnehmen zu lassen und zu sammeln. Die Erkennung der Asthenie in dem ersten Lebensalter und die dauernde Berücksichtigung dieser Konstitutionsanomalie in jeder Hinsicht ist wohl mit die dankbarste Aufgabe des Familienarztes.

---

[1]) Tuffier. Sur une maladie générale caracterisée par une infériorité physiologique des tissus. Semaine médicale 1894, S. 285.

[2]) Fr. Krauss. Über konstitutionelle Schwäche des Herzens. Von Leuthold. Festschrift, I. Bd. Berlin 1904.

Mir erscheint es sehr verlockend, den Habitus asthenicus nicht als Rückschlagserscheinung, sondern eher als Degenerationserscheinung anzusehen, vielleicht kann man beide Ansichten kombinieren. Zweifellos spielen hier mechanische Momente während der mütterlichen Schwangerschaft, also bereits im Fötalleben im Sinne einer schlechten Ausdehnungsfähigkeit des Uterus infolge eines dauernd durch das Korsett verunstalteten Frauenleibes, in Verbindung mit den so geschaffenen allgemeinen ungünstigen Entwickelungsbedingungen, bei einer selbst blutarmen und schwächlichen Mutter eine ebenso große Rolle, wie die im Laufe einer Reihe von Generationen durch Vererbung von der Mutter auf die Tochter — also in der weiblichen Linie — sich ständig durch diese unselige Kleidung verschlechternde Rasseeigenschaften. Wohl werden auch die männlichen Kinder in solchen Fällen als Astheniker geboren, aber bei ihnen sind die Entwickelungsbedingungen im allgemeinen günstiger durch die ganz andere Art der Erziehung und vor allem, weil ihr Brustkorb in der Zeit der Pubertät sich entwickeln kann, wenn anders die Lebensbedingungen günstige sind. Das Mädchen kommt dann, nach einem meist schon kümmerlichen Kindesalter (kümmerlich auch in Beziehung auf die Möglichkeit der körperlichen Entwickelung durch geeignete Ausbildung) in der Pubertät in den Schnürleib und, selbst wenn der Körper noch die Möglichkeit einer besseren Entwickelung in sich gehabt hätte, muß er jetzt weiter verkümmern. Solche Frauen dann zur Ehe und Fortpflanzung zuzulassen, ist ein Verbrechen an der Nation.

B. Frank weist in einer · sehr interessanten, heute allerdings wohl kaum noch bekannten kurzen Abhandlung: Die Lehren des griechischen Arztes Galen über die Leibesübungen, Dresden 1868, darauf hin, daß erst gegen Ende des XVI. Jahrhunderts, als in Frankreich die Schnürbrüste Mode geworden waren, zuerst Severin Pineau von „der hohen und geschwollenen Schulter bei französischen Mädchen" spricht. Die Entstehung der Lehre von der habituellen Skoliose sei überhaupt nur bis auf C. Th. Ludwig zurückzuführen (Advers. medico-pract. Vol. II, Lipsiae 1771). Frank schließt daraus, daß weder bei Hippocrates noch bei Aretaeus, Celsus oder Galen die Rede von einem Leiden ist, das man als habituelle Brustskoliose ansprechen könnte, daß dieses Leiden bei den alten Griechen und Römern gänzlich unbekannt gewesen zu sein scheint, was in der bei denselben üblichen Sorgfalt für die Ausbildung des Körpers durch Gymnastik und Vermeidung aller den Brustkorb einengenden Kleidung seine vornehmlichste Erklärung findet. In der Tat scheinen orthopädische Gebrechen, die die Anwendung der Gymnastik erforderten, bei den Alten wenig vorzukommen. Allerdings finden sich schon bei Hippocrates in dem Buche von den Gelenken ($\pi\varepsilon\varrho\grave{\iota}$ $\mathring{\alpha}\varrho\vartheta\varrho\tilde{\omega}\nu$) einige von getreuer Naturbeobachtung zeugende Bemerkungen über Rückgratsverkrümmungen. Während indes die Ausbiegung des Rückgrates nach hinten ($\mathring{\upsilon}\beta\grave{o}\varsigma$, Kyphosis) eingehend besprochen wird, geschieht nur jener Form der Seitwärtskrümmung des Rückgrates

Erwähnung, die infolge von Lungen- oder richtiger Lungenfellkrank-
heiten auftritt, womit anscheinend nur die durch Empyem oder
Pleuritis bedingte Skoliose gemeint ist.

Auf die Möglichkeit und Notwendigkeit einer günstigen mechano-
therapeutischen Einwirkung auf die Frau in der Schwangerschaft, die
sich zweifellos auch als günstig für das Kind erweisen muß, habe ich
an anderer Stelle hingewiesen[1]).

Da wir nun nicht mehr auf dem spartanischen Standpunkte
stehen, zur Verbesserung der Rasse alle schwächlichen Kinder sofort
zu töten, muß man sie zu bessern suchen, und das geht wie gesagt,
durch systematische Erziehung des Organismus in vielen Fällen sehr
wohl. Die Bestrebungen zu dieser, wie man nicht gerade sehr schön
sagt, „Ertüchtigung der Jugend, namentlich der weiblichen“, sind ja
in den letzten Jahren bei uns sehr vielseitig geworden, Schulgesund-
heitspflege, Fürsorgestellen für Kinder, Jugendvereine für Wande-
rungen und Sport, Pfadfinderbund und mancherlei mehr, arbeiten hier
in schönem Streben an dieser Aufgabe. Aber ich glaube, in vielen
Fällen müßte hier erst noch mehr eine individuelle Sorge für den
Einzelnen eintreten, da wie oben gesagt, zunächst ein grobes Mißverhältnis besteht zwischen der Leistungsfähigkeit des Herzens und
der Lungen und den eigentlich zu fordernden körperlichen Leistungen.
Sehen wir uns nun erst einmal diesen Brustkorb richtig an: Der
Brustkorb ist auffallend flach, lang und schmal. Die Schultern sind
schräg und sinken meist etwas nach vorn innen herab. Die Rippen
verlaufen hinten und seitlich stark nach unten. Der Ansatz der
Rippenknorpel am Sternum ist ein spitzwinkliger, der vordere Abfall
steil. So erscheint der Brustkorb lang, die Rippenbogen, die Darm-
beinkämme kommen einander abnorm nah, die Zwischenrippenräume
sind stark erweitert und zwar die unteren noch mehr wie die oberen,
der epigastrische Winkel ist kein rechter mehr, sondern ein spitzer,
der Durchmesser von vorn nach hinten wird auffallend klein. Durch
das Absinken des Thorax und der Schlüsselbeine ist der dünne Hals
meist lang. Alle diese Eigentümlichkeiten erscheinen häufig noch
augenfälliger, weil Muskulatur und Fettpolster schlecht entwickelt
sind. Für die Beurteilung aller dieser Zustände ist vielfach der
Lenhoffsche Index[2]) von großer Wichtigkeit. Man gewinnt diesen
Index auf folgende Weise:

Entfernung vom Jugulum bis zur Symphyse dividiert durch die
kleinste Leibeszirkumferenz (sogenannte Taille) multipliziert mit
Hundert.

$$\text{Index} = \frac{\text{Differ. Jugulo-pubica}}{\text{Circumferent. Abdom. minima}} \cdot 100.$$

---

[1]) F. Kirchberg. Massage und Gymnastik in Schwangerschaft und
Wochenbett. Berlin 1911.

[2]) R. Lenhoff. Beziehung zwischen Körperform und Lage der Nieren.
Kongreßbericht 1899, Bd. XVIII, S. 744.

Der Durchschnittsindex beträgt nach Lenhoff 75. Ein sehr hoher Index spricht für den Habitus atonicus.

An der Hinterwand des Thorax stehen die hinteren Rippenwinkel stark vor, die Schulterblätter stehen flügelförmig ab. Es ist natürlich, daß durch diese abnorme Entwickelung des Thorax auch die Lage und Ausbildung der inneren Eingeweide zunächst von Lunge und Herz sich stark verändert. Dazu gehört das Tropfenherz, die Enge der Aorta, hervorgerufen durch eine abnorme Längenspannung der Aorta, indem deren Längenwachstum nicht gleichen Schritt hält mit der Wachstumsverschiebung zwischen Brust und Lendenwirbelsäule (s. Brucksch a. a. O.). Auf die Veränderung der Baucheingeweide kommen wir später zu sprechen. Nun spielen hier noch eine Reihe anderer Vegetations(Wachstums)anomalien mit, die man teils dem Habitus asthenicus identifizieren, teils als selbständige Erscheinungen neben ihn stellen will. Der sogenannte Lymphatismus, die kindliche exsudative Diathese, der kindliche Arthritismus, gehören hierher. Außerordentlich mannigfaltig sind die Beziehungen dieser Anomalien zur Tuberkulose, so daß die für die Tuberkulose zu beachtenden Vorsichtsmaßregeln bei der Atmungsgymnastik auch hier gelten, zumal wir hier außerdem auch immer Störungen oder besser gesagt, Minderwertigkeiten der Allgemeinzirkulation haben.

Bei dem Habitus asthenicus haben Mendelsohn und Freund (Der Zusammenhang des Infantilismus des Thorax und des Beckens, Stuttgart 1908 und an anderen Stellen) immer wieder hingewiesen auf eine Entwickelungshemmung des ersten Rippenpaares und eine dadurch bedingte Stenose der oberen Brustapertur, auch das soll eine Art Rückbildungsprozeß sein, dem der obere Thoraxteil und das gesamte Gebiet zwischen Hals und Rumpf heute phylogenetisch verfallen wäre.

Wir finden dabei eine Verkürzung des ersten Rippenknorpels, sowie des Rippenknochens. Auch hier, glaube ich, kann man leichter mechanische Ursachen und ungünstige Zirkulationsverhältnisse während des fötalen Lebens verantwortlich machen. Wie dem nun auch sei, wir müssen uns hier zunächst mit dieser Tatsache abfinden, daß durch diese Stenose eine sehr ungünstige Einstellung der Lungenspitzen während ihres Auswachsens in der Pubertät geschaffen wird (die Lungenspitzen rücken nämlich erst während der Pubertät allmählich in die obere Apertur hinein). Diese Enge bewirkt dann eine ungenügende Ventilation und mangelhafte respiratorische Verschieblichkeit der Lungenspitzen und eine direkte Einkerbung, alles Momente, die nun hier für eine spezielle Lokalisation der Tuberkulose disponieren.

Diese Enge der oberen Apertur wird also zunächst in allen diesen Fällen unsere Aufmerksamkeit in Anspruch nehmen. Ich glaube wohl durch systematische Übungen, namentlich der in Gruppe I beschriebenen Muskelübungen des Thorax, dann einzelnen Übungen der Gruppe 2 (8, 9, 11 und 12), allmählich mehr erzielen zu können, als durch operatives Vorgehen. Auch hier nehme ich gleichzeitig

eine Druck- und Saugmassage mit meinem Apparat der oberen Brust-
beingegend vor, um eine starke Zirkulation in diesen Gebieten und
gleichzeitig eine Dehnung zu erzielen. Wir müssen aber unbedingt
hier im Kindesalter vorgehen, da die Beobachtung gezeigt hat, daß
diese schon im Kindesalter vorhandene Thoraxverunstaltung, die für
das reife Alter beobachtete deletäre Bedeutung im Kindesalter bis
zur Pubertät noch nicht hat. (W. A. Freund. Der heutige Stand
der Frage von dem Zusammenhang primärer Thoraxanomalien mit
gewissen Lungenkrankheiten. Verhandlungen der Berliner orthopädischen Gesellschaft, 1912.)

Von großem Interesse für uns sind die Beobachtungen eines
Kompensationsvorganges bei der Stenose der oberen Apertur, vermöge
deren der erste Rippenring durch Sprengung des durch ossifizierende
Perichondritis teilweise veränderten Knorpels beweglich wurde. Diese
Sprengung wird bewirkt durch verstärkte Aktion der arbeitshyper-
trophischen Musculi scaleni anteriores und medii auf den durch
ossifizierende Perichondritis veränderten Knorpel. Sie kann an jeder
Stelle des Knorpels erfolgen, führt unter stetiger Bewegung der
Bruchenden zu Pseudarthrose, in manchen Fällen zu gut ausgebildeten
Gelenken mit Epiphysenanschwellung der Gelenkenden (nach A. W.
Freund a. a. O.). Die Unterstützung dieses Vorganges, resp. seine
Einleitung kann nur erfolgen durch die eben angegebenen Maßnahmen.

Es läge nun nahe zu sagen, daß man durch lokal begrenzte
Atmungsübungen hier besonders viel erzielen könne, z. B., daß man
durch das von mancher Seite empfohlene sogenannte Spitzenatmen
hier einen direkten Einfluß auf die Entwicklung der obersten Lungenteile ausüben könne. So bestechend das an sich scheint, stehen dem
meines Erachtens mancherlei Bedenken entgegen. Zunächst müssen
wir aus allgemeinen mechanischen Gründen annehmen, daß der Rauminhalt jedes Lungenbläschens an sich um einen gleichen Bruchteil
bei der Einatmung vergrößert wird, gleichviel wo die Raum-
vergrößerung platzgreift, da ja die Erweiterung der Lungenbläschen
nur abhängt von den durch die Atmung bedingten Veränderungen
der intrathorakoalen Druckschwankungen. (I. Rosenthal, Physiologie
der Atembewegungen in Hermanns Handbuch der Physiologie, Bd. 4.)
Dieses an sich richtige Gesetz wird nun modifiziert durch die
elastischen Eigenschaften der einzelnen Lungenteile, die wir als zweiten
mechanischen Faktor in Rechnung stellen müssen. Diese elastischen
Eigenschaften sind Dehnbarkeit und Zusammendrückbarkeit, Bieg-
samkeit, resp. Torsionsfähigkeit der in ihnen befindlichen Bronchial-
verzweigungen. (N. Ph. Tendeloo, Studien über die Ursachen der
Lungenkrankheiten. Wiesbaden 1901, Bd. 1.) Dazu kommen Größe
und Zahl dieser Brochialverzweigungen. In allen diesen Beziehungen
stehen nun die Lungenspitzen am ungünstigsten da, so daß wir
Tendeloo (a. a. O.) unbedingt zustimmen müssen, wenn er sagt; „Was
die pheripheren Lungenteile anbetrifft, so kann wohl nicht bezweifelt
werden, daß die paravertebralen suprathorakalen Lungenbläschen

den geringsten respiratorischen Volumenschwankungen unterworfen sind, denn der gleichnamige Teil der Brusthöhle hat keine selbständige Kapazitätszunahme bei der Einatmung". Über den minderen Wert der sogenannten Spitzenatmung habe ich mich bereits an anderer Stelle ausgesprochen.

Wollen wir also dieser Enge der oberen Apertur entgegenarbeiten, so können wir das nur einmal durch allgemeine Atmungsübungen, die bei Zunahme der allgemeinen Drucksteigerung bei der Einatmung auch diese Lungenteile in den ihnen durch die eben erwähnten mechanischen Bedingungen gesetzten Grenzen erweitern, dann aber, und das ist viel wichtiger, durch die Muskelübungen des Thorax in Verbindung mit systematischen Übungen der Muskulatur der oberen Extremitäten.

Ehe wir uns nun weiter mit den Folgen des asthenischen Habitus für den Organismus und den daraus für uns zu ziehenden therapeutischen Konsequenzen beschäftigen, können wir gleich hier kurz auf den erworbenen paralytischen Thorax eingehen. Er ist dem angeborenen außerordentlich ähnlich, fast ausschließlich eine Folge der chronischen Lungentuberkulose. Seine Entstehung können wir uns etwa folgendermaßen vorstellen: In dem durch reaktive Vorgänge in der Umgebung der Tuberkelherde verdichteten Lungengewebe kommt es zu narbigen Prozessen. Fast immer beginnt der Vorgang an den oberen Lungenpartien. Durch den Zug des schrumpfenden Gewebes wird das obere Brustbeinstück gegen die Wirbelsäule hingezogen und so der Brustkorbdurchmesser von vorn nach hinten zu verkleinert. Die Schlüsselbeingruben sinken aus demselben Grund ein, so daß die Schlüsselbeine scharf hervortreten, die Schulterblätter stehen hinten flügelförmig ab, da die Schultern nach vorn sinken und so die seitlichen Schlüsselbeinenden sich weiter nach vorn neigen als die mittleren. Allmählich, bei schwindender Muskulatur, erweitern sich die Zwischenrippenräume und so entsteht allmählich das Bild des paralytischen Thorax. Wie an anderer Stelle gesagt, gebe ich für die Tuberkulose hier keinerlei Vorschriften. Mangels genügender eigener Erfahrungen muß ich die Beantwortung dieser Frage den Spezialärzten überlassen, vornehmlich den Lungenheilstättenärzten. Für mich muß ich sagen, daß ich bei jeder Tendenz zum Fortschreiten, auch wenn der Prozeß anscheinend fieberlos verläuft, ein Gegner der Atmungsgymnastik bei der Tuberkulose bin. Ich glaube mit einer möglichst weitgehenden Ruhigstellung mehr erzielen zu können. Die notwendige Anregung der Zirkulation, die Steigerung der Oxydationsvorgänge, soweit sie da überhaupt noch wünschenswert sein wird, kann man auch auf andere Weise erzielen, Massage der Extremitäten, milde Bäderbehandlung usw.

Kehren wir zurück zu dem, was wir am Anfang über den Brustkorb des Asthenikers gesagt haben, daß nämlich diese Veränderung des Brustkorbes, falls sie angeboren ist, nur eine Teilerscheinung einer allgemeinen angeborenen Entwickelung ist, die wir in ihrer

Gesamtheit als Asthenie bezeichnen, deren für uns am meisten wichtigen Symptome, abgesehen von den bereits besprochenen Veränderungen der Brust, wir unter dem Gesamtbild der Enteroptose zusammenfassen.

2. Kapitel.

Asthenie und Enteroptose.

Ich wähle diese Zusammenstellung, weil uns für die hier vorliegenden Zwecke hauptsächlich nur die mechanisch bedingten und darum mechanisch beeinflußbaren Momente dieser Konstitutionsanomalie interessieren. Wir werden dann aber sehen, daß wir damit doch für den gesamten Organismus ungemein viel erreichen können. Den besten Wegweiser in der bisherigen Literatur auf diesem Wege gibt uns, wie oben bereits erwähnt, K. F. L. Kaiser in seinem Buch, „Atmungsmechanismus und Blutzirkulation".

Einen großen Teil der unter dem Namen „Enteroptose" zusammengefaßten Erscheinungen haben wir schon oben kennen gelernt, und schon da gesehen, daß ein großer Teil von ihnen mechanisch bedingt erscheint. Aber auch weitere Allgemeinsymptome können wir von diesem Gesichtspunkt aus betrachten. Die bisherigen Ergebnisse des Studiums der Frage, in welchem Maße und auf welche Weise der asthenisch-enteroptotische Körperbau Änderungen in der allgemeinen Zirkulation bedingt, und ob dadurch nicht ein großer Teil der die Asthenie begleitenden Krankheiten und Funktionsstörungen bedingt ist, stellt Kaiser bereits in seiner Schrift zusammen.

Zum Verständnis der Wirkung der Atmungsgymnastik müssen wir uns nochmal etwas mit den Druckverhältnissen im Abdomen und in der Brusthöhle beschäftigen. Wohl sind die Organe des Bauches alle am Peritoneum befestigt, doch dürfen wir uns das nicht so vorstellen, daß diese Aufhängebänder diese Organe nun allein tragen und ihre Lage bestimmen. Dafür ist der intraabdominale Druck erheblich wichtiger, der die Lage der Organe und ebenso die Zirkulationsverhältnisse im Abdomen stark beeinflußt. Schon im physiologischen Teil sahen wir, wie die Druckverhältnisse im Thorax durch die Atmung verändert werden.

Im Bauchraum sind die Druckverhältnisse nun einmal abhängig von dem Druck, den das Zwerchfell ausübt und dann von dem Zustand der ihn einschließenden Wände, hier spielt natürlich nur die Bauchwand, d. h. die vordere und die seitlichen muskulären Teile eine Rolle, die Konsistenz der inneren Organe spielt eine unbedeutende Rolle, da der einzig wirklich feste Körper im Abdomen, der Uterus wegen seiner relativen Kleinheit und seiner Lage, nicht in Betracht kommt. Auch die Kotballen kommen nicht in Betracht, da ihr spezifisches Gewicht zu unbedeutend ist. Die Leber aber können wir im Leben nicht als ein starres Organ ansehen, im Gegenteil „die wechselnde Blutfülle und Sekretionszustände sprechen dafür, daß das Leberparenchym in sich beweglich ist, und daß somit das ganze Organ Formveränderungen erleiden kann". (C. Hasse, Über die Beweglichkeit des Zwerchfelles und über die Bauchatmung, 1903.) Diese Formveränderlichkeit der Leber spielt für die Wirksamkeit der Atmung eine ganz ungeheuere Rolle, und umgekehrt ist für diese Tätigkeit der Leber eine genügende Atmung die unerläßliche Vorbedingung. Mit Rücksicht darauf, daß in bestimmten Stadien der Lebertätigkeit die Blutmenge dieses Organs bis über 29 Prozent der gesamten Blutmenge betragen kann, müssen wir in der Anregung dieser Tätigkeit einen weiteren wichtigen Faktor der Beeinflussung der Zirkulation durch die Atmung sehen (die anderen diesbezüglighen Tatsachen sind im physiologischen Teil besprochen). Bei den Bewegungen des Zwerchfelles bleibt die Leber diesem Organ angeschmiegt, sie tritt bei der Inspiration nicht nur tiefer, sondern wird auch breiter. Soll sie aber wirklich erheblich in ihrer Lage und Form beeinflußt werden, was, wie gesagt, für ihre erfolgreiche Tätigkeit, und damit für den gesamten Stoffwechsel des Organismus von ungeheurer Wichtigkeit ist, muß sie zunächst wirklich durch die Tätigkeit des Zwerchfells und des unteren Rippenbogens beeinflußt werden. Das ist, wie oben ausgeführt, bei einer durch das Korsett gehinderten Zwerchfellatmung nicht der Fall. Zweitens ist dazu nötig, daß die Druckverhältnisse im Abdomen solche sind, daß diesem Zwerchfelldruck ein entsprechender Gegendruck gegenübersteht, was von dem Zustand der Bauchdecken abhängt. Der gesamte Inhalt des Abdomens hat eine derart weiche und geschmeidige Konsistenz, daß er wie eine halbflüssige Masse den Druck gleichmäßig fortpflanzt (Kaiser a. a. O., S. 32). Diese Konsistenz ist, wie Kaiser richtig hervorhebt, von Wichtigkeit für die Gesamtheit der Gefäße im Abdomen insofern, als diese — mit unstarren Wänden versehenen Gebilde — von dem Bauchinhalt gleich wie von einer Flüssigkeit umgeben sind und damit Positions- und Lagerungsänderungen ohne erheblichen Einfluß auf die Zirkulation in ihnen bleiben. Eine gleichmäßige Zirkulation in diesen Gefäßgebieten ist aber von hoher Wichtigkeit wegen der enormen Größe dieses Gefäßgebietes.

Ich glaube nun mit Kaiser, daß wir einen großen Teil der allgemeinen Beschwerden, Leiden, sowie vor allem der allgemeinen ungünstigen Entwickelung der Astheniker zurückführen müssen auf schlechte Zirkulationsbedingungen, die zum großen Teil abhängig sind von der Verschiebung der Druckverhältnisse im Abdomen, die ihrerseits wieder ihre Ursache findet in der mangelhaften Entwicklung der Bauchmuskulatur. Wohl ist beim Astheniker eine schlaffe, ungenügend entwickelte Muskulatur des gesamten Organismus vorhanden. Diese hat wohl ihre Ursache in der gesamten Körperschwäche und wirkt ihrerseits wiederum ungünstig auf den gesamten Körperhaushalt ein. Denn da ein großer Teil des allgemeinen Stoffwechsels sich in der Muskulatur abspielt und diese sozusagen das Bedürfnis des

Körperhaushaltes regelt, so wird dieser ungenügende Stoffwechsel nun noch ungünstiger durch die Verhältnisse in dem schlaffen, einer hinreichend festen Bauchdecke entbehrenden Abdomen. In keinem anderen Körperteil hat die Schlaffheit der Muskulatur so verhängnisvolle Wirkungen, wie die Schlaffheit der Muskulatur der Bauchdecken, so daß wir hier einen ewigen Circulus vitiosus vor uns haben, der von Jugend auf die Entwickelung des Organismus ungünstig beeinflußt und seinen Träger zu einem dauernd für die Anstrengungen des Lebens ungeeigneten und Krankheiten aller Art bei weitem mehr als andere Menschen ausgesetzten Menschen machen. Wenn auch Kaisers Untersuchungen vom physikalischen Standpunkt aus noch nicht durchaus überzeugen können, seine daraus gezogenen Folgerungen sind so durchaus übereinstimmend mit den Erfahrungen der Praxis, daß wir sie allein aus diesem Grund anerkennen müssen. Seine und anderer Forscher erhaltene Ergebnisse kommen darauf hinaus, daß in der Bauchhöhle im oberen und unteren Teil ein durchaus verschiedener Druck herrscht; im oberen Teil ein negativer Druck, einem verschieden hoch liegenden Nullpunkt folgt nach unten ein positiver Druck. Dieser Nullpunkt soll nun bei Enteroptose, bei schlaffer Bauchwand, erheblich höher liegen als bei Leuten mit resistenten Bauchdecken und gut entwickeltem Brustkasten. Bei gut entwickelten Bauchdecken und bei einem den Bauchumfang überragenden Brustkorb sind die an diesem Brustkorb inserierenden Bauchmuskeln durch ihre Kraft imstande, während sie die untere Bauchhälfte eindrücken, den oberen, den Rippenbogen am nächsten liegenden Teil der Bauchwand, nach außen zu ziehen, was notwendig ist, um darunter einen negativen Druck entstehen zu lassen. Beim Astheniker ist wegen des verringerten Umfangs der unteren Thoraxöffnung nur eine geringe auswärts gerichtete Spannung möglich, und der in dem ausgedehnten Unterbauch herrschende hohe Druck hat in der schlaffen Bauchmuskulatur keinen genügenden Widerstand, so daß ein Teil des Gewichtes der Eingeweide der allmählich nach außen sich ausdehnenden Bauchwand aufliegt. Durch dieses nach außen sich Vorstülpen der Bauchwand wird nun wieder ein Zug an der unteren Thoraxapertur ausgeübt, so daß sie noch enger werden muß als sie an sich bei diesen Leuten schon ist. Da nun infolgedessen bei der Atmung auch im Oberbauch nur ein sehr geringer negativer Druck entstehen kann, der Nullpunkt erheblich höher zu liegen kommt, wird das sonst bei normalen Verhältnissen starke Druckgefälle aus dem unter positivem Druck stehenden Unterbauch nach dem Oberbauch, der unter stark negativem Druck stehen sollte, erheblich reduziert. Beim Astheniker ist nun auch an sich schon der durch die Atmung bewirkte Druckunterschied zwischen Abdomen und Thorax bei seiner mangelhaften Atmung sehr gering, so daß wir hier zwei sich in ihrer ungünstigen Wirkung auf die Zirkulation unterstützende Faktoren berücksichtigen müssen. Ein weiterer dritter gleichfalls in derselben Richtung wirkender Faktor wird durch die Druckverhältnisse in der Leber geschaffen. Befindet sich im oberen Bauchraum ein starker negativer Druck, so wird die Leber, dieses blutreiche schwammige Organ, dessen Kapillargefäße sich der Spannung des sie umgebenden Gewebes anpassen, sich in einem Zustand der Ausdehnung mit erweiterten Kapillargefäßen befinden, so daß das durch die Vena portae aus dem Verdauungstraktus in die Leber hineinströmende Blut nur einen relativ geringen Widerstand findet. Ist im oberen Bauchraum der Druck näher dem atmosphärischen Druck, so daß die hier liegenden Organe und vor allem auch die Leber zusammengepreßt werden, so müssen die Leberkapillargefäße verengt werden und dem Blut der Vena portae einen größeren Widerstand entgegensetzen, so daß auch hierdurch der Druck in den Gefäßen des Unterbauches noch mehr erhöht wird und die Blutüberfüllung in diesen Organen noch mehr steigt. Diese Verlangsamung des Blutstromes muß sich nun in beiden Richtungen ungünstig geltend machen, nach vorwärts in einer schlechten, erschwerten Füllung des rechten Herzens (das Herz ist wie schon öfters gesagt keine Saugpumpe, sondern nur eine Druckpumpe), und rückläufig in dem gesamten Stromkreis des linken Herzens, das so zweifellos einer dauernden Überarbeitung ausgesetzt wird. Mit Recht macht Kaiser darauf aufmerksam, dem ich hier in vielen Gedankengängen gern folge, daß die Beeinträchtigung der Blutdurchströmung der Leber vielleicht bei der Entstehung vieler bei dem asthenischen Habitus vorkommenden Krankheiten des Stoffwechsels und in der Ernährung mitwirken. Wir müssen aber ebenso annehmen, daß diese ungünstigen Strömungsverhältnisse sich im Magen geltend machen, im Sinne einer ungenügenden Drüsentätigkeit. Der Zusammenhang der Asthenie mit Chlorose und Anämie im jugendlichen Alter ist bekannt genug und findet so jedenfalls auch einen Teil seiner Erklärung, und die bei Asthenikern oft beobachtete, verhältnismäßig früh einsetzende Arteriosklerose hat, abgesehen natürlich von andern ungünstigen Einwirkungen im Verlaufe des Lebens auf die Gefäße vielleicht doch einen Teil ihrer Ursache in den eben erwähnten schlechten Zirkulationsbedingungen des Abdomens. Die bei der Asthenie und Enteroptose fast stets beobachtete chronische Obstipation findet so eine ganze Reihe sie auslösender Ursachen, der mangelhafte Druck der schlaffen Bauchdecken, der selbst einer an sich genügenden Peristaltik der Därme nicht genügenden Gegendruck entgegensetzen würde, dann der starke, weit nach oben reichende überatmosphärische Druck, die in den großen Venengebieten des Abdomens so bedingten Stauungen, die ungünstigen Verhältnisse in der Leber, die mangelhafte Tätigkeit des Zwerchfells. Alle diese mechanischen Ursachen der chronischen Obstipation werden bei uns viel zu wenig gewürdigt.

Wie verhalten sich nun eigentlich wirklich beim Astheniker die Bauchmuskeln? An sich sehen wir bei diesen Leuten, wie oben erwähnt, von vornherein einen schlaffen Zustand der gesamten quergestreiften Muskulatur. Was hier Ursache oder Folge ist, die Muskelschwäche oder die mangelhafte Zirkulation, ist recht schwer zu sagen, sicher ergänzen sich beide wie gesagt immer weiter in ihrem ungünstigen Zustande. Wie die gesamte Körpermuskulatur, so verhält sich nun auch die Bauchmuskulatur. Bei gesunden jungen Leuten, solange sie ihrer Bauchwand die nötige Tätigkeit zumuten (also Aufrechthaltung des Körpers ohne Korsett, genügende Rumpftätigkeit usw.), ist die gesamte Bauchwand fast vollständig muskulös; auch Kaiser sagt, daß hier der bindegewebige Teil der Bauchwand zwischen dem lateralen Rand der Rektusscheiden und den Muskelbäuchen des Musculus obliquus internus und M. transversus sehr eng ist. Je schlaffer und dünner die Bauchmuskeln werden, je mehr der intraabdominale Druck steigt, um so mehr werden die bindegewebigen Teile der Bauchwand zunehmen, die Interstitien immer breiter werden. Daß bei an sich so ungünstigen Verhältnissen jede Schwangerschaft weiter ungünstig einwirkt, ist klar.

Alle diese erwähnten Momente zwingen uns dazu, in die Therapie der Asthenie die systematische Atmungsgymnastik zusammen mit der Gymnastik der Bauchmuskulatur aufzunehmen.

An sich bietet ja der asthenische Typus einer systematischen Gymnastik infolge der allgemeinen Schwäche der Muskulatur, dem schlechten Zustande des Herzens und der mangelhaften Ventilationsgröße der Lungen von vornherein gewisse Schwierigkeiten. Aus allen diesen Gründen müssen wir gerade hier außerordentlich vorsichtig vorgehen, da in allen diesen Fällen und ganz ebenso, wie wir später sehen werden, bei auf anderen Ursachen beruhenden Mißverhältnissen zwischen geforderter Körperleistung und tatsächlich vorhandener Leistungsfähigkeit des Herzens und der Muskulatur sich nicht nur bei unzweckmäßiger Gymnastik und diese Kräfte überschreitenden Sportversuchen sehr bald Übermüdung und Unlustgefühle einstellen, sondern tatsächlich schwere Schädigungen des Herzens resultieren müssen. Immer wird hier die passive Gymnastik zur Stärkung der Muskulatur und der Übung des Herzens, dazu die diese beiden Wirkungen noch in verstärktem Maße ausübende Massage (insofern, als sie noch außerdem eine intensive Wirkung auf alle von ihr betroffenen Kapillargefäßgebiete ausübt) die Einleitung zu allen weiteren gymnastischen Maßnahmen bilden müssen. Auch zur Ausübung einer regelrechten Atmungsgymnastik müssen wir stets vorher und gleichzeitig mit ihr eine Massage der bei der Atmung beteiligten Muskeln vornehmen; die Massage des Rückens ist hierbei ebenso wichtig wie die Massage des Brustkorbes und die der Bauchmuskulatur.

Wir müssen mit dieser mechanischen Behandlung der Asthenie so früh wie möglich beginnen, nämlich sobald wir sie konstatiert haben. Gerade der kindliche Körper bietet hier bei weitem günstigere Verhältnisse zur Besserung der geschilderten ungünstigen Faktoren im Sinne einer vollständigen Umgestaltung des Organismus. Wohl kann ich auch noch bei einem erwachsenen Menschen durch jahrelange, systematische mechanische

Beeinflussung, und zwar der Zirkulationsverhältnisse durch Massage und Bäder, des Brustkorbes durch Atemgymnastik, der Bauchmuskeln durch Massage und Training, außerordentlich viel erreichen, aber gewisse ungünstige Bedingungen werden da nie mehr ganz ausgeschaltet werden können. Im frühen Kindesalter kann man tatsächlich der ungünstigen weiteren Entwicklung vollständig Einhalt gebieten und einen den Anforderungen des Lebens genügenden, widerstandsfähigen Organismus erzielen.

Auf die anderen hier in Betracht kommenden Faktoren in Therapie und Erziehung näher einzugehen, ist hier nicht der Platz; das hängt stets von den individuellen Verhältnissen des augenblicklichen Gesundheitszustandes, der Umgebung usw. ab. Maß und Art der Ernährung, der körperlichen Abhärtung, vor allem das äußerst wichtige Maß der nötigen Körperruhe, namentlich in Gestalt genügenden Schlafes, ein Gebiet, auf dem ja bei Kindern noch sehr viel gesündigt wird, und mancherlei andere Faktoren müssen der ständigen, jahrelangen Kontrolle des Hausarztes unterliegen. Für die Kleidung gibt van de Velde (De kleeding der vrouw; Haarlem 1908) eine hier passende Richtschnur, ungefähr mit den Worten: Kein schnürendes Band, kein Gürtel, kein Korsett für den unerwachsenen Körper.

Nach dem oben Gesagten hat die Atmungsgymnastik hier dreierlei Aufgaben: 1. Übung und Erweiterung der Brustmuskulatur, um aus dem langen, schmalen, asthenischen Thorax allmählich einen dem normalen sich nähernden zu machen; 2. die Übung der Zwerchfellmuskulatur, in Verbindung mit der den unteren Rippenbogen erweiternden Muskulatur; 3. die Übung der Bauchmuskulatur. Die gemeinsame Arbeit von Zwerchfell und Bauchwand spielt hier eine ganz besondere Rolle, so daß wir dem Zustand des Bauches bei diesen Atmungsübungen eine besondere Aufmerksamkeit schenken müssen.

Die Übungen werden hier zweckmäßig zuerst im Liegen vorgenommen, und den systematischen Übungen der Brustmuskulatur ohne Atmung (Gruppe I, Übung 1, 2, 3) folgen Übungen der Bauchmuskulatur, wie ich sie schon früher zur Bekämpfung mancher Schwächezustände der Bauchwand in der Schwangerschaft beschrieben habe: Einziehen und Vorstoßen der Bauchwand in Verbindung mit Erweiterung und Zusammenziehung des unteren Brustkorbes, wobei wir lernen, sowohl bei dem Vorstoßen der Bauchwand den Rippenbogen zu erweitern (was allerdings schwerer ist), wie umgekehrt. Wie gesagt, alle diese Übungen machen wir zunächst ohne Atmung und unterstützen diese Übungen sowohl durch Massage der Bauchdecken wie durch manuelle Eindrückungen des Brustkorbes wie der Bauchwand. Gerade hier ist die manuelle Unterstützung im Sinne von Eindrückungen der eben arbeitenden Partie zunächst als Unterstützung nötig, um dem Patienten zunächst überhaupt einmal klar zu machen, mit welchen Muskeln er gerade arbeiten soll, im weiteren Verlaufe dann umgekehrt als Widerstand zur Erhöhung der Leistung der ar-

beitenden Muskulatur. Erst wenn diese muskulären Übungen ohne
Atmung gut vertragen werden, folgen die eigentlichen Atmungsübungen (Gruppe II, Übung 1, 2 und 3). Außer diesen Übungen
machen wir jetzt taktmäßiges Einziehen und Vorstoßen der Bauchwand in Verbindung mit tiefem Atmen, wobei durch wechselnden
Rhythmus (d. h. bald wird bei der Einatmung die Bauchwand vor-
gestoßen und bei der Ausatmung eingezogen, bald umgekehrt) Bauchmuskulatur und Zwerchfell bald zusammen, bald gegeneinander wirken
und außerdem der Musc. transversus abdominis, der für die Spannung
des Oberbauches eine besondere Rolle spielt, indem er bei seiner
Kontraktion sozusagen wie ein Gürtel die Oberbauchgegend einspannt,
einer besonderen Übung unterzogen wird. Ich lege absichtlich keinen
Wert darauf, dauernd bei diesen Atmungsübungen die Recti und
Obliquii zur Spannung der Bauchwand zu kontrahieren, sondern will
durch abwechselnde Übungen aller möglichen Arten eine möglichst
starke Arbeitsfähigkeit der Muskeln erzielen. Nicht die momentane
Wirkung der Gymnastik auf die Zirkulation ist ja der Hauptwert
jeder Gymnastik und jedes Sportes, sondern die durch sie erzielte
Umformung und Ausbildung der arbeitenden Teile. Werden die
Übungen im Liegen gut vertragen, so werden sie im Stehen vor dem
Spiegel vorgenommen, und erst allmählich dann die anderen gymnastischen Übungen in Verbindung mit der Atmung. Jedenfalls sind
bei der Behandlung der kindlichen Asthenie die täglich mehrfach
vorzunehmenden Atmungsübungen ein unbedingtes Bedürfnis. Wir
steigen ganz allmählich dabei auf dreimal 15 Minuten und können
diese Übungen zum Teil schon nach 1 oder 2 Monaten verständigen
Eltern und Erziehern überlassen. Anders hätten sie ja gar keinen
Wert, da natürlich diese Übungen sehr lange Zeit vorgenommen
werden müssen, um wirklich eine Umformung des Thorax zu ermöglichen. Die häufige Kontrolle des Arztes und die Unterweisung
über Ermüdungserscheinungen usw. sind natürlich unbedingt nötig.

Nicht viel anders werden wir bei der Asthenie und Enteroptose
im Pubertätsalter oder noch später vorgehen. Die Vorsichtsmaßregeln
zur Vermeidung von Überarbeitung sind dabei noch vorsichtiger zu
handhaben. Aus diesen Gründen bin ich auch kein Freund davon,
in diesen Fällen im kindlichen Alter ohne weiteres Gesangübungen
oder gar Trompeten- oder Flötenblasen zu empfehlen, wie das wohl
oft geschieht. Gesangunterricht muß in diesen Fällen von mit richtiger Atemtechnik absolut vertrauten Personen gegeben werden, wo-
von sich der Arzt selbst überzeugen muß. Die Abgewöhnung des
Korsetts macht aber Schwierigkeiten, die um so größer sind, je älter
die Patienten sind und je länger sie das Korsett getragen haben. Doch
muß es und kann es den Patienten in allen Fällen abgewöhnt werden.
Nur geistige Bequemlichkeit und mangelndes Verständnis können
hier sagen: „Ich kann nicht.“ Auch hier gilt der Wahlspruch,
den man sich als Ideal immer wieder vorhalten sollte: „Ich kann
nichts, aber ich lerne alles.“ Ich kann natürlich einer Frau nicht

in 8 Tagen das Korsett abgewöhnen, wenn sie es jahrelang gewöhnt war; dann sind in der Tat Rücken- und Bauchmuskeln derart entkräftet, atrophisch und leistungsunfähig geworden, daß die arme Frau dann wirklich ohne Korsett nicht sitzen und laufen kann. Jetzt gilt es, diese Muskeln wieder zu kräftigen und arbeitsfähig zu machen, was man nur allmählich erzielen kann. Tägliche Massage dieser Partien, allmählich steigernde Gymnastik mit diesen Muskeln bringen, in Verbindung damit, daß man die Pausen des korsettlosen Gehens täglich länger macht, sicher den gewünschten Erfolg. Als längste Zeit, binnen der das Korsett endgültig entbehrt werden kann, möchte ich einen Monat annehmen. Etwas anderes ist es mit der Bauchbinde. Ja in manchen Fällen werde ich zunächst das Tragen einer Bauchbinde sogar für die Atmungsübungen vorschreiben, um in schweren Fällen von Enteroptose anfangs überhaupt diese Übungen ermöglichen zu können. Daß die Enteroptotica sich momentan unter der Bauchbinde wohler fühlt, ist nach dem oben Gesagten klar; sie arbeitet doch dem Nachvornsinken der Bauchwand und den ungünstigen Druckverhältnissen sehr erwünscht entgegen. Aber ich muß mir sagen, auch die Bauchbinde ist nur ein Heilmittel, sozusagen ein Medikament. Allmählich muß auch sie, entsprechend der wachsenden Kraft der Bauchmuskulatur, wieder abgewöhnt werden, was wieder durch Massage, Übung der Bauchmuskulatur usw. geschieht. In schweren Fällen älterer, hochgradig enteroptotischer Frauen wird sich dieses Ziel allerdings sehr schwer erreichen lassen.

Der momentane günstige Einfluß der Bauchbinde in vielen derartigen Fällen kann sehr wohl als eine weitere Stütze der Kaiserschen Anschauungen angesprochen werden. Jedenfalls wird man, nicht nur nach den Kaiserschen Berechnungen, obwohl sie auch hier zu stimmen scheinen, die Höhe der Bauchbinden verschieden bemessen müssen, und zwar muß das der Arzt nach dem Eindruck, wie weit die sich vorwölbende Partie des Bauches reicht, tun. Die Oberbauchgegend wird jedenfalls fast immer frei bleiben müssen.

Von anderen gymnastischen Übungen möchte ich vor allem das Schwingen im Langhang an den Ringen sowie das Kreisen an den Ringen im Langhang mit feststehenden Beinen als eine verhältnismäßig wenig anstrengende und dabei gleichzeitig den Schultergürtel kräftigende und die Bauchwand spannende Übung empfehlen.

Einige Worte noch über die bei der Enteroptose auch vorkommenden Fettbäuche. Sie müssen unbedingt beseitigt werden, will man anders einen Erfolg für die Kräftigung der Bauchwand erwarten. Bauchmassage, ständige Übungen, zweckentsprechende Diät werden auch da zum Ziele führen; vielleicht sind allerdings diese Wirkungen erst auf einem Umwege zu erwarten, im Sinne einer gewissen Umstimmung des gesamten Organismus. Wieweit da hier Störungen der Schilddrüsentätigkeit und der Ovarien eine Rolle spielen, wird wohl auch in den nächsten Jahren endgültig erforscht werden.

Sowohl bei den Fettbäuchen, bei der Enteroptose, wie bei der

Schwäche der Bauchmuskulatur überhaupt leistet mir meine Druck- und Saugmassage des Abdomens mittels des Kirchberg-Drägerschen Druck- und Saugmassageapparates ausgezeichnete Dienste.

Den erwachsenen Asthenikern wie den jugendlichen (damit will ich dieses Kapitel schließen) müssen jedenfalls die Atmungsübungen zur dauernden Gewohnheit werden, sozusagen zu ihrer täglichen Toilette gehören, nachdem sie sie in einer entsprechenden, mehr oder minder lange zu bemessenden Kur erlernt haben.

3. Kapitel.

Atemgymnastik und Therapie bei Erkrankungen des Zirkulationsapparates.

Wenn in manchen Lehrbüchern der Atemgymnastik, selbst in von Ärzten verfaßten, ein Satz wie der folgende vorkommt: „Bei Herzleiden nützen Arzneien nur wenig, selbst die mit Fug gerühmte Digitalis bildet nur einen zeitweiligen Notbehelf," so geht das natürlich viel zu weit. Gleich vielen anderen Heilmitteln bei anderen Krankheiten kennen wir eine ganze Anzahl Heilmittel für Herzerkrankungen, die wir mit vollem Recht als wirkliche Heilmittel betrachten können und müssen. In von Ärzten abgefaßten Lehrbüchern wirken solche Sätze doppelt verderblich auf das Laienpublikum und stören nur zu oft das zielbewußte Eingreifen des Arztes bei schweren Krankheiten, indem dann Verordnungen des Arztes einfach nicht ausgeführt, die verordneten Medizinen weggegossen oder unregelmäßig gegeben werden, so daß der Arzt sich dann oft genug wundert, daß die erwartete und mit Recht zu erwartende Wirkung der Medizin nicht eintritt und er dann leicht in die Lage kommt, einen ungünstigeren Zustand des Herzens anzunehmen, als er wirklich vorliegt. Sehr oft geht aber gerade so die beste Zeit verloren. Manche Verschlimmerungen momentaner Herzschwächen bei akuten Krankheiten, momentanen Überarbeitungen des Herzens, führen so zu chronischen Veränderungen des Herzens und der Gefäße. Auch bei denkbar höchster Ausbildung der physikalischen Heilmethoden werden wir nie ohne Herzheilmittel aus der Pharmakopoe auskommen, ja häufig werden wir erst mit derartigen Mitteln das Herz auf eine gewisse Stufe der Leistungsfähigkeit bringen müssen, ehe wir mit einem wirklichen Erfolg physikalische Mittel anwenden dürfen.

Unter Erkrankungen der Zirkulationsorgane will ich hier verstehen die Erkrankungen des Herzens, dann die der Gefäße und schließlich die pathologischen Veränderungen des Hämoglobingehaltes des Blutes. Fieberhafte und infektiöse Erkrankungen sind natürlich von jeder mechanischen Behandlung und darum auch fast stets von der Atmungsgymnastik auszuschließen.

Einen Herzfehler im anatomischen Sinne heilen können wir ja überhaupt nicht, aber wir wissen, daß das Herz es in fast idealer Weise versteht, sich irgendwie geschaffenen pathologischen Veränderungen anzupassen, um seine Aufgabe zu erfüllen. Ein Mensch mit einem ausgesprochenen Herzfehler kann jahrelang leben, seinem Berufe nachgehen und eine ganze Menge Arbeit leisten, ohne erhebliche Beschwerden zu haben. Auch Zustände von Herzmuskelschwäche, die momentan einen höchst bedrohlichen Eindruck machen, gehen unter geeigneter Behandlung oft vorüber. Anscheinend ist der Mensch hinterher wieder ganz gesund und leistungsfähig, bis er doch einmal unter einer Arbeit, die einem gesunden Herzen nichts geschadet hätte, zusammenbricht oder einer fieberhaften Krankheit, z. B. einer Pneumonie oder selbst einer Influenza, in wenigen Tagen erliegt. Die Mehranforderungen, die der gesteigerte Umsatz im Fieber an das Herz stellt, waren zu groß, und das Herz erlag.

Was soll nun die Gymnastik bei einer Erkrankung des Herzens, und speziell die Atemgymnastik? Wir wissen, das Herz hat die Aufgabe, alle Organe des Körpers mit der jeweiligen Menge Blut zu versorgen, die dieses Organ in dem betreffenden Augenblick gerade braucht, und jedes Organ braucht um so mehr Blut, je mehr Arbeit es gerade zu verrichten hat. (Die Blutmenge soll ihm vor allem die zur Arbeit nötige Menge Sauerstoff liefern.) Ein ruhendes Organ braucht verhältnismäßig wenig Blut und braucht um so mehr Blut, je mehr Arbeit es leistet. Dem Herzen zuhilfe kommen dabei die Gefäßnerven, die automatisch vom Zentralnervensystem aus die Gefäße in den einzelnen Organen verengern und erweitern. Aber das Herz muß doch die erforderliche Menge Blut in den Kreislauf hineinwerfen. Jede Arbeit eines Organes, z. B. einer Muskelgruppe, braucht eine bestimmte Menge Blut wegen des Sauerstoffbedürfnisses. Darum wird die erforderliche Blutmenge auch noch abhängen von der Aufnahmefähigkeit des Blutes an Sauerstoff, und so wird ein hämoglobinarmer Mensch, z. B. ein bleichsüchtiger Mensch, für dieselbe Arbeit mehr Blut brauchen, wie ein Mensch mit gutem Hämoglobingehalt der roten Blutkörperchen, und er wird darum sein Herz mehr anstrengen müssen. So sehen wir, daß bleichsüchtige Mädchen außerordentlich leicht ermüden und schon bei verhältnismäßig geringen Anstrengungen Herzklopfen bekommen. Ihr oft von den Angehörigen verspottetes Ruhebedürfnis ist wirklich keine Faulheit, sondern eine leicht zu erklärende Tatsache.

Den Mehrgebrauch an Blut bei Anstrengungen (wozu in gewisser Weise ebenso geistige und seelische wie körperliche Anstrengungen gehören) kann das Herz nur liefern entweder dadurch, daß es die Blutmenge bei jedem Herzschlag vergrößert (sein Schlagvolumen vermehrt), in dieser Weise wird ein gesundes und an die betreffende Arbeit gewöhntes, mit anderen Worten dafür trainiertes Herz sich verhalten, oder dadurch, daß es die Schlagfolge vermehrt. In beiden Fällen wird die Mehranforderung an Blut in der Zeiteinheit durch das Herz gedeckt, aber doch in ganz verschiedener Weise. Während in dem ersten Falle der Mensch davon so gut wie nichts merkt, hat er in dem zweiten Falle Herzklopfen. Er fühlt sein Herz schneller schlagen, und das zeigt ihm unbewußt an, daß da etwas nicht in Ordnung ist. In der Tat ist diese Art der Regulierung des Sauerstoffbedürfnisses für das Herz nichts Gleichgültiges. Sehen wir nun bei einem herzgesunden Menschen, daß dieselbe Arbeitsmehrleistung ihm in den ersten Tagen eine Vermehrung seiner Pulszahl und Herzklopfen verursacht, aber bei regelmäßiger Wiederholung die Pulszahl immer weniger steigt und jedenfalls nach Aufhören der Arbeit sofort wieder zur Norm zurückkehrt, so hat sein Herz sich an die Arbeit gewöhnt. Wohl spielt dabei auch der Faktor eine Rolle, daß der Mensch diese Arbeit allmählich immer mehr mechanisch-automatisch, d. h. ohne Anstrengung seines Gehirns, leistet und er z. B. auch unzweckmäßige Mitbewegungen zu unterlassen gelernt hat; aber die Hauptsache ist doch die, daß Herz und Muskulatur sich an die Arbeitsleistungen gewöhnt haben. Mit anderen Worten: die für diese Arbeit in Betracht kommende Muskelmasse ist stärker geworden, spricht also für die geforderte Arbeitsleistung leichter an, aber auch sein Herz ist in der Zeit kräftiger geworden. Wir wissen, daß die Herzgröße beim Menschen keine absolut feststehende ist: größere Menschen haben größere Herzen als kleinere. Das ist ja an sich einleuchtend, aber von Menschen mit gleicher Körpergröße hat unter sonst normalen Bedingungen derjenige das verhältnismäßig größte Herz, der die größte Muskelmasse an seinem Körper hat. Wir können nicht von vornherein, wie man das früher oft getan hat, ein großes Herz als krankhaft ansehen, sondern oft wird im Gegenteil uns ein großes Herz nur der Ausdruck dafür sein, daß hier die Muskelmasse (oder anders ausgedrückt: die ständig geforderte Arbeitsleistung) im richtigen Verhältnis zur Herzgröße steht. Diese Beobachtungen werden uns auch für die Therapie und vor allem für die Prophylaxe resp. die richtige Ausbildung des Herzens vielfach richtige Fingerzeige geben. Die Kräftigung eines Herzens wird Hand in Hand gehen müssen mit der Kräftigung resp. Ausbildung der Muskulatur. Oder denken wir z. B. an ein durch eine schwere Infektionskrankheit geschwächtes oder auch durch Fettablagerung untüchtig gewordenes oder durch nervöse Einflüsse geschädigtes Herz, das bei jeder Mehrleistung versagt. Soll ich nun einen solchen Menschen zu dauernder Untätigkeit verdammen? Dann sehe ich, daß sein Herz nicht besser wird. Solange er nichts tut, geht es ihm anscheinend gut, verlange ich aber von dem Herzen irgendwelche Arbeit, so tritt sofort wieder irgendeine Verschlechterung ein. Ich kann aber in sehr vielen derartigen Fällen, solange noch keine schweren Allgemeinerscheinungen des Organismus eingetreten sind und solange nicht bestimmte, wirklich irreparable Vorgänge im Herzen eingetreten sind, wie z. B. Störungen im Reizleitungssystem usw., über die uns ja jetzt schon das Elektrokardiogramm gute Auskunft gibt, solange wir also keine Anzeichen dafür haben, daß das Herz dauernd funktionsuntüchtig geworden ist, durch systematisches, allerdings häufig langdauerndes Vorgehen sehr viel erreichen. Der Weg dafür wird durch folgende Worte gekennzeichnet: Massage, passive Gymnastik, Atmungsgymnastik, aktive Gymnastik, Training, Sport.

Über die Begründung dieses Satzes kann ich hier nur einige wenige Worte sagen. Über die Wirkung der Massage sei nur soviel erwähnt, daß sie, richtig ausgeführt, in diesen Fällen ebenso die Arbeit des linken Herzventrikels erleichtert wie die des rechten. Die des linken dadurch, daß sie durch Erweiterung der Kapillargefäße in der Muskulatur, wie namentlich im Unterhautzellgewebe die vorwärtstreibende Kraft des Herzens unterstützt. Wir haben das Herz nur als eine Druckpumpe anzusehen, die die Aufgabe hat, das Blut durch die Arterien hindurch, in denen sie durch die Elastizität ihrer Wände in ihrer Arbeit unterstützt wird, bis in die feinsten Kapillargefäße hineinzutreiben. Je dünner die Gefäße werden, um so größer wird die Reibung an den Wänden, und um so schwerer ist es, das Blut durch sie hindurchzupressen. Da ich nun in der Massage ein fast ideales Mittel besitze, diese Gefäße sowohl in der Muskulatur wie im Unterhautzellgewebe zu erweitern, so erleichtere ich hierdurch wesentlich die Arbeit des linken Herzens. Daß diese Erweiterung der Gefäße nur eine vorübergehende ist, nimmt ihr nichts von ihrer bedeutenden Wirkung. Die Zeit der Erweiterung bedeutet eine Ruhepause für das Herz, und der Wechsel zwischen Erweiterung und Verengerung ist eine direkte Herzübung. (Darüber mehr an anderer Stelle.) Die Erleichterung der Arbeit des rechten Herzens ist zu finden in der Beförderung des Venenstromes bei der Massage, gegeben einmal durch direkte Auspressung der Venen (Streichungen und Knetungen), und dann dadurch, daß die durch die Klopfungen und Hackungen hervorgerufenen Muskelkontraktionen ebenfalls den Blutkreislauf befördern. So befördert die Massage des Körpers die Blutzirkulation fast ohne Mitwirkung des Herzens in idealer Weise. Die direkte Herzmassage, in Gestalt von Klopfungen und namentlich von Vibrationen, ist bei weitem angreifender für das Herz und darum im Anfang häufig gar nicht angebracht. Eine richtig ausgeführte Bauchmassage wird fast immer subjektiv in diesen Fällen sehr angenehm empfunden und macht sich objektiv günstig bemerkbar durch die Herabsetzung der Pulszahl (hervorgerufen durch die starke Beeinflussung des sehr umfangreichen Venenstromgebietes im Abdomen). Daß die Hackungen des Rückens durch Vagusreizung die Herztätigkeit verlangsamen, ist eine durch nichts bewiesene Behauptung, die durch ihr Alter und ihre ständige Wiederholung nicht richtiger wird.

Passive Übungen dienen ebenfalls der leichteren Rückströmung des Venenblutes und in gewissem Sinne auch der Erweiterung der Gefäße in der Muskulatur, also auch bei den Stromgebieten, sowohl dem des rechten wie dem des linken Ventrikels.

Was hat hier nun die Atemgymnastik zu tun? Ihre Wirkung ist nicht, wie schon aus dem weiter oben Gesagten klar geworden ist, zu sehen in der besseren Versorgung des Organismus mit Sauerstoff — das spielt dabei eine ganz untergeordnete Rolle —, sondern in der durch die Atmung bewirkten mechanischen Beförderung der Zirkulation, die wir nun, wie wir gleich sehen werden, durch systematische Ausbildung ganz ungemein steigern können. Wir haben schon mehrfach gesehen, wie jede tiefe Inspiration durch Verstärkung des negativen Druckes im Thorax und die dadurch bewirkte Ansaugung des Venenblutes zunächst die Füllung des rechten Ventrikels vergrößert und erleichtert. Auf diese Vorgänge und die Beeinflussung des linken Ventrikels müssen wir hier noch näher eingehen.

Die außerhalb des Thorax verlaufenden Gefäße stehen natürlich zum größten Teil unter dem Atmosphärendruck, der allerdings etwas verändert wird durch die Beeinflussung der sie umgebenden Gewebe. Ich glaube, wir können diese Druckbeeinflussung in den Körpergeweben fast überall ähnlich ansehen, wie wir sie im vorigen Kapitel beim Abdomen gesehen haben, daß nämlich die mehr oder minder mit Feuchtigkeit durchtränkten Organe den atmosphärischen Druck nur sehr gering verändern; wenn aber, dann nach der positiven Seite. Dagegen stehen die im Mediastinum verlaufenden großen Arterien und Venen unter negativem Druck, nämlich unter der Druckdifferenz zwischen dem Atmosphärendruck und der gegenseitigen elastischen Spannung des Brustkorbes und der Organe des Thoraxinneren[1]).

Diese je nach den Phasen der Atmung und der Tiefe der Atmung wechselnde Druckdifferenz bedeutet für den Venenstrom ein gewisses statisches Gefälle. In bezug auf das Herz selbst können wir annehmen, daß die Systole des Herzens selbst durch diesen negativen Druck unbeeinflußt bleibt, wogegen die diastolische Blutfüllung der Herzhöhlen sicher durch diese Druckerniedrigung im Sinne einer größeren Elastizität erhöht wird.

Die Hauptrolle spielen die durch die Atembewegung des Thorax entstehenden Druckdifferenzen. Auch Bruns berechnet den negativen Druck im Thoraxinnern bei ruhiger Einatmung auf 10 mm Quecksilber, so daß schon durch die dadurch resultierende Erweiterung der Venenlumina bzw. Abnahme der Widerstände sich eine erhebliche Förderung der venösen Zirkulation ergibt. Erheblich größer wird, wie wir im vorigen Kapitel gesehen haben, dieser Effekt bei starken Exkursionen des Zwerchfells.

Wird die Strömung im Gebiet des rechten Herzens erleichtert, so ergeben die respiratorischen Druckschwankungen nun auch eine

---

[1]) O. Bruns, Die künstliche Luftdruckerniedrigung über den Lungen, eine Methode zur Förderung der Blutzirkulation. Münch. med. Wochenschr. 1910, Nr. 42.

recht erhebliche Zirkulationsbeförderung im Blutkreislauf der Lungen selbst. Die inspiratorische Volumenzunahme der Lunge streckt und erweitert die Lungenkapillaren und vermehrt so ihre Kapazität, gleichzeitig wird durch die inspiratorische Druckerniedrigung in den Lungen auch eine Erweiterung der Pulmonalvenen erzeugt, so daß wir hierdurch, wie durch die obenerwähnte Erleichterung der Diastole des Herzens, die erwünschte Zirkulationserleichterung zwischen rechter und linker Herzhälfte bekommen.

Wir sehen also aus diesen Bemerkungen, daß für beide Herzhälften eine systematisch durchgeführte Atmungsgymnastik erhebliche Vorteile hat. Wir können durch mechanische Beeinflussung der erwähnten Druckverhältnisse in verschiedener Weise diese Faktoren noch stark vermehren.

Zunächst erreichen wir dies durch eine Vertiefung der Atmung und Änderung der einzelnen Atmungsphasen, ferner, da ja muskuläre Atmung und Füllung der Lungen an sich zwei verschiedene Dinge sind und die Zeit der Füllung der Lungen abhängt von der Weite der Zuleitungsröhren, durch die Änderung der Weite dieser Röhren. Mit anderen Worten, wir erhöhen die Druckdifferenz, z. B. dadurch, daß wir nicht wie sonst durch den geöffneten Mund atmen lassen, sondern durch die Nase, dann weiter noch mehr, durch Atmung nur durch ein Nasenloch, indem das andere Nasenloch zugedrückt wird, und schließlich am stärksten nur durch muskuläre Erweiterung des Thorax ohne gleichzeitige Atmung. Da dies letzte aber immer nur auf sehr kurze Zeit geschehen kann, können wir eine weitere Erschwerung der Einatmung erzielen durch Einatmung verdünnter Luft (Kuhnsche Saugmaske, Unterdruckatmung nach Bruns usw.). Davon später.

Der allgemeine Gang einer so gewünschten Beeinflussung des Herzens durch die Atmungsgymnastik wird also der sein, daß wir zunächst die Atmungsübungen der Gruppe 2 Abt. I im Liegen vornehmen und mit geöffnetem Munde wie sonst atmen lassen. Damit werden wir in allen Fällen anfangen müssen. Vertragen die Patienten das anstandslos, und zwar für längere Zeit, so gehen wir zur Atmung bei geschlossenem Munde über. Da wir den negativen Druck nach Möglichkeit lange ausnutzen wollen, wird das Schema der Atmung etwa folgendes sein: Tiefe schnelle Einatmung, allmählich gesteigertes langes Verharren auf der Höhe der Einatmung, langsames Ausatmen, wobei darauf zu achten ist, daß die Spannung des Brustkorbes in allen Richtungen möglichst lange gehalten wird, der Brustkorb also erst am Ende der Ausatmung einsinken, resp. das Zwerchfell nach oben steigen darf. Die Kontrolle dieser Atmungen geschieht entweder mit dem Metronom, oder mangels eines solchen lasse ich, da es ja in der Hauptsache auf das langsame Exspirium ankommt, während des ganzen Exspiriums den Patienten ein langes tiefes a von sich geben. Das von anderen für ähnliche Zwecke empfohlene Zählen ist nach meinen Erfahrungen nicht praktisch, weil dabei außerordentlich leicht zwischen den einzelnen Zahlen kurze, oft vom Patienten selbst kaum bemerkte Einatmungen erfolgen.

Der Patient soll natürlich vor Beginn all dieser Übungen erst einige Minuten absolut ruhig liegen, bis Atmung und Puls möglichst ruhig geworden sind. Er muß warm zugedeckt sein, da jede Abkühlung eine Änderung der Zirkulationsbedingungen bewirkt (Erhöhung der Druckarbeit des linken Herzens durch Verengerung der Kapillargefäßgebiete der Haut).

Der Kopf darf nur wenig erhöht sein, Rumpf und Extremitäten liegen ganz flach. Um Spannungen im Hals und damit Stauungen im Schädel zu vermeiden, empfiehlt es sich häufig, leichte langsame Drehbewegungen des Kopfes zwischen den einzelnen Atmungsübungen einzuschalten. In den Atmungspausen werden zweckmäßig passive Übungen, namentlich Rollübungen an den Extremitäten, vorgenommen.

Die nächste Phase ist die der weiteren Verengerung des Einatmungsrohres durch Zuhalten eines Nasenloches; vorher muß man sich überzeugt haben, ob beide Nasenlöcher gleichmäßig durchlässig sind. Schließlich folgen die oben in Gruppe 1 angegebenen, rein muskulären Übungen des Thorax. Erst wenn alle diese Übungen absolut vertragen werden, gehen wir zu den Übungen im Stehen über, und schließlich zu den Verbindungen der Atmungsübungen mit Rumpfbewegungen. Das wird der Gang der Arbeit sein bei einem an sich schwachen Herzen, z. B. bei den angeborenen kleinen Herzen, angeborener Enge der Aorta, bei der Asthenie (s. oben), bei Schwächung des Herzens durch Infektionskrankheiten usw. Ich glaube, in allen diesen Fällen durch eine dreimal täglich vorgenommene Übungszeit, steigend von 10 bis 30 Minuten Dauer, sehr viel erreichen zu können, namentlich durch Verbindung mit passiven Übungen und einer nachfolgenden Massage des Rückens und der Extremitäten. Die Bauchmassage, die, wie wir an anderer Stelle gesehen haben, außerordentlich erleichternd auf die Zirkulation einwirkt, kann man in schweren Fällen während der ersten Zeit der Behandlung den Übungen vorausschicken.

Die erwähnten Übungen sollten im Liegen, in Verbindung mit Massage und passender Gymnastik, regelmäßig in der Rekonvaleszenz nach schweren Infektionskrankheiten, bevor der Patient aufsteht, gemacht werden, gehören also zu dem unerläßlichen Bildungsfonds eines gut ausgebildeten Krankenpflegepersonals. Wie weit wir davon noch entfernt sind, weiß wohl jeder mit den Verhältnissen Vertraute.

Bei schwerer Anämie und Chlorose ist diese Atmungsgymnastik, in Verbindung mit passiver Gymnastik und Massage, fast unerläßlich bei Mast- und Liegekuren, um die Störungen, die die Körperruhe an sich hervorruft, erfolgreich zu bekämpfen. Bei Herzschwäche während der Schwangerschaft gilt dasselbe. Daß wir in allen diesen Fällen durch eine vorsichtig ausgeführte Atmungsgymnastik schaden können, ist ganz ausgeschlossen. Die Größe des Nutzens hängt ab einmal von der Ausdauer des Patienten und dann, wie gesagt, zum großen Teil von der Vorsicht und Intelligenz der die Übungen leitenden Person. Der Puls muß vor und nach den Übungen beobachtet werden! Eine Pulserhöhung um mehr als 10 Pulsschläge in der Minute mahnt zur Vorsicht! Geht diese Pulserhöhung bei absoluter Körperruhe (wozu allerdings auch Schweigen gehört) in 5 Minuten nicht zu der am Beginn festgestellten Standardzahl zurück, so sind wir in unseren Übungen zu weit gegangen. Auf der anderen Seite müssen wir uns sagen, wenn man auch unbedingt schadet, wenn man zu weit geht, so nützt man doch auch nichts, wenn man zu weit hinter dem zu Fordernden zurückbleibt. Ständige Beobachtung vor und nach den Übungen gehört unbedingt zu einem erfolgreichen Vorgehen auf diesem Gebiet. Aber bei diesem vorsichtigen, stetig sich steigernden Vorgehen können wir gerade in all den erwähnten Fällen, wie ich aus langjähriger Beobachtung weiß, ungeheuer viel erreichen.

Wir kommen nun zu den wirklichen Erkrankungen des Herzens und der Gefäße.

Unterschiedliche genaue Anordnungen, sog. Rezepte für die einzelnen Erkrankungsarten hier zu geben, wie man es in den Lehrbüchern der sogenannten schwedischen Gymnastik findet, halte ich aus leicht erklärlichen Gründen nicht für zweckmäßig. Aus dem oben Gesagten geht zur Genüge hervor, was wir mit der Atmungsgymnastik in Verbindung mit Massage und passiver Gymnastik bei Herzleiden beabsichtigen. Man kann weder für einen bestimmten Klappenfehler, noch für die Herzmuskelerkrankung bestimmte allgemeine Regeln oder Rezepte aufstellen, zumal ich wirklich kein einziges Herzleiden irgendwelcher Art kenne, bei dem ich die Atmungstherapie als einziges therapeutisches Agens, ja selbst die gesamte physikalische Therapie allein anwenden möchte. Bei allen Herzleiden, selbst bei den anscheinend rein nervösen, oder vielleicht gerade bei denen, wird man die medikamentöse Therapie nicht entbehren können.

Die Atmungstherapie hat hier als Hauptaufgabe die, das Mißverhältnis zwischen den körperlichen Anforderungen des Lebens und den Leistungen des Herzens resp. der Lungen auszugleichen resp. zu bessern, einmal durch Beförderung der venösen Zirkulation, also Ansaugung nach dem Herzen hin, dann wie oben erwähnt, durch die Erleichterung der Zirkulation in den Lungen selbst und somit auch durch die Erleichterung der Füllung des linken Herzens.

Als beste Zeit für den Beginn der Atmungsgymnastik wird man aus leicht verständlichen Gründen die Zeit wählen, sowohl bei den erworbenen Herzfehlern, wie einer akut entstandenen Herzmuskelerkrankung und, ceteris paribus, auch bei einer allmählich einsetzenden chronischen Herzmuskelerkrankung, unmittelbar nach Aufhören der die eigentliche Erkrankung auslösenden Schädigungen, mit anderen Worten, wenn der Körper sich an die durch die Herzerkrankung bedingten Zirkulationsveränderungen anpassen muß. So werden wir z. B. bei einem Gelenkrheumatismus, der einen Klappenfehler verursacht hat, nach Ablauf der Fiebererscheinungen, schon ehe der Patient das Bett verläßt, mit vorsichtigen Atmungsübungen, gleichzeitig mit passiver Gymnastik und Massage der Extremitäten beginnen. In allen diesen Fällen glaube ich einen erheblichen Vorteil beim Beginn der Atmungstherapie darin gesehen zu haben, namentlich bei stark abgemagerten Menschen, sowie bei Frauen mit schlaffen Bauchdecken, aber auch bei sehr fetten Frauen, wenn ich während der Atmungsübungen zunächst eine elastische Bauchbinde tragen lasse. Der Einfluß auf die Atmung ist nach dem oben Gesagten einleuchtend. Die Bauchbinde darf aber keinesfalls höher reichen, als daß sie höchstens die beiden untersten freien Rippen deckt. Desgleichen wird hier stets gleichzeitig, und zwar meist vor den Atmungsübungen, eine Bauchmassage gemacht.

Die Übungen sind, sobald der Patient sie wirklich so beherrscht, daß er kein Herzklopfen davon bekommt, während der Bettruhe 6—8 mal täglich zirka fünf Minuten vorzunehmen (außer der eigentlichen täglich 1—2 mal vorzunehmenden überwachten Übungszeit, also mit Massage und passiver Gymnastik).

Da wir hierbei sorgsam auf jedes Zeichen von Herzüberanstrengung sorgsam achten müssen, möchte ich hier gleichzeitig bei der Besprechung der entsprechenden Symptome die Überanstrengung des Herzens überhaupt und ihre Beziehungen zur Atmungsgymnastik erörtern.

Die Überanstrengung des Herzens und die Atmungstherapie, Training, Sport und Atmungsgymnastik.

Der tätige Muskel braucht, wie wir schon öfters betont haben, erheblich mehr Blut als der ruhende (das kann bis zur neunfachen Menge ansteigen, er schafft sich diesen starken Blutstrom durch Erweiterung seiner Gefäße). Der Blutgehalt der Organe im Körper kann recht erheblich schwanken, ohne daß an sich die Tätigkeit des Herzens irgend erheblich alteriert wird. Das wird so ermöglicht, daß entsprechend dem größeren Blutgehalt eines Gefäßgebietes ein anderes leerer wird. Auf diese Weise erfüllt der Organismus gewiß alle geringeren und mittleren Grade des Blutbedürfnisses der Organe. Aber diese Art der Regulierung des Kreislaufes hat ihre Grenzen. Denn der Blutgehalt mancher Gewebe darf nicht unter ein gewisses Maß sinken ohne dauernde Schädigung dieser Organe, ja selbst des ganzen Körpers. (Krehl, Krankheiten der Kreislauforgane in Merings Lehrbuch der inneren Medizin, 7. Aufl., 1911.)

Wird nun gleichzeitig in mehreren Organgebieten des Körpers oder in einzelnen, sehr ausgedehnten Organgebieten, wie der gesamten Skelettmuskulatur, viel Blut gebraucht, so kann das nur dadurch erreicht werden, daß die Blutmenge steigt, die den Gesamtquerschnitt in der Zeiteinheit durchströmt. Das Herz muß in der Zeiteinheit mehr Blut schöpfen und wirft mehr aus. So strömen dem Herzen tatsächlich bei gleichzeitiger Inanspruchnahme einer größeren Anzahl von Skelettmuskeln wesentlich größere Blutmengen zu als während der Ruhe. Das Schlagvolumen jedes Herzteiles steigt und, da namentlich bei ungeübter Muskulatur der arterielle Druck sicher vermehrt ist, das Blut also keinesfalls gegen einen verminderten Widerstand ausgeworfen wird, so wächst die Arbeit des Herzens. Sie kann nur geleistet werden, wenn das Anpassungsvermögen des Herzens ihm gestattet, sich den vergrößerten Blutmengen entsprechend zu erweitern und zusammenzuziehen. Das Herz ist nun ähnlich wie die anderen Organe des Körpers imstande, sich bei richtiger Übung diesen Bedürfnissen mehr und mehr anzupassen. Es wächst, wie wir schon oben gesehen haben, das Gewicht seiner Muskulatur, so daß beim gesunden, regelmäßig übenden Menschen sich für ein bestimmtes Maß dauernd ein gewisses Verhältnis herausbildet zwischen der Herzmasse und der Masse der funktionierenden und deswegen blutbrauchenden Skelettmuskulatur, die natürlich entsprechend der vermehrten Arbeit und der dadurch in ihnen vermehrten Oxydationsprozesse ebenfalls eine Gewichtszunahme zeigen. Solange dieses Verhältnis gewahrt wird, kann man von einer eigentlichen Hypertrophie als einer Erkrankung nicht sprechen.

Vermag nun ein Herz die von ihm verlangten Arbeitsleistungen nicht zu erfüllen, so stellen sich die Zeichen der Überarbeitung, einer beginnenden Insufficienz ein, wie sie wohl alle Menschen von starken körperlichen Anstrengungen her kennen. Die Grenze dafür ist natürlich bei den einzelnen Menschen ganz verschieden und abhängig in erster Linie von dem allgemeinen Zustand des Körpers (Körpergröße, Herzgröße, Hämoglobingehalt des Blutes), dann vor allem von der Übung und momentanen Verhältnissen. Bei diesen momentanen Umständen spielen z. B. körperliche Indisposition aller möglichen Art eine erhebliche Rolle, momentane Schädigungen durch Alkohol und Nikotin. Eine starke Tätigkeit der Verdauungsorgane setzt wie allgemein bekannt die Leistungsfähigkeit des Herzens für körperliche Arbeiten stark herab, psychische Zustände sind durchaus nichts Gleichgültiges. Wenn eins dieser Momente noch nicht ausreicht, das Herz momentan leistungsunfähiger zu machen und darum bei erzwungener Arbeit zu schädigen, so fällt es nicht selten ihrer gemeinsamen Wirkung zum Opfer. Gerade in der Pathologie des Herzens spielt das Zusammenwirken mehrerer Schädlichkeiten für die Entstehung von krankhaften Erscheinungen eine große Rolle (s. Krehl a. a. O.).

Was heißt nun Überanstrengung für das Herz? Wir sehen tatsächlich häufig, daß körperliche Anstrengungen für das Herz üble Folgen haben. Wie weit das im Einzelfalle geschieht, hängt davon ab, ob gerade die spezielle Kraft dieses Herzens für das ausreicht, was von ihr verlangt wird. Es können also sehr wohl unter gewissen Umständen schon geringere Muskelkontraktionen bedrohlich wirken. Ja, ist ein Herz an sich sehr schwach, so genügen sehr häufig die Verrichtungen des täglichen Lebens, um ein Herz zu überanstrengen.

Das sind Momente, worauf sehr viele Leute im Beginn des Sportes bei sich und anderen nicht achten, indem sie z. B. bei jugendlichen Leuten in einem bestimmten Alter sagen, was der eine kann, muß der andere auch leisten. Sehr häufig achten aber gerade darauf Masseure und Gymnasten nicht genügend, indem sie einfach das Maß ihrer Leistungsfähigkeit auf ihren Patienten übertragen. Wie sich die momentane Überanstrengung pathologisch-anatomisch am Herzen abspielt, wissen wir nicht. Wir sehen in dem betreffenden Falle, daß die Erholung, die in der Norm auf die Ermüdung folgt und dem Herzen seine alte Kraft wiedergibt, nicht oder nur unvollständig eintritt. Es scheinen in der Tat Veränderungen der Struktur des Herzens während der für diesen Menschen zu anstrengenden Kontraktionen einzutreten. Diese, als Überdehnung des Herzens bezeichnete Erscheinung wird um so schlimmer werden, wenn die durch das Gefühl der Anstrengung und Ermüdung im Körper sich kundgebenden Warnungssignale unbeachtet bleiben, und die für das Individuum zu anstrengende Bewegung fortgesetzt wird. So können ebenso durch die Anstrengungen des täglichen Lebens, wie durch jede Gymnastik, auch durch die Atmungsgymnastik sowohl akute wie chronische Überanstrengungen hervorgerufen werden.

Bei einer zu starken akuten Überanstrengung finden wir alle Zeichen einer schweren Herzschwäche mehr oder minder ausgeprägt: Atemnot, Druck auf der Brust, Herzklopfen, verfallenes Aussehen usw. Objektiv findet man eine Beschleunigung des Pulsschlages, in schweren Fällen eine Erweiterung eines oder mehrerer Herzabschnitte.

Für die chronische Überanstrengung ist die dauernde Herzschwäche, die sich in Mattigkeit, körperlicher Unruhe usw. zeigt, mit Druck auf der Brust und Herzklopfen einhergeht, das Charakteristische. In schweren Fällen zeigen sich die Symptome auch in der Ruhe. In vielen Fällen zeigt sich eine chronische Überanstrengung auch dadurch, daß die Erregbarkeit des Herzens erheblich gesteigert ist. Bei jeder Einwirkung, sowohl körperlicher wie psychischer Art auf das Herz, wird seine Aktion erheblich beschleunigt, oft auch unregelmäßig. Diesen letzten Zustand sehen wir auch sehr häufig dann, wenn eine an sich für das Herz nicht zu große körperliche Anstrengung durch die Kompliziertheit ihrer Ausführung auch starke geistige Anforderung an den Menschen stellt. Auch dieses Moment kann tatsächlich zu einer dauernden Schädigung eines Herzens führen, wenn wir nicht rechtzeitig Einhalt gebieten.

Der Verlauf einer Herzüberanstrengung ist natürlich recht verschieden, er ist abhängig von dem Grade der Überanstrengung, von dem Zustande des Herzens vordem, dem Alter des Menschen und vor allem davon, ob wir jetzt dem Herzen die nötige Ruhe geben können. In vielen Fällen sind vollständige Heilungen möglich, doch kommen auch dauernde schwere Erkrankungen des Herzens vor.

Zur Vermeidung derartiger akuten und chronischen schweren Störungen, namentlich bei der Gymnastik und beim Sport, sind natürlich eine ganze Anzahl von Momenten, wie aus dem oben Gesagten hervorgeht, von Wichtigkeit. Nicht nur die Vermeidung wirklich für den betreffenden Menschen übermäßiger Anstrengungen ist da zu beachten, die Rücksicht auf den momentanen Zustand des Menschen in jeder Beziehung ist sicher ebenso wichtig. Auf den Wert der Atmungsgymnastik bei jeder Art von Sport, zur Verhütung einer Überanstrengung des Herzens hat man bisher viel zu wenig Wert gelegt. Und doch ist es ohne weiteres selbstverständlich, daß eine mangelhafte Atmung bei körperlicher Anstrengung viel eher zur Herzüberanstrengung führen muß, als eine systematische, voll ausgenützte Atmung, da Herz und Zirkulation doch eigentlich nur die Vermittelungsorgane sind, um dem arbeitenden Muskel den zu seiner Tätigkeit nötigen Sauerstoff hinzubringen. Eine mangelhafte Atmung muß hier also ebenso wirken, wie z. B. eine Verarmung des Blutes an Hämoglobin usw.

Ich habe in der Literatur eigentlich nur zwei Arbeiten gefunden, die auf dieses außerordentlich wichtige Faktum genügend hinweisen. Hueppe macht in seiner trefflichen Hygiene der Körperübungen (Leipzig 1910) darauf aufmerksam, daß es beim Sport durchaus nicht genügt, daß man die Lunge sich automatisch nach der Intensität der Bewegungen richten läßt, sondern stets vorher eine richtige Flanken- und Zwerchfellatmung üben müsse. Er erwähnt für die Ausführung des Sportes noch einige recht wichtige Punkte aus der Atmungsgymnastik: Man darf nie bei Kontraktion der Brust- und Bauchmuskeln einatmen und muß Ein- und Ausatmung mit der Bewegung in Einklang bringen lernen, und besonders auch die Ausatmung so ausführen, daß stärkere Pressungen selbst bei lokalisierten Übungen vermieden werden. Ich glaube, daß mangels richtiger Beachtung dieser Punkte gewisse Barrenübungen, z. B. Knickstützübungen usw. unter Umständen außerordentlich schädigend auf das Herz einwirken können. Auch bei den so sehr beliebten und an sich für die Ausbildung der Muskeln des Schultergürtels und der oberen Extremitäten außerordentlich günstig wirkenden Klimmzüge am Reck und Querbaum muß auf eine richtige Atmung geachtet werden. (Ausatmung beim Hochziehen, Einatmen beim Heruntergehen.) Die Beispiele hierfür kann man für fast jedes Geräteturnen sehr leicht vermehren. Auch beim Freisport spielen ähnliche Momente eine außerordentlich wichtige Rolle. Ich komme gleich darauf zurück. Auch auf den psychischen Faktor dabei macht Hueppe aufmerksam; „Die Atmungsgymnastik gestattet bei starken Körperübungen schneller zur Norm zurückzukehren und wirkt auch psychisch äußerst günstig. Angstzustände, selbst wirkliche Furcht, werden sofort überwunden, wenn man tief und ruhig atmen kann." (Hueppes eben erwähntes Büchlein: „Hygiene der Körperübungen" sollte jeder Sporttreibende erst gründlich durcharbeiten, ehe er sich irgendeinem Sport dauernd hingibt. An Stelle vieler anderer derartiger Bücher, namentlich aus den Kreisen der Naturheilkunde, die meist hier auch mehr mit Schlagworten und schönen Phrasen arbeiten, gehörte dieses ebenso auf Grund persönlicher praktischer Erfahrung, wie gründlicher wissenschaftlicher Durchbildung geschaffene Buch in die Bücherei jedes Sportvereines).

Dann ist es H. Pudor, der in einer sehr lesenswerten Arbeit, die Kunst des Atmens (Zeitschr. f. physik. diätet. Therapie 1908/09, XII. Bd.), eindringlich auf viele Schädigungen hinweist, die bei der Ausübung des Sportes allein der mangelhaften Atemtechnik zuzuschreiben sind. Sehr richtig weist er darauf hin, wie z. B. wohltrainierte Ruderer am Ende der Regatta unter Umständen aussehen. „Sieger wie Besiegte brechen zusammen. Da sieht man, wie die wohltrainierten, kräftigen Jünglinge mit den Händen sich auf die Bordwand stützen, mit zurückgelegtem Kopfe und weitgeöffnetem Munde nach Atem ringen." Er führt dies mit Recht darauf zurück, daß sehr häufig gerade beim Beginn irgendeiner außerordentlichen Körperleistung die Betreffenden infolge der großen geistigen Spannung anfangs das Atmen überhaupt vergessen und dann natürlich gezwungen sind, erheblich schneller zu atmen, wodurch die Atmung aber meist sehr flach wird. Auch er tadelt wohlberechtigt, daß beim systematischen Turnunterricht und ebenso beim professionellen Training auf die Atemfunktion so wenig Rücksicht genommen wird. Auch für den Schwimmunterricht fordert er eine gleichzeitige Atmungsgymnastik, und zwar in einer Art, die im ersten Augenblick nicht richtig erscheint. Man soll nämlich hier einatmen, in dem Moment, wenn man Arme und Beine anzieht, ausatmen beim Ausstoßen der Arme und Beine. Das erscheint insofern auf den ersten Blick merkwürdig, weil man sonst meist (s. unsere große Rollübung und die dazu gegebene Erklärung) einatmet bei der Streckung des Körpers und bei Verkürzung ausatmet. In der Tat wird aber hier die Brust- und Bauchmuskulatur beim Ausstrecken der Arme und Beine derart gespannt, daß man dann nicht einatmen könnte, sondern so direkt die Ausatmung unterstützt.

Aus all dem Erwähnten geht wohl mit Sicherheit hervor, daß alle die Gründe, die uns überhaupt dazu veranlassen können, irgendeinen Sport zu betreiben: der Wunsch persönlicher, gediegener körperlicher Ausbildung, Erholung von geistiger und sonstiger Berufsarbeit, die Ertüchtigung des Volkes, erhöhte Freude an Naturschönheit, Licht und Sonne, von uns als erste Vorbedingung für jeden wirklich gesundheitsgemäßen Sport, d. h. einen Sport, der uns gesundheitlich nicht rückwärts, sondern vorwärts bringt, eine systematische Atmungsgymnastik erfordern.

Ich kenne keinen Sport, der daraus nicht erhebliche Vorteile für den Betreffenden zöge. Für viele Sportarten ist die Atmungsgymnastik wie gesagt, unerläßliche Vorbedingung, soll anders er uns nicht Schaden bringen. Aufgabe der entsprechenden Lehrbücher der einzelnen Sportarten und Sportfachschulen wird es sein müssen, die Art der Atmungsübungen dafür im allgemeinen und die Art der Atmung für den einzelnen Sportakt im besonderen anzugeben. Auch hier könnte man vielleicht in vielfacher Hinsicht irgendeine Art Rhythmus oder Musik für diese Verbindung von Atmung und Sport nutzbringend verwenden.

Bei wirklich eingetretener Herzüberanstrengung ist selbstverständlich erstes Erfordernis absolute Körperruhe. Jede derartige Erkrankung erfordert unbedingt ärztliche Behandlung, und Sache des Arztes allein kann es sein, in dem einzelnen Fall anzugeben, wann nach der absolut schonenden Herzbehandlung die übende wieder zu beginnen hat. Auch der Beginn der Atmungsgymnastik ist vom Arzt anzuordnen.

Will man dann hier bei ähnlichen Erkrankungen des Herzens von der Atmungstherapie wirklich einen Erfolg sehen, im Sinne einer soweit wie möglich günstigen Wiederherstellung der Leistungsfähigkeit, so wird man die Atmungstherapie natürlich auf lange Zeit auszudehnen haben. Ein derart gewarnter Mensch soll wissen, daß eine gewisse Gefahr für Wiederkehr derartiger Erkrankungszustände für lange Zeit, unter Umständen zeitlebens bleibt, er dementsprechend zu leben hat und natürlich auch Art und Maß seiner körperlichen Leistungen so weit wie irgendmöglich vom Arzte bestimmen lassen muß.

In Betracht kommen von Atmungsübungen im Liegen Gruppe 2, später im Sitzen, dann erst im Stehen, danach die erste Gruppe, die dann allerdings fast als wichtigste Gruppe, immer wieder zu wiederholen ist. Die Möglichkeit der Anwendungen der mit gymnastischen Übungen kombinierten Atmungsübungen und schließlich sogar der Widerstandsübungen, richtet sich nach dem Zustand der wiedererlangten Herzkraft. (Über die Wirkung der Unterdruckatmung siehe später.)

4. Kapitel.

Fettleibigkeit.

Da die Herzerscheinungen bei Fettleibigen sehr oft im Vordergrunde der Beschwerden bei diesem Leiden stehen, möchte ich hier gleich einige wenige Worte über die dabei in Betracht kommenden Faktoren der Atmungstherapie einfügen. Da wir hier nicht eine einheitliche ätiologische und anatomische Grundlage dafür annehmen können, vielmehr wirklich nicht zu selten Veränderungen des Herzens selbst diesen Beschwerden zugrunde liegen, während allerdings auch häufig genug Beschwerden lediglich auf ein arges Mißverhältnis zwischen zu großer Körpermasse und zu geringer Herzkraft zurückzuführen sind, so können natürlich auch keine einheitliche, allgemeingeltende Prinzipien für die Behandlung in Frage kommen. Schon aus diesen Gründen, vor allem aber wegen der ganz verschiedenen Ätiologie der Fettsucht — kann sie doch ebensogut auf mangelhafter Bewegung

und gleichzeitiger zu großer Nahrungsaufnahme, wie auf allgemeinen
Störungen des Organismus (Anomalien der Tätigkeit der Drüsen mit
innerer Sekretion, thyreogene Fettsucht usw.) beruhen — muß sich
jede Behandlung der Fettsucht stützen auf eine außerordentlich eingehende ärztliche Untersuchung. Selbst die so harmlos erscheinende
Atmungsgymnastik kann in manchen derartigen Fällen ebenso wie
jede andere unvorsichtig vorgenommene physikalische Behandlung,
außerordentlich schädlich wirken, nicht nur darum, weil Fettauflage-
rung auf das Herz und Durchwachsung des Herzmuskels Störungen
der Herztätigkeit bedingen, die berücksichtigt werden müssen, sondern
vor allem auch darum, weil wir bei den Fällen von Fettsucht, die
auf Störungen der Tätigkeit gewisser Drüsen (Schilddrüse, Eier-
stöcke usw.) beruhen, gleichzeitig Rücksicht zu nehmen haben auf die
dadurch ebenfalls hervorgerufenen Störungen im gesamten Zirkulations-
apparat.

Verlauf und Behandlung der Fettsucht sind darum durchaus
abhängig von der Art der Veränderung am Herzmuskel und der
Ätiologie der Krankheit. Ist das Herz lediglich zu schwach und
klein für die Körpermaße, so wird neben der Behandlung und Ein-
richtung der Lebensweise, außer anderen physikalischen Behandlungsmethoden (Massage, Terrainkuren), die Atmungsgymnastik eine nicht
zu unterschätzende Rolle spielen. Aus all den oben gelegentlich der
Behandlung der Herzschwäche erwähnten Gründen brauchen wir auch
hier die Atmungsgymnastik in Verbindung mit passiver Gymnastik,
zunächst als Einleitung, dann als dauerndes, wirksam unterstützendes
Moment bei der Behandlung. Meine an anderen Stellen vielfach
erwähnte Ansicht, daß auch für die Ablagerung des Fettes an bestimmten Körperstellen mechanische Momente eine ganz erhebliche
Rolle spielen, indem vor allem das Fett gerade an den Stellen abgelagert
wird, die verhältnismäßig wenig oder gar nicht bewegt werden (Doppel-
kinn, Sehnenplatte des Musculus trapezius, Unterbauchgegend bei den
Frauen, die diese Partie durch ihr Korsett stark einschnüren, Hüften
der Frauen, die Frauen gehen bekanntlich meist mehr mit den Knien
als mit den Hüften usw.), läßt gerade für dicke Frauen den Wert
einer intensiven Atmungsgymnastik mit vornehmlicher Betonung der
Bauchatmung und intensiven Muskelbewegungen des Bauches, erkennen.
Die manuelle Bauchmassage und namentlich meine Druck- und Saugmassage des Bauches mit dem Kirchberg-Drägerschen Apparat,
ist hier oft unerläßlich, um allmählich eine aktive Tätigkeit der Bauchmuskeln überhaupt zu ermöglichen.

Auch für eine wirksame Durchführung von Terrainkuren bei
Fettleibigen ist zunächst einmal die Erlernung einer richtigen Atmung
unbedingtes Erfordernis. Man muß in diesen Fällen zunächst im
Liegen, dann im Sitzen und Stehen die Aus- und Einatmung mit dem
Sekundenzeiger regulieren und allmählich versuchen, mit gleichzeitiger
Vertiefung der Atmung, die Zahl der Atemzüge in der Minute nach
Möglichkeit zu reduzieren. Ist das gelungen — auch hierbei lege

ich den Hauptwert auf eine lange, tiefe Ausatmung bei gleichzeitigem Angespanntbleiben der Thoraxmuskulatur, um nach Möglichkeit große Exkursionen des Zwerchfells zu erzielen, und lasse darum auch hier hörbar ausatmen, F-laut oder leises, gestrecktes A — so wird diese Atmungsgymnastik bei den Terrainkuren ebenfalls mit dem Sekundenzeiger reguliert. Es soll auch hierbei das Prinzip der Behandlung sein, beim Gehen die Zahl der Atemzüge nach Möglichkeit zu vermindern, bis man dabei etwa dieselbe Minimalzahl erreicht, wie im Stehen und Sitzen. Auf eine derartige richtige Atmung sollte man Fettleibige z. B. auch in dem Sinne aufmerksam machen, daß sie vor und beim Treppensteigen stets an diese Art der Atmung zu denken haben. Eine derartig streng durchgeführte Erlernung der Atmungsgymnastik ist nicht nur ein äußerst wirksames unterstützendes Moment für alle Terrainkuren, sondern m. E. unerläßliches Erfordernis, um bei Terrainkuren (wozu man ja mangels anderer Gelegenheiten außerordentlich gut langsames Treppensteigen benutzen kann, gerade das Heruntersteigen der Treppen ist, ebenso wie das Bergabsteigen, eine außerordentlich wirksame Hüftmuskel- und Bauchdeckengymnastik) eine Schädigung des Herzens zu vermeiden. Daß auch fettleibige Frauen ihre Atmungsgymnastik und Terrainkuren ohne Korsett vornehmen müssen, ist selbstverständlich. Wie sie das allmählich erreichen können, habe ich ja oben erwähnt. Zum Ausgleich der Druckverhältnisse im Abdomen wird man ihnen allerdings in vielen Fällen in der ersten Zeit eine elastische Bauchbinde geben müssen. Ich glaube wohl, daß diese elastische Bauchbinde in der ersten Zeit auch des Nachts getragen, außerordentlich wirksam sein kann.

Auch bei Fettleibigen, vor allem. wenn sich bei ihnen allmählich ein erhebliches Mißverhältnis zwischen Körpermaß und Herzkraft gebildet hat, muß die regelmäßig mehrfach täglich vorgenommene Atmungsgymnastik eventuell monate- und jahrelang fortgesetzt werden, besonders dann, wenn es der mechanischen Behandlung gelungen ist, die Körpermaße soweit zu reduzieren, und die Herzkraft so zu steigern, daß von der passiven Gymnastik zur wirksamen aktiven Gymnastik übergegangen werden konnte und schließlich ein regelrechter Sportbetrieb der Wiederkehr des erwähnten Mißverhältnisses entgegenarbeitet.

5. Kapitel.

Atmungstherapie und Unterdruckatmung.

Ich möchte schon an dieser Stelle einige Worte einfügen über eine Art der Atmungstherapie, bei der vermittelst verschieden konstruierter Apparate die Einatmung resp. auch die Ausatmung insofern verändert wird, als aus diesen Apparaten verdünnte Luft eingeatmet wird resp. die Ausatmung in verdünnte Luft erfolgt.

Diese sogenannte Unterdruckatmung ist nichts absolut Neues. Bruns gibt an (O. Bruns, Ziele und Erfolge der Behandlung von

Kreislaufstörungen mit Unterdruckatmung. Deut. med. Wochenschr. 1911, Nr. 48), daß Fränkel und Geigel bereits in den siebziger Jahren des vorigen Jahrhunderts solche Apparate angegeben haben, die allerdings zur Herztherapie nie in Anwendung gekommen sind.

An verschiedenen Stellen habe ich bereits darauf hingewiesen, daß die Atmung in ihrer Eigenschaft als Saugregulierungsfaktor des Blutes (Rücksaugung des Venenblutes nach dem rechten Herzen) eine ungemein bedeutsame Rolle für die Zirkulation spielt. Der primäre Faktor, die muskuläre Erweiterung des Thorax, wird nicht unmittelbar begleitet von der Füllung des Thorax mit Luft, so daß für eine bestimmte Zeitdauer ein negativer Druck im Thorax entsteht, den wir gelegentlich der Besprechung der Herzkrankheiten nochmals hervorgehoben haben und der verschieden groß ist, je nach der Größe der Erweiterung des Thorax und je nach der Weite der luftzuführenden Kanäle. Schon oben haben wir als Mittel zur Vergrößerung des negativen Druckes die absolute Nasenatmung resp. die Atmung nur durch ein Nasenloch, empfohlen. Es lag nun nahe, diesen Faktor noch günstiger zu gestalten durch Verdünnung der Einatmungsluft. Da ich die Bedeutung der Unterdruckatmung für die Zirkulation für noch wesentlicher

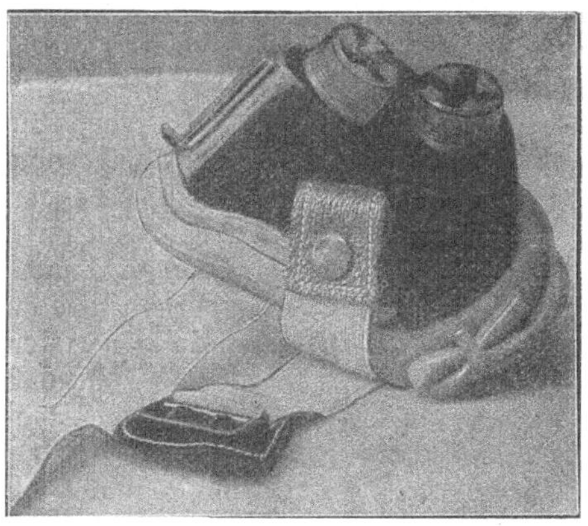

Abb. 64.

halte als für die Atmungsorgane selbst, so will ich hier im Anschluß an die Besprechung der Erkrankungen der Zirkulationsorgane diese Art der Atmungstherapie anschließen, deren Wert bisher noch lange nicht genügend gewürdigt und ausgenützt wird.

Der einfachste derartige und für viele Zwecke durchaus brauchbare Apparat ist die Kuhnsche Saugmaske. (E. Kuhn. Die Lungensaugmaske in Theorie und Praxis, Berlin bei Julius Springer, 1911. Daselbst auch die diesbezügliche Literatur und Fürbringer, Braunschweig: Die Kuhnsche Lungensaugmaske, Indikationen und Technik ihrer Anwendung. Zeitschrift für ärztliche Fortbildung 1910, Nr. 19 bis 21.)

Die Kuhnsche Saugmaske (s. Abbildung 64, hergestellt durch die Gesellschaft der medizinischen Apparate, Berlin W. 9, Linkstraße 39) besteht aus einer leichten Mund und Nase bedeckenden Zelluloidkappe, durch die die natürliche Naseneinatmung vermittelst einer Schiebervorrichtung am Nasenteil in dosierbarer Weise behindert wird, während die Ausatmung unbehindert durch große Ventile am Nasen- und

Mundteil erfolgt. (Eine kleine Vorrichtung gestattet gleichzeitig die Maske zum Inhalieren für Menthol, Terpentinöl usw. zu verwenden.) Die Einatmungserschwerung läßt sich, wie gesagt, durch einen kleinen Schieber regulieren, und so der Kräftezustand der Brustorgane resp. des Patienten überhaupt regulieren. Um spätere Wiederholungen zu vermeiden, müssen wir schon hier auf die anderen Wirkungen und Indikationen dieser Unterdruckatmungsapparate eingehen, so daß ich dann bei den entsprechenden Kapiteln nur darauf zu verweisen brauche.

Kuhn ging ja zunächst von der Absicht aus, zur Behandlung von Lungenkrankheiten eine stärkere Durchblutung der Lungen zu erzielen. Seine auch von anderen nachgeprüften Experimente ergaben in der Tat, daß durch die Luftverdünnung, je nach der Stärke und Dauer der Einatmungserschwerung, sich eine erheblich schnellere Zirkulation in der Lunge bis zu einer starken Hyperämie derselben erzielen läßt. (Bezüglich seiner Erfolge bei Tuberkulose verweise ich auf seine oben erwähnte Schrift und die dort angegebene Literatur.) Ich enthalte mich hier absichtlich eines Urteils über die Beeinflussung der Tuberkulose durch die Saugmaske, da mir diesbezügliche eigene Erfahrungen fehlen. Daß diese Hyperämie auf katarrhalische Erscheinungen außerordentlich günstig einwirkt, kann ich auf Grund eigener Erfahrungen bestätigen, ebenso daß der Hustenreiz, namentlich bei nervösem Asthma, ganz außerordentlich dadurch herabgesetzt wird. Seine Untersuchungen, die durch Röntgenbilder zahlreich bestätigt werden, ergaben, daß während der Maskenatmung bei stark erweitertem Brustkorb die Zwerchfellatmung verringert wird, was er so erklärt, daß die dünne Zwerchfellmuskulatur den Zug der Luftverdünnung bei der erschwerten Einatmung nicht in dem Maße überwinden kann, wie die stärkeren Rippenheber. Man kann das von gewissen Gesichtspunkten aus, wie er es tut, wohl für einen Vorteil halten, es hat aber natürlich auch seine Nachteile, da, wie wir oben gesehen haben, gerade eine energische Zwerchfellatmung für die meisten hier in Betracht kommenden Faktoren von außerordentlicher Wichtigkeit ist. Ich glaube, durch eine Kombination der Saugmaskenatmung mit einer gleichzeitigen Druck- und Saugmassage des Bauches (mit dem Kirchberg-Drägerschen Apparat), die Vorteile der Kuhnschen Saugmaske, nämlich einer starken Durchblutung der Lunge, resp. einer beförderten Venenblutansaugung nach dem Thorax, mit den Vorteilen einer energischen Zwerchfellatmung kombinieren zu können. Die starke Ansaugung des Bauches nach außen im Augenblick der Einatmung unterstützt auch in erheblicher Weise die Arbeit des Zwerchfells und macht sie der Arbeit der Rippenheber gleichwertig. Will man eine Art Ruhigstellung der Lungen nach Kuhn erzielen, also den Gefahren der Lungenausdehnung, wie Lungenbluten, Verhinderung der Heilung durch Auseinanderzerrung der vernarbenden Teile usw. entgehen, so kann man sich ja der Kuhnschen Lungensaugmaske allein bedienen. Die von Kuhn mitgeteilten Erfolge bei Lungenbluten, die von anderen Forschern bestätigt wurden, sprechen außerordentlich für die erfolgreiche Anwendung der Saugmaske, sogar während der Blutung, und ich möchte durchaus in solchen Fällen, namentlich in Fällen bei Gefahr von Lungenbluten, oder in der Nachbehandlung derselben, diese Behandlung empfehlen, da sie in der Tat auch dann eine erfolgreiche Atemgymnastik gestattet, wo wir sonst alle Tiefatmungsübungen wegen dieser Gefahren vermeiden müssten. In der Tat erfolgt ja die Hyperämisierung der Lungen auch nicht durch vermehrten Druck im Inneren der Gefäße, sondern durch Saugung auf die Gefäßwände von aussen. Da ferner dabei die Gefäße infolge des Blutreichtums besser ernährt und so widerstandsfähiger werden, so wird es namentlich bei chronischen Prozessen erklärlich, daß die Gefäßwände einmal einer Arrosion durch den tuberkulösen Prozeß besser widerstehen können, und zweitens, infolge ihrer kräftigen Durchblutung, gegen die direkte Infektion mit Tuberkelbazillen einen erhöhten Schutz genießen.

Eine weitere Indikation für die Kuhnsche Saugmaske werden alle die Fälle bieten, in denen wir eine erhöhte Beweglichkeit und Weitung der oberen Brustkorbappertur erzielen wollen (siehe die betreffenden Bemerkungen über den asthenischen und paralytischen Thorax). In diesen Fällen, wie in den Fällen beginnender Verknöcherung beim Emphysem, wird die durch die Saugmaskenatmung vermehrte kostale Atmung und Kräftigung der Rippenmuskulatur außerordentlich dienlich sein. In allen diesen Fällen werden wir in der Saugmaskenatmung, sowohl einen vorzüglichen vorbereitenden Faktor vor Beginn der eigentlichen Atmungsgymnastik, wie zeitweise während der Gymnastik ein weiteres Unterstützungsmittel haben.

Kuhns Ansicht, daß durch die Einatmungserschwerung, ähnlich wie bei der Luftverdünnung durch den Reiz der verminderten Sauerstoffspannung auf das Knochenmark eine schnell ansteigende dauernde Vermehrung der roten und weißen Blutkörperchen und des Hämoglobins stattfindet, erscheint mir nicht recht einleuchtend. Die Tatsache gebe ich wohl zu, die Erklärung dafür läßt sich aber wohl einfacher als durch den Reiz der verminderten Sauerstoffspannung (ich glaube nicht, daß bei diesen Atmungen aus verdünnter Luft sich wirklich eine verminderte Sauerstoffspannung in den Geweben ergibt, ja wohl nicht mal in den Lungen selbst), dadurch geben, daß die erheblich vermehrte Zirkulation und die starke Arbeit bisher wenig in Tätigkeit gewesener Muskeln, eben der gesamten Rippen, ja der ganzen Thorax- und Rückenmuskulatur, diesen Erfolg zeitigt. Jede dauernde systematische, ohne Schädigung des Herzens erfolgende Vermehrung und Steigerung der körperlichen Tätigkeit, ergibt eine erhebliche Vermehrung der roten Blutkörperchen durch die durch bessere Oxydation in der Muskulatur erfolgende Kräftigung und Zunahme der Muskulatur und die damit Hand in Hand gehende allgemeine Steigerung der Oxydationsvorgänge im Organismus. Ich glaube wohl, daß Kuhns

Verfahren ein ausgezeichnetes Unterstützungsmittel bei der Anämie und Chlorose, wie in der Rekonvaleszenz schwerer Krankheiten darstellt, stelle es aber, wie gesagt, darin absolut gleich jedem anderen Verfahren, das eine derartige allgemeine Kräftigung des Organismus ohne Schädigung des Herzens zur Folge hat. Massage des ganzen Körpers, passive Gymnastik usw., stehen dem gleich, sind ihm sogar in vieler Beziehung überlegen, wegen der größeren Angriffsfläche im Organismus. Wie dem auch sei, wir werden auch hier, wie in vielen Fällen, den tatsächlichen therapeutischen Erfolg höher einschätzen als die Theorie dieses Erfolges, und uns gern eines Verfahrens bedienen, das bestimmte Heilerfolge gewährleistet.

Auch beim Asthma bronchiale stehe ich, wie ich später gelegentlich der Behandlung dieser Erkrankungen näher ausführen werde, durchaus nicht auf Kuhns Standpunkt, daß hier die Einatmungsübungen die Hauptrolle spielen, und „pressende oder verlängernde Ausatmungsübungen sowohl die Luft als auch das Blut stärker, beziehungsweise längere Zeit, aus den Lungen entfernen und somit den Gaswechsel auf doppelte Weise erschweren und so die Atemnot verstärken". Dennoch benütze ich auch in manchen Fällen des Asthma bronchiale sehr gern seine Saugmaske, kann sie aber aus leicht erklärlichen Gründen nicht als Hauptheilfaktor ansehen. Zweifellos wirkt ihre Anwendung infolge der erzeugten Lungenhyperämie außerordentlich günstig auf den Hustenreiz, ermöglicht also in vielen Fällen bei starkem nervösen Hustenreiz zunächst überhaupt eine Atmungstherapie, wirkt weiter zweifellos günstig auf die Verflüssigung des Schleimsekretes, aber die so erzeugte Hochsaugung des Zwerchfells halte ich auch hier für keinen Vorteil, werde also diesem Faktor, wie oben erwähnt, entgegenarbeiten, mich aber weiter der durch die Saugmaskenatmung bewirkten Beförderung der Gesamtzirkulation durch Beförderung des venösen Blutstromes, gern bedienen, um so gleichzeitig das rechte Herz besser zu füllen wie zu entlasten. Auch der Faktor der Disziplinierung der Atmung spielt ja, wie wir später bei der ausführlichen Besprechung des Asthmas sehen werden, eine ganz ungemein wichtige Rolle. Bereits im Jahre 1909 habe ich, gelegentlich einer Diskussion in der Gesellschaft der Charitéärzte über den Vortrag Gudzents, (über Behandlung mit der Kuhnschen Lungenmaske, Berl. klin. Wochenschr., No. 9, 1909,) über meine eigenen Erfahrungen beim Asthma berichtet. Ich konnte damals auch schon über die Ungefährlichkeit dieser Methode insofern beruhigen, als ich Fälle von Behandlung mit der Saugmaske bei anderthalbjährigen und dreijährigen Kindern anführen konnte.

Das anderthalbjährige Kind kam nach kurzer Zeit dahin, daß es die Atmungsmaske jeden Tag 15 bis 20 Minuten halten konnte. Es war sehr merkwürdig zu sehen, wie das anfänglich kolossal schreiende Kind nach 15 Minuten fast vollständig ruhig wurde und später, meistens nach einer halben Stunde, einschlief. Der Schlaf war anscheinend ganz normal, er dauerte 15 bis 20 Minuten, das Kind wachte dann von selbst auf und zeigte keinerlei weitere Unruhe.

Meine damaligen Erfahrungen in 6 Fällen von Asthma, darunter bei 4 Kindern, konnte ich seitdem erheblich vermehren und habe niemals ungünstige Einwirkungen dabei gesehen. Ich brauche aber, wie gesagt, die Atmungsmaske nur als einen Heilfaktor neben, wie später ausgeführt werden wird, einer allgemeinen Atmungstherapie und einer manuell mechanischen Behandlung des Rückens und des Brustkorbs. Einen Hauptfaktor bei der Anwendung der Saugmaske sehe ich in diesen Fällen in der eminent beruhigenden Wirkung, die wohl zu einem Teil auf der so erzwungenen Disziplinierung der Atmung beruht, zu einem Teil sicher in der durch die Wegsaugung des Blutes erzielten Gehirnanämie, vielleicht auch in der besseren Entleerung des Venenblutes aus dem Abdomen. Aus allen diesen Gründen empfehle ich die Atmungsmaske für die von Asthmatikern so sehr befürchteten abendlichen Attacken. Daß die Blutfülle des Gehirns bei den asthmatischen Attacken eine bedeutende Rolle spielt, konnte ich bei einem Asthmatiker sehen, der stets seine Anfälle des Nachts bekam, wenn er am Tage starke Aufregung gehabt oder am Abend stark getrunken hatte. Was die Dauer der Anwendung der Saugmaske in diesen Fällen betrifft, so sah ich, daß die Kinder in der Regel es anfangs nicht länger aushielten als etwa 20 Minuten. Machen die Kinder dann auch regelmäßig ohne Atmungsmaske ihre Atmungsübungen, so kommen sie auch meist dahin, die Maske fast eine Stunde auszuhalten.

Ferner habe ich die Maske mit recht gutem Erfolg in mehreren Fällen von Emphysem angewandt, und zwar hauptsächlich des Abends. Emphysematiker, die darüber klagten, daß sie des Abends schlecht einschlafen konnten, berichteten, daß sie, selbst wenn sie des Abends mal etwas mehr essen und trinken als sie es sonst aushalten können, ruhig einzuschlafen vermögen, wenn sie die Saugmaske eine Stunde anwendeten.

Mehrere, darunter ein Herr von 64 Jahren, schlafen mit der Atmungsmaske ruhig ein, setzen sie dann, wenn sie aufwachen, manchmal erst nach mehreren Stunden ab, und sind dann imstande, ohne weiteres ruhig weiter zu schlafen. Diese beruhigende Wirkung auch beim Emphysem beruht wohl zum größten Teil auf der dadurch bedingten Besserung der Zirkulation, vor allem der besseren Entleerung des Venenblutes aus dem Abdomen.

Von ähnlichen Erwägungen ausgehend, möchte ich die Saugmaske auch recht angelegentlich empfehlen in vielen Fällen von Phrenokardie, deren beste Schilderung wir ja Herz verdanken (Max Herz, Herzkrankheiten. Wien und Leipzig 1912); vor allen Dingen in den häufigen Fällen nervöser Herzbeschwerden, die auf sexuellen Ursachen beruhen (sexuelle Unbefriedigung), deren Attacken ja erfahrungsgemäß auch am häufigsten des Nachts auftreten.

Als Kontraindikation möchte ich erhebliche Fälle von Herzschwäche unbedingt ansehen, ferner, wie Kuhn, akutentzündliche Zustände von Pleuritis. Kuhn gibt direkt an, daß man aus einem kurzen trockenen Reizhusten sofort nach Aufsetzen der Maske ohne weiteres eine Pleurareizung diagnostizieren kann, denn jeder andere

Hustenreiz wird in der Regel durch die Maske beseitigt. Die seröse Brustfellentzündung soll durch die Saugatmung oft überraschend schnell beseitigt werden. Fälle von eitriger Pleuritis möchte ich als Kontraindikation ansehen.

Kommen wir nun jetzt zu der Wirkung auf das Herz und den Kreislauf, so ist es einleuchtend, daß zunächst das Herz selbst durch den im Gesamtthorax herrschenden negativen Druck ebenso wie die Lungen, reichlicher durchblutet und dadurch der Herzmuskel besser ernährt und gekräftigt wird. Die oben bereits wiederholt erwähnte Saugwirkung der Atmung auf den venösen Kreislauf wird natürlich durch jede Unterdruckatmung, da hierdurch der negative Druck im Thorax bedeutend erhöht wird, ganz ungemein verstärkt. Wir erhalten eine stärkere Rücksaugung nach dem Thorax, damit eine bessere Füllung des rechten Herzens durch die gleichzeitige Hyperämisierung der Lungen, aber andererseits eine Entlastung des rechten Herzens, so daß in bezug auf das rechte Herz Systole wie Diastole erheblich verbessert werden, und sowohl durch die Entlastung des peripheren Kreislaufes vom venösen Blut, wie durch die bessere Durchströmung der Lungen, indirekt auch eine recht erhebliche günstige Einwirkung auf die beiden Phasen der Tätigkeit des linken Herzens. Daß demzufolge die Anwendung der Saugmaske bei Herzschwäche und Herzinsuffizienz verschiedener Art außerordentlich günstig wirkt, ist einleuchtend. Auch für die leichteren Fälle von Herzinsuffizienz, und natürlich noch mehr für alle schweren, möchte ich die Anwendung der Saugmaske zunächst mit einer gewissen Vorsicht empfehlen. Zunächst nur mehrfach täglich wenige Minuten, bei ganz geöffnetem Schieber, allmählich bei Ausbleiben von Störungen, kann sie länger angewendet werden, bis schließlich alle 2 Stunden zirka 15 Minuten lang.

Alles in allem haben wir zweifellos in der Kuhnschen Saugmaske ein eigentlich ganz ungefährliches, aber, wie wir gesehen haben, für viele Fälle außerordentlich brauchbares physikalisches Heilmittel, das zur Unterstützung der Atmungstherapie ganz außerordentlich wirkungsvoll ist, häufig zum Erlernen einer disziplinierten Atmung große Vorteile bietet. Ein weiterer, von keinem anderen derartigen Mittel zu erzielender Vorteil, liegt in ihrer Billigkeit (Preis zirka 12 bis 15 Mark), sowie in der durch ihre Kleinheit bedingten Möglichkeit, sie überallhin mitzuführen und anzuwenden.

Unterdruckatmung nach Bruns.

Während Kuhn anfangs den Hauptwert bei seiner Methode auf die Hyperämisierung der Lungen gelegt hatte und erst allmählich dazu kam, auch den therapeutischen Einfluß auf die Herztätigkeit dabei auszunützen, hat Bruns von Anfang an bei der Konstruktion seines Unterdruckapparates von vornherein mehr die Förderung des venösen Kreislaufes im Auge gehabt.

Es war seine Absicht, durch eine permanente Luftdruckerniedrigung im Thoraxinnern ein dauerndes Druckgefälle für
den Venenblutstrom zu schaffen. Das wirksame Prinzip des Apparates
ist die Druckdifferenz, ein Verfahren, dessen Entdeckung und Aus-
gestaltung bekanntlich Sauerbruch und Brauer verdankt wird.

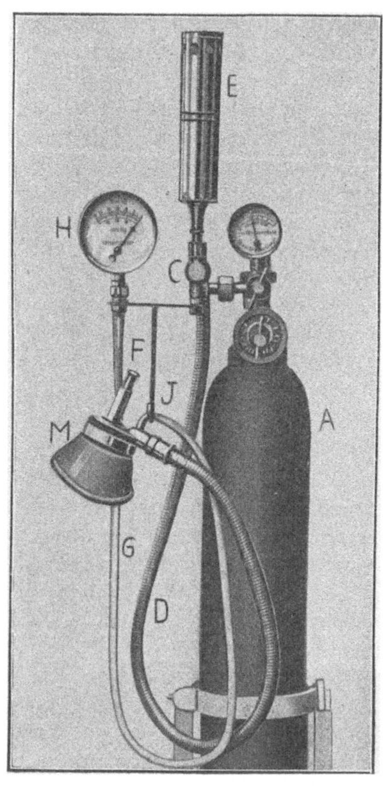

Abb. 65.

Die Konstruktion des Apparates geht aus beifolgender Abbildung hervor, die den Bruns-Dräger-
apparat darstellt.

Neuerdings läßt Bruns einen
durch einen Motor betriebenen
Apparat durch die Firma Hart-
mann & Amend, Marburg a. L.
darstellen, der die Anwendung
beim Vorhandensein eines elektri-
schen Stromes vereinfacht.

Hat der Patient die Maske
vor Mund und Nase, so besteht,
ob er nun ein- oder ausatmet,
eine dauernde Verbindung des Lungeninnern mit dem luftverdünnten
Raum. Es lastet also jetzt auf
den Körperkapillaren und Venen
der volle atmosphärische Druck,
d. h. ca. 760 mm Hg, während die
Gefäße des Lungenkreislaufes unter einem beliebig dosierbaren
Minusdruck, also z. B. unter
750 mm Hg, stehen und sich dementsprechend erweitern. Das Kör-
pervenenblut fließt nunmehr in
beschleunigtem Strom von dem
Orte höheren nach dem Orte nied-
rigeren Druckes.

Ein nicht wesentlicher Unterschied gegen die Kuhnsche Saug-
maskenatmung liegt also zunächst darin, daß hier auch die Ausatmung in verdünnte Luft erfolgt. Für die Tätigkeit des Herzens
selbst halte ich allerdings diesen Unterschied nicht für sehr wesentlich,
wohl aber für den respiratorischen Gaswechsel, wie wir ihn z. B.
beim Emphysem und ähnlichen Zuständen haben. Hier ist die Beeinträchtigung des respiratorischen Gaswechsels, infolge der Thoraxstarre, eine ganz erhebliche. Ist die Einatmung verdünnter Luft
bei beiden Verfahren eine wirksame Widerstandsgymnastik für die
Atmungsmuskulatur und ein vorzügliches Erziehungsmittel zu einer
langsamen geordneten Einatmung, so halte ich doch die durch das
Brunssche Verfahren bewirkte starke Erleichterung der Ausatmung

für einen ganz wesentlichen Vorteil. Gerade diese Ausatmung in verdünnte Luft sorgt für einen energischen Wechsel der Lungenluft, die Absaugung der retinierten Luft aus den akut gedehnten Lungenbezirken in verdünnte Luft ist ja nicht nur wichtig für den respiratorischen Gaswechsel, sondern arbeitet auch dem Weiterschreiten des Elastizitätschwundes, soweit dies noch möglich ist, erfolgreich entgegen. Auch beim Asthma ist diese Ausatmung in verdünnte Luft zweifellos angebracht, namentlich dann, wenn es schon zu einer gewissen Lungenblähung gekommen ist.

Aus der letzten Brunsschen Schrift (Blutzirkulation in atmenden und atelektatischen Lungen), interessiert für das Gesamtgebiet der Atmungsgymnastik folgendes Ergebnis. Bruns bestimmte im Tierexperiment die während eines bestimmten Zeitraumes durch die atmende und durch die atelektatische Lunge fließende Blutmenge, und es ergab sich, daß die Durchblutung normal ausgedehnter Lungen größer ist als die kollabierter atelektatischer Lungen, ebenso, wie ja auch die Blutmenge, die sich in einem gegebenen Augenblick in ausgedehnten atmenden Lungen befindet, größer ist als wie in kollabierten. Je ausgesprochener die Luftleere der Alveolen, desto kleiner ist die Blutmenge und die Stromgeschwindigkeit. Die Art der Ausschaltung der Atemfunktion (Atelektase durch Pneumothorax, Pleuraergüsse, Pleuraschwarten, Kyphoskoliose usw.), spielt keine Rolle. Man darf so also annehmen, daß auch die Lunge selbst während der Einatmungsbewegung reichlicher durchblutet ist als während der Exspirationsphase (ein möglichst langes Halten der Inspirationsstellung mit Halten der Atmungsluft ist also ebenfalls ein wesentlicher Faktor für die Begünstigung der allgemeinen Zirkulation).

Außerdem ergaben die Durchströmungsversuche das interessante Resultat, daß eine energische Thorax- und damit Lungendehnung, die in der Zeit durchfließende Blutmenge nicht nur nicht verringert, sondern sogar noch etwas erhöht. Es ist also eine Überdehnung und damit Einengung des Kapillarsystems der Lungen bei Dehnung des Thorax von außen nicht zu befürchten, ein Faktor, der gelegentlich auch noch von Ärzten einer systematischen Atemgymnastik entgegengehalten wird. Während der Unterdruckatmung, wodurch also die Luftverdünnung im Lungeninnern erhöht wurde, nahm die Durchblutungsgröße in der Zeiteinheit noch deutlich zu. Bruns' Erklärung dafür ist durchaus einleuchtend, daß nämlich die die Lungenbläschen umspinnenden Kapillaren durch die Luftverdünnung

1. O. Bruns, Ziel und Erfolge der Behandlung von Kreislaufstörungen mit Unterdruckatmung. Deutsche medizinische Wochenschrift, 1911, No. 48.

2. O. Bruns, Die künstliche Luftdruckerniedrigung über den Lungen: eine Methode zur Förderung der Blutzirkulation. Münchener medizinische Wochenschrift, 1910, No. 42.

3. O. Bruns, Die Bedeutung der Unterdruckatmung in der Behandlung von Kreislaufstörungen. Medizinische Klinik, 1912, No. 20.

4. O. Bruns, Die Blutzirkulation in atmenden und atelektatischen Lungen. Deutsche medizinische Wochenschrift, 1913, No. 3.

im Alveolarinnern nach dorthin ausgedehnt werden. Ihre Kapazität nimmt zu und so kommt es zu einer Erweiterung der Strombahn des kleinen Kreislaufes. Die Folgerungen für die Beeinflussung des Kreislaufes liegen nahe. Aber bis zu einem gewissen Grade erzielen wir eine derartige Luftverdünnung ja auch durch die oben von mir angegebene Atmungsgymnastik, vor allen Dingen durch die rein muskuläre Erweiterung des Thorax ohne Atmung.

Für die gesamte Atmungsgymnastik und Atmungstherapie (mit und ohne Unterdruckverfahren) ist ferner der Hinweis B r u n s, daß auch die Lungengefäße vasomotorische Eigenschaften besitzen, von großer Bedeutung. Auch ihm ist es gelungen nachzuweisen, daß die kleinsten Lungengefäße zu recht energischen Kontraktionen fähig sind, so daß der Blutstrom dann fast völlig in diesen Partien aufgehoben ist. Er fährt dann fort: Der Nachweis eines Tonus in den kleinen Lungengefäßen läßt es recht wahrscheinlich erscheinen, daß die relative Blutarmut atelektatischer Lungenpartien nicht allein auf der Schlängelung und Aufknäuelung der Alveolargefäße, also auf mechanischer Widerstandserhöhung, sondern auch zugleich auf vasokonstriktorischen Vorgängen beruht. Man muß ferner daran denken, daß, wie die Bronchialmuskulatur bei normaler Respiration spontanen rhythmischen Tonusschwankungen unterworfen ist, so auch die kontraktilen Elemente der Lungengefäße bei der Inspiration einen Tonusnachlaß erfahren und dadurch die inspiratorische Blutansaugung erleichtert wird". Ich möchte daraus die Folgerung ziehen, daß, wie wir die Vasomotoren der anderen Stromgebiete, vor allem des Unterhautzellgewebes, üben können (das sogenannte Turnen der Kapillargefäße des Unterzellgewebes und die darauf beruhende sogenannte Abhärtung, näheres darüber in meinem Massagelehrbuch), wir auch die Vasomotoren der Lungengefäße durch systematische Atmungsgymnastik sicher trainieren können, was nicht nur für Sport und Training, sondern auch für manche pathologischen Vorgänge zweifellos von erheblicher Wichtigkeit ist. Die Atmungsgymnastik bei Arteriosklerose erscheint ebensowohl aus diesen Erwägungen heraus, wie auch auf Grund all der andern Faktoren, die wir gelegentlich der Besprechung der Herzkrankheiten und jetzt bei der Besprechung der Unterdruckatmung als die Beförderung der Zirkulation günstig beeinflussend kennen gelernt haben, neben den anderen physikalischen Heilfaktoren durchaus gleichberechtigt. Wie weit etwa bei der Arteriosklerose die Unterdruckatmung angezeigt sein wird, hängt natürlich ganz von dem einzelnen Falle ab. In Fällen starker, an sich schon auf Gehirnanämie beruhender Fälle von Kopfschmerzen werden wir wegen der die Anämie noch verstärkenden Wirkung der Unterdruckatmung vorsichtig sein müssen. In anderen Fällen, bei Gehirnhyperämie, wird sie aber gerade aus diesen Erwägungen heraus indiziert sein. Jedenfalls lasse ich, worauf übrigens B r u n s meines Wissens nirgends hinweist, gerade wegen dieser gehirnanämisierenden Wirkung der Unterdruckatmung, diese fast ausnahmslos im Liegen vornehmen. Bei der Arteriosklerose wird es sich empfehlen, sobald irgendwie Anzeichen von Schwindel oder Kopfschmerzen da sind, jede Atmungsgymnastik im Liegen vornehmen zu lassen.

Fassen wir nochmal die Indikationen für die Brunssche Unterdruckatmung zusammen, so ergibt sich folgendes: 1. die Unterdruckatmung erleichtert die Saug- und Pumparbeit des rechten Herzens und ist daher von Erfolg bei den durch Insuffizienz der Atmungsorgane (Thoraxstarre, Pleuraschwarten, Kyphoskoliose usw.) bedingten Kreislaufstörungen, also in erster Linie beim sogenannten Emphysem und Asthmaherz. 2. Die Unterdruckatmung ist von Erfolg bei Bronchialasthma durch Bekämpfung der Lungenüberdehnung. 3. Die Unterdruckatmung ist von Erfolg als Übungstherapie bei bestimmten Formen von Herzmuskelschwäche. 4. Die Unterdruckatmung kann verwendet werden zur Funktionsprüfung des Herzens. Soweit die Indikation nach Bruns. Ich füge dem 5. hinzu, Fälle von Blutüberfüllung im Gebiete der Pfortader, wie überhaupt den Gefäßgebieten des Abdomens und Beckens (unterstützender Faktor also bei der Obstipationsbehandlung, der Behandlung von Hämorrhoidalleiden, Blutüberfüllung der Sexualorgane, namentlich in Verbindung mit meiner Druck- und Saugmassage des Abdomens, 6. unter den oben angegebenen Vorsichtsmaßregeln bei der Arteriosklerose und ähnlichen Krankheitsgebieten.

Der Kirchberg-Drägersche Druck- und Saugapparat.

Der Apparat kommt in zwei Ausführungen zur Verwendung, einmal allein, dann Abb. 66 in direkter Verbindung mit dem Unterdruckapparat nach Bruns.

Bei der Konstruktion dieses Apparates leitete mich zunächst der Gedanke, eine gleichmäßig rhythmische, tiefe Einwirkung auf das gesamte Gebiet des Abdomens erzielen zu können, entsprechend der ja in den vorhergehenden Kapiteln wiederholt betonten großen Wichtigkeit der Zirkulationsverhältnisse im Abdomen für die Gesamtzirkulation. Auf das Abdomen werden je nach dem Umfang desselben verschieden große Saugglocken aufgesetzt, aus denen nun durch den Apparat in rhythmischer Folge die Luft abgesogen, resp. Luft in sie hineingedrückt wird, so daß man, eine außerordentlich starke Beeinflussung des Abdomens erzielt. Als Betriebsmittel dient komprimierter Sauerstoff oder Luft im Stahlzylinder, oder ein Drägerscher Elektrokompressor. Ein Druckschlauch führt die Preßluft von 3 Atmosphären zum Apparat, wo durch den austretenden Druckluftstrahl eine Druck- und Saugdüse *b* (Abb. 66) in Tätigkeit tritt. Saug- und Druckrohr der Düse münden in den Umstellhahn *c*. Durch die jeweilige Stellung des Hahnkükens *d* wird entweder der erzeugte Überdruck oder das Vakuum in ein drittes Rohr und den hieran angeschlossenen Schlauch *h*

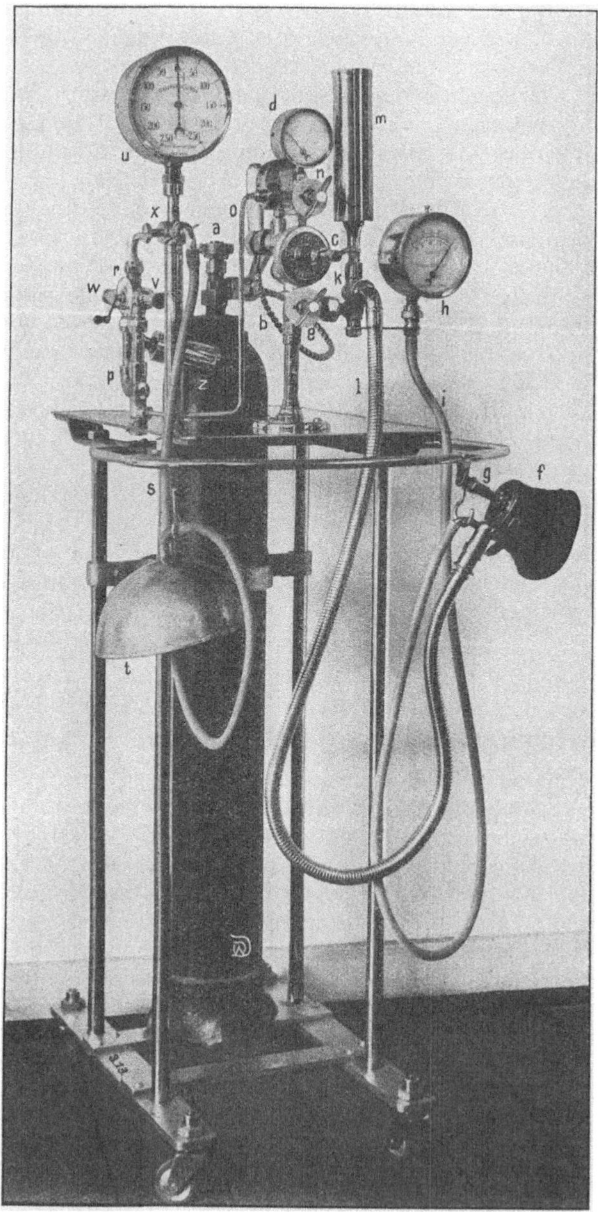

Abb. 66.

und die darauf aufgesetzte Saugglocke hinübergeleitet. Das Umstellen
von Druck- und Saugwirkung wird durch Bewegen des Hahngriffes

in beliebigem Tempo (für unsere Zwecke etwa 6 bis 10 mal in der Minute) vorgenommen und kann auch von den Patienten selbst gestellt werden.[1])

Die starke Vorziehung des Bauches bewirkt ein Tiefertreten des Zwerchfells, wodurch naturgemäß, wenn die Vorziehung und Rückdrückung rhythmisch erfolgt, eine Regulierung der Atmung erfolgt. Der Patient atmet beim Vorziehen ein, beim Rückstoßen aus, so daß wir den Apparat schon aus diesem Grunde zur Regulierung und Disziplinierung der Atmung verwenden können, vor allem zur Erlernung der Zwerchfellatmung. Es ergibt sich mühelos dabei eine sehr intensive Zwerchfellatmung.

Wichtiger ist m. E. aber noch die rhythmische Beeinflussung des gesamten Abdomens mit seinem Reichtum an Gefäßen, namentlich an venösen Gefäßen. Die rhythmische Folge von Erweiterung und Verengerung des gesamten Abdomens soll auf die Füllung und Entleerung dieser Gefäße direkt wirken und damit ebenso die Tätigkeit des Herzens erleichtern, wie z. B. von den unteren Extremitäten her die Rückströmung des Venenblutes befördern.

Nach dem, was vordem über die Wirkung der Atmung auf die Zirkulation und über die Wirkung der Unterdruckatmung gesagt worden ist, wird es ohne weiteres einleuchten, eine wie bedeutende Einwirkung wir durch die Kombination der Atmungsübungen mit der Saug- und Druckbehandlung des Abdomens auf die gesamte Zirkulation des Organismus ausüben müssen. Von diesen Erwägungen ausgehend, habe ich den Druck- und Saugapparat direkt mit dem Brunsschen Unterdruckapparat kombinieren lassen. Die Kombination dieser beiden Verfahren oder die Kombination der Saug- und Druckbehandlung des Abdomens mit der Kuhnschen Saugmaske empfiehlt sich aber auch aus dem Grunde, weil wir, wie oben erwähnt, bei der Anwendung der Unterdruckatmung allein eine Ansaugung des Zwerchfelles in den Brustkorb hinein bekommen, was ja, wie gesagt, in manchen Fällen wünschenswert sein mag. Wollen wir aber eine Unterdruckatmung mit voller Erweiterung des gesamten Thorax haben, müssen wir die Unterdruckatmung mit der Druck- und Saugbehandlung des Abdomens kombinieren.

Bei der Behandlung der Trichterbrust wurde darauf hingewiesen, daß die Druck- und Saugbehandlung der eingezogenen Brustpartien ebenfalls mit diesem Apparat vorgenommen wird. (Über die anderweitige Verwendung des Apparates zu therapeutischen Zwecken zu sprechen ist hier nicht der Platz; ich verweise diesbezüglich auf andere Veröffentlichungen über den Apparat von mir.)

---

[1]) Natürlich können auch Motorpumpen mit Druck- und Saugwirkung dafür verwendet werden, die wohl in absehbarer Zeit auch für die Bedürfnisse der ärztlichen Praxis verwendet werden dürften.

6. Kapitel.

Erkrankungen der Verdauungswerkzeuge.

Während bei der Behandlung der Erkrankungen der Atmungs- und Zirkulationsorgane von mechanisch-physikalischen Heilfaktoren die Atemtherapie und Gymnastik wohl eine wichtigere Rolle spielen als die Massage, die bei den Organen des starren Brustkorbes nur insofern eine Rolle spielt, als sie z. B. die Atmungsmuskulatur kräftigt und, wie wir beim Asthma und Emphysem sehen werden, als ein nach außen ableitender Faktor in Anwendung kommt, bei den Erkrankungen der Zirkulationsorgane allerdings von der Peripherie aus in mehrfacher Hinsicht ebenso die Herzarbeit erleichternd wie auf das Herz übend wirkt, spielt wohl bisher bei den Erkrankungen der Abdominalorgane die Massage die Hauptrolle, da ja das Gebiet des Abdomens den arbeitenden Händen ein vorzügliches Angriffsobjekt ist. Aus den aus dem vorigen Kapitel resultierenden Ergebnissen ist es aber leicht erklärlich, daß wir auch hier vielfach die Atmungsgymnastik und Atmungstherapie als unterstützenden Faktor herbeiziehen müssen.

Wie wichtig bei der chronischen Obstipation eine systematisch durchgeführte Atmungsgymnastik ist, ist ohne weiteres einleuchtend. An anderer Stelle (Massage und Gymnastik in Schwangerschaft und Wochenbett) habe ich eingehend ebenso die Ursachen wie die darauf sich gründenden physikalisch-therapeutischen Maßnahmen der chronischen Obstipation angeführt, und oben in dem Kapitel über die Asthenie haben wir ja auch schon eine Anzahl Gründe kennen gelernt, die die Atmungsgymnastik als einen für die Behandlung der Obstipation fast unentbehrlichen Faktor hinstellen. Die Schlaffheit der Bauchdecken, die daraus resultierenden Druckanomalien im Abdomen, die Enteroptose, die Zirkulationsstörungen im Abdomen sind ja alles mehr oder minder Faktoren, die sich gegenseitig im ewigen Circulus vitiosus verschlimmernd, mechanisch bedingt, darum auch allein mechanisch wirklich therapeutisch beeinflußbar sind.

Die Atmungsgymnastik hat hier ebenso die Aufgabe, zur Kräftigung der Bauchdecken beizutragen, wie die Druckverhältnisse zu verbessern, in diesem Sinne vor allem die Stauungen in den durch den abnormen intraabdominellen Druck dauernd erweiterten Stromgebieten des Abdomens (namentlich bei der chronischen Obstipation der Atonie) zu vermindern und auf den Pfortaderkreislauf günstig einzuwirken. Die Erklärungen für diese Maßnahmen ergeben sich ja alle aus den Erörterungen der letzten Kapitel, weshalb ich hier, um Wiederholungen zu vermeiden, nicht nochmals darauf eingehe.

Neben der Massage und allgemeiner Gymnastik kommen hier also von Atmungsgymnastik in Betracht alle die Übungen, die die Kräftigung der Bauchmuskulatur zur Folge haben und eine starke Ansaugung nach dem Thorax bewirken, also als Anfangsübungen

Gruppe 2, 1 bis 3 in der Rücken- und Bauchlage, später im Sitzen und Stehen, dann Übungen der Gruppe 1, Gruppe 3 und schließlich, als regelmäßig und lange Zeit hindurch täglich oft zu wiederholende Übung, die große Rollübung.

Daß daneben die Verfahren der Unterdruckatmung, namentlich bei gleichzeitigen Schwächezuständen des rechten Herzens oder, wie so häufig, bei der Vergesellschaftung von chronischer Obstipation mit Chlorose und Anämie, außerordentlich wirkungsvoll sind, habe ich bereits erwähnt. Auch hierbei verwende ich gleichzeitig meine Druck- und Saugmassage des Abdomens.

Daß bei einer Anlage zu Gallensteinleiden die Atemgymnastik das beste Vorbeugungsmittel gegen Gallensteine abgibt, ist längst bekannt, wird aber viel zu wenig gewürdigt. Möbius (Über Lebermassage, Münchner med. Wochenschr. 1899, Nr. 10) hatte sie dringend empfohlen, und wenn wir uns des bei der Asthenie über die Druckverhältnisse im Abdomen Gesagten entsinnen, so erscheint das ja durchaus erklärlich. Eine intensive Zwerchfellatmung, die ja bei intensiver Ausbildung, wie ich aus eigenen Röntgenbildern oft genug gesehen habe, eine 6 bis 8 cm und mehr betragende Exkursion des Zwerchfelles erzielen kann, wirkt natürlich, namentlich bei gleichzeitiger Anspannung der Bauchmuskulatur, dann bei Wechsel von Anspannung und Erschlaffung der Bauchwand, als eine vorzügliche Druck- und Saugpumpe auf den großen Schwamm, den ja die Leber an sich darstellt, und erzielt ebenso eine durch nichts anderes in gleicher Weise zu erreichende Zirkulationsverbesserung in der Leber, wie einen leichteren Abfluß der Galle in den Dünndarm. Als Übung sind also zu empfehlen: Übungen der Gruppe 1, dann Vorstoßen und Einziehen des Bauches, gleichzeitig und entgegengesetzt mit Ein- und Ausatmung, starke Erweiterung des unteren Thorax bei gleichzeitiger Spannung der Bauchmuskulatur, dann die große Rollübung, schließlich die Atmungsübungen in der Bauchlage.

Für die Behandlung anderer, auf ähnlichen Ursachen beruhender Erkrankungen des Abdomens (Atonie des Magens, Störungen der Drüsensekretion im Magen, Darm usw.), schließlich auch Verwachsungen, namentlich Narbenverwachsungen im Abdomen, ergeben sich von selbst[1]). In allen diesen Fällen spielt die Atmungstherapie neben der manuell-mechanischen und durch Apparate erzielten mechanischen Beeinflussung des Abdomens eine ganz erhebliche Rolle.

7. Kapitel.

Atmungstherapie bei Unterleibserkrankungen.

Über diese Frage können wir außerordentlich kurz hinweggehen Ich muß sie hier aber wenigstens erwähnen, weil in einer ganzen

---

[1]) Siehe F. Kirchberg, Narbenbehandlung. Deut. med. Woch. 1912, Nr. 29.

Anzahl auch von Ärzten verfaßten Büchern ähnlicher Art gerade darauf sehr viel Wert gelegt wird. Wie weit eine Atmungsgymnastik bei diesen Leiden überhaupt Erfolg hat, geht aus den vorigen Kapiteln ja wohl zur Genüge hervor. Es kann sich hier immer nur darum handeln, Zustände von Blutüberfüllung, die entweder auf einer allgemeinen Schwäche der Bauchdecken und des Abdomens, wie bei der Asthenie, beruhen oder durch Störungen im Pfortaderkreislauf bedingt sind, in der obenerwähnten Weise zu beeinflussen. Auf Zustände der Blutleere des Beckens wird man jedenfalls auf diese Weise nur wenig Einfluß gewinnen. Die von der sog. schwedischen Gymnastik bei den Unterleibserkrankungen der Frauen so gerühmten gymnastischen Bewegungen, die dann meist in beckenzuführende und beckenableitende Bewegungen geteilt werden, sind bei näherer Betrachtung wohl nicht viel mehr als bloße Spielereien mit Worten. Ich glaube, nichts hat der wirklichen Durchführung der Heilgymnastik in ärztlichen Kreisen mehr entgegengearbeitet und geschadet, als gerade diese Überspannung des Wertes der Gymnastik für gynäkologische Erkrankungen. Auch die Wertschätzung der Thure-Brand-Massage ist wohl mit Recht in Deutschland allmählich mehr und mehr gesunken. Soweit die Thure-Brand-Massage überhaupt heute noch Anwendungsgebiet besitzt, muß sie jedenfalls Spezialgebiet der Frauenärzte bleiben, die bei den hier in Frage stehenden Leiden allein entscheiden können, ob man nicht auf chirurgischem oder medikamentösem Wege schneller, sicherer und für die Patienten sicher schonender zum Ziele kommt. (Über den schweren Unfug der Ausübung der Thure-Brandt-Massage durch Masseurinnen äußere ich mich seit vielen Jahren in meinem Massagelehrkursen stets ungefähr mit den Worten. daß eine Masseurin. die Thure-Brand-Massage betreibt, damit aus der Reihe der anständigen Masseurinnen ausscheidet.) Ich glaube, hierin wohl der Zustimmung aller Frauenärzte und aller der Ärzte, die dieses Gebiet beherrschen, sicher sein zu können. Jeder Versuch irgendeiner physikalischen Behandlung bei Frauenleiden durch eine Masseurin oder einen Nichtarzt ohne vorangegangene ärztliche Untersuchung und spezielle ärztliche Anordnung bedeutet eine der gefährlichsten Kurpfuschereien von größter Gewissenlosigkeit, deren sich das Massagepersonal überhaupt schuldig machen kann.

Über den Wert der Atmungsgymnastik in der Schwangerschaft habe ich mich in „Schwangerschaft und Wochenbett" (Berlin 1911, Springer) folgendermaßen ausgedrückt: „Ebenso unbestreitbar ist der Wert der Atmungsgymnastik in dieser Zeit, wo durch den wachsenden Druck in der Bauchhöhle das Zwerchfell mehr und mehr nach oben gedrängt und so seine Tätigkeit, zumal ihm ja auch bei den meisten Frauen von vornherein jede richtige Übung fehlt, mehr und mehr eingeschränkt wird, so daß schließlich eine oberflächliche Atmung nur des oberen Brustkorbes mit all ihren vielen Schädigungen für den Gesamtorganismus herauskommt. Haben wir doch in dieser oberflächlichen Atmung mit eine der Hauptursachen für das mangelhafte Funktionieren der Herztätigkeit zu sehen, die dann wieder die in der Hauptsache allerdings in dem Drucke der Gebärmutter auf die großen Gefäße der unteren Bauchhöhle bedingte Stauung in den Beinen begünstigt, durch diese Stauung aber werden die Anschwellungen und die Krampfaderbildung zum großen Teil hervorgerufen."

Daß auch im Wochenbett bei fieberlosem Verlauf die Atmungsgymnastik von außerordentlichem Wert ist und die allgemeine, in dieser Zeit empfehlenswerte Gymnastik und weitere physikalische Behandlung zweckmäßig einleitet, ist einleuchtend.

8. Kapitel.

Atmungsgymnastik bei nervösen Leiden und Nervenerkrankungen.

Zur physikalischen Behandlung der Nervenerkrankungen, wenigstens soweit sie nach der Edingerschen Theorie auf allgemeinen Ernährungsstörungen des Zentralnervensystems oder der peripheren Nerven beruhen, gehört selbstverständlich die Atmungstherapie mit. Für die Tabes z. B. hat ja die physikalische Behandlung jetzt allmählich vollständig die ihr hierbei zukommende große Bedeutung erlangt. Auch hier sollte eine täglich mehrfach, für einige Minuten wenigstens, vorgenommene Atmungsgymnastik stets die aktiven Übungen, soweit sie vorgenommen werden können, einleiten (Übungen der Gruppe 1, 2 und 3). Auch bei derartigen bettlägerigen Kranken gehört sie zur täglichen Therapie. Bei der allgemeinen Neurasthenie spielt die Atmungstherapie nicht nur die Rolle eines Heilfaktors für die Verbesserung der allgemeinen Zirkulation durch Vermehrung der Oxydationsbedingungen im Organismus, sondern, wie aus den Ausführungen über die Erkrankungen des Herzens und über die Arteriosklerose hervorgeht, wird sie hier zweckmäßig neben der Massage und der allgemeinen tonisierenden Behandlung vielfach die Einleitung bilden für die erwünschte Kräftigung gerade des Herzens. Bei Liegekuren derartiger Kranken z. B. ist sie, mehrfach am Tage vorgenommen, nicht nur eine sehr erwünschte Ableitung für den Kranken und Unterbrechung der Langenweile, sondern wirkt, ebenso wie die passive Gymnastik, den durch die Liegekur hervorgerufenen Schädigungen wirksam entgegen. Für die nichtärztlichen Leser meiner Ausführungen möchte ich hier dringend auf die von ärztlicher Seite schon so oft ausgesprochene, in Laienkreisen leider noch viel zu wenig gewürdigte Warnung hinweisen, Erscheinungen von Nervenschwäche so allgemein als Zeichen von Willensschwäche anzusehen und die daran Leidenden zu forcierter Gymnastik oder Bergtouren oder gar dem Allheilmittel des Vegetarismus anzustacheln. Die angeblich neurasthenischen Erscheinungen sind doch oft genug nur die Vorboten einer Arteriosklerose, manchmal auch der Tabes, sicher aber wird stets eine Neurasthenie eine gründliche ärztliche Untersuchung erfordern und uns häufiger dazu bringen, dem Kranken zunächst erst mal die notwendige körperliche und geistige Ruhe zu verschaffen, als seine meist überarbeiteten Nerven noch mehr anzugreifen. Das für Nerven- und Körper-Gesunde ja manchmal ganz hübsch passende Wort: „Arbeit stets und raste nie, so kriegste nie Neurasthenie!" bedeutet häufig für die von der Natur weniger begünstigten Angehörigen solcher Leute einen schweren Fluch. Und wenn sorgsame ärztliche Pflege und allmähliche systematische Kräftigung aus solchen Leidenden oft genug noch, allerdings meist sehr allmählich, brauchbare und widerstandsfähige Menschen erzielen lassen können, so vernichtet gerade hier der sogenannte „gesunde Menschenverstand" derartiger Laien häufig genug alles das vollständig, was an Nervenkraft in solchen Leuten noch übrig war. Wohl auf keinem anderen Gebiete hat die Kraftmeierei und die Naturheilkunde mit all ihren Auswüchsen so viel nie wieder gut zu machenden Schaden geschaffen wie auf dem der neurasthenischen Kranken. Gerade als langjähriger Massagearzt habe ich so außerordentlich viel Gelegenheit gehabt, derartige Schädigungen immer wieder kennen zu lernen. Wie oft höre ich z. B. Aussprüche von Patienten: „Ich lebe nun schon so lange ganz naturgemäß, esse vegetarisch, trinke keinen Kaffee und keinen Alkohol, rauche nicht usw. und werde doch nicht leistungsfähiger." Es ist oft dann außerordentlich schwierig, derartige Fanatiker dann davon zu überzeugen, daß sie gerade durch diese „naturgemäße" Lebensweise sich immer mehr geschadet haben. Ich glaube wohl, daß ein gesunder Mensch eine ganze Weile ohne Schädigungen seines Organismus vegetarisch leben kann, wenigstens wenn die vegetarischen Speisen wirklich zweckentsprechend ausgewählt und zubereitet werden. Für einen Neurastheniker ist eine derartige Lebensweise sicher nichts, und ich glaube, daß meistens in diesen Fällen eine sparsame Gewährung gewisser Genußmittel, wie Alkohol oder Tabak, dem Gemütszustand derartiger Leute zuträglicher ist als das ewige deprimierende Verbieten aller derartiger Sachen. Daß eine gute Tasse reinen Kaffees, in den Tagesplan richtig eingefügt, sehr häufig grade bei Neurasthenikern direkt mit zur Medikamentation gehört, davon solche Leute zu überzeugen ist häufig recht schwer.

Daß aber eine systematische Atmungsgymnastik in vielen anderen Fällen nervöser Beschwerden durchaus angebracht ist, namentlich wenn sie z. B. auf Gehirnhyperämie geistig überanstrengter Menschen beruhen, wurde bereits oben ausgeführt. Hier wird namentlich eine Reihe von des Abends ausgeführten Atmungsübungen bedeutend beruhigender wirken als andere gymnastische Maßnahmen. Komplizierte angestrengte gymnastische Übungen sind für derartige Leute unmittelbar vor dem Schlafengehen durchaus zu widerraten, während die Atmungsübungen durch ihre hirnentlastende Wirkung meist angebracht sind, doch muß man sich in diesen Fällen auch vor einer Abkühlung des Körpers hüten. Oft wird hier, wie oben erwähnt, die Unterdruckatmung z. B. in Gestalt der Kuhnschen Saugmaske durchaus indiziert sein. Einmal wegen der gehirnanämisierenden Wirkung und dann wegen der so bewirkten Disziplinierung der Atmung, die außerordentlich beruhigend wirkt. In Sanatorien sollte man in solchen Fällen viel mehr sich der Brunschen Unterdruckatmung bedienen, als es bisher der Fall ist. Die so erzwungenen langsamen tiefen Atemzüge wirken mit fast suggestiver Macht beruhigend und langsam in den Schlaf überleitend.

9. Kapitel.

Rachitis und Wirbelsäulenkrümmungen.

Auf die Veränderung des Brustkorbs durch die Rachitis haben wir schon oben hingewiesen. Die dort geschilderte Veränderung der Art, daß die oberen seitlichen Partien des Brustkorbs einsinken, die Verbindungen zwischen Knochen und Knorpel stärker geknickt erscheinen, der rachitische Rosenkranz ausgebildet ist, die vordere Brustpartie mit dem Sternum nach vorn vorgeschoben ist, ist natürlich nicht die einzige bei der Rachitis vorkommende Veränderungsform des Thorax. Durch die Weichheit der Knochen, das bei der Rachitis augenfälligste Symptom, kann es natürlich auch zu weitergehenden Veränderungen kommen. Uns interessiert hier vor allem als Folge dieser Knochenweichheit nicht nur, daß der Thorax in seiner ganzen Gestalt leicht deformiert wird, sondern auch daß die Respirationsmuskeln an diesen weichen Knochen keinen genügenden Halt finden und infolgedessen auch die Atmung selbst behindert sein muß, zumal ja auch eine gewisse allgemeine Muskelschlaffheit meist mit zu dem Bilde der Rachitis gehört. Die Auftreibung des Leibes dürfte wohl mit in diesen Faktoren begründet sein. Meines Wissens existieren bis jetzt noch keine Untersuchungen über den intraabdominellen Druck bei der Rachitis nach Art der oben geschilderten Untersuchungen von Kaiser über den intraabdominellen Druck bei der Enteroptose, aber zweifellos würden sie meines Erachtens uns manche Aufklärung über die krankhaften Verdauungsvorgänge und Stoffwechselstörungen bei der Rachitis geben. Wie dem auch sei, zweifellos fordert gerade die Rachitis zu einer energischen physikalischen Behandlung (natürlich neben der medikamentösen) und Diät-Therapie, heraus[1]). Ich kann hier auf die anderen Faktoren nicht näher eingehen und will nur einige Punkte aus dem umfangreichen pathologischen Symptomenkomplex der Rachitis, die für die physikalische Behandlung in Betracht kommen, herausnehmen. Die Obstipation, schon im Frühstadium der Rachitis, die Auftreibung des Leibes, die widerstandslose Haut mit ihrer Neigung zu Erkältungen und Ekzemen, die Immobili-

---

[1]) F. Kirchberg, Die physikalische Behandlung der Rachitis, Med. Klin. 1911, Nr. 37.

10*

sierung des Kranken, der weder stehen noch gehen kann, auch nicht stehen und gehen soll, die beim Fortfall des festen Zwerchfellansatzes wegen der nachgiebigen Rippen behinderte Atmung, die Atrophie der Muskulatur, alle diese krankhaften Symptome, die mit den dadurch bedingten Funktionsstörungen einen traurigen vielfachen Circulus vitiosus darstellen, können am besten und erfolgreichsten physikalisch behandelt werden. Massage und Gymnastik, Abhärtung durch Abreibung und Luftbäder sind hier außerordentlich wichtig, mit am wichtigsten vielleicht ist die Atmungsgymnastik. Stellen wir uns nochmal vor, die Immobilisierung des kranken Kindes, das nicht stehen und gehen kann und es ja auch nicht soll, um nicht durch frühzeitige Belastung dauernde schwere Deformitäten der Wirbelsäule und der unteren Extremitäten herbeizuführen; dabei meist von vornherein auf die Stubenluft angewiesen, damit schlechte Atemluft einerseits und die beim Fortfall des festen Zwerchfellansatzes wegen der nachgiebigen Rippen behinderte Ventilation der im deformierten Thorax eingeengten Lungen andererseits, alles das muß zu einer dauernden schlechten Ventilation des Organismus mit all ihren ungünstigen Folgen für die anderen Organgebiete, namentlich Verdauung und Zirkulation führen. Der meist daneben bestehende Meteorismus muß zu einem Zwerchfellhochstand führen, da der Musculus transversus, dem wohl in der Hauptsache die Aufgabe zufällt, die obere Bauchpartie einzuengen, beim Rachitiker nicht funktionieren kann, wegen der Nachgiebigkeit gerade des unteren

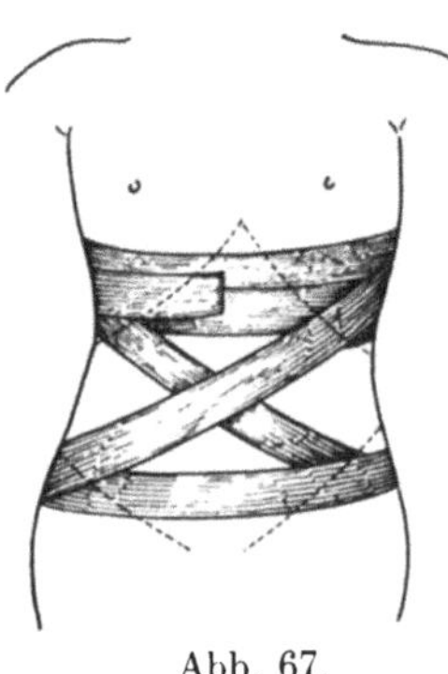

Abb. 67.

Rippenbogens. Alle diese Faktoren erfordern eine unterstützte Atmungsgymnastik. Wir können diese entweder dadurch erreichen, daß die Pflegeperson mehrfach am Tage bei der Atmungsgymnastik manuell nachhilft oder zum Teil auch dadurch, daß wir das Kind mehrfach am Tage auf hartgepolsterter Unterlage längere Zeit auf dem Bauch liegen lassen, wobei wir das Kind durch spielende Anregung, zum Lachen und Tiefatmen, oder ältere Kinder zum Sprechen, Pfeifen, oder Blasen, zu bringen suchen, um so dem Meteorismus und dem dadurch bedingten Zwerchfellhochstand entgegenzuarbeiten. Eine entsprechende Wickelung des Leibes, mehrfach für kurze Zeit am Tage umgelegt, ist meines Erachtens durchaus wünschenswert, aber nicht, indem wir das Kind einfach fest in eine Leibbinde einwickeln, sondern versuchen, einigermaßen den Ausfall der Muskeltätigkeit auszugleichen. An sich könnte man das am besten durch Leukoplaststreifen erzielen. Dem steht aber entgegen, einmal die Neigung des Rachitikers zu Exzemen, und dann der Umstand, daß damit der sonst so erwünschte Wechsel zwischen Kompression und Freilassen wegfällt. Man soll also die Wicklung etwa so vornehmen (siehe Abb. 67), daß man mit einer 6 cm breiten und 5 m langen Benderschen Idealbinde erst zwei Touren um den unteren Brustkorb herumlegt, dann mit der Binde schräg über den Leib nach der entgegengesetzten

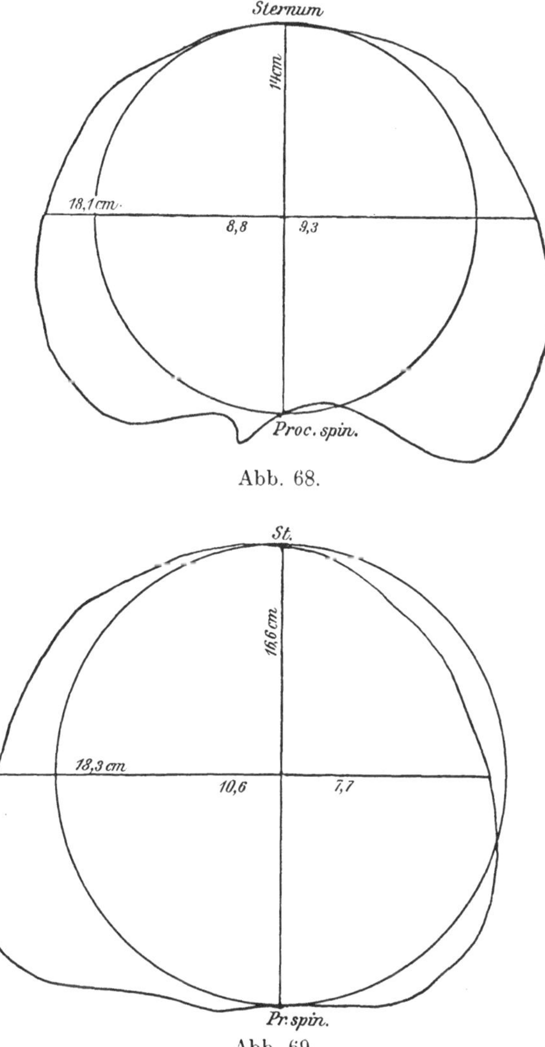

Abb. 68.

Abb. 69.

Seite bis auf den oberen Beckenrand geht, es folgen zwei Bindentouren um die untere Bauchpartie, dann gehen wir wieder schräg über den Bauch nach oben und befestigen das Ende der Binde an den oberen Touren. Ich beabsichtige mit dieser Bandagierung wie gesagt, nur eine Unterstützung der Muskelarbeit, aber keine voll-

kommene Kompression des Bauches. Es wird sich vielfach empfehlen.
diese Bandagierung auch während der Atmungsübungen vornehmen
zu lassen. In leichten Fällen habe ich mit zwei Leukoplaststreifen,

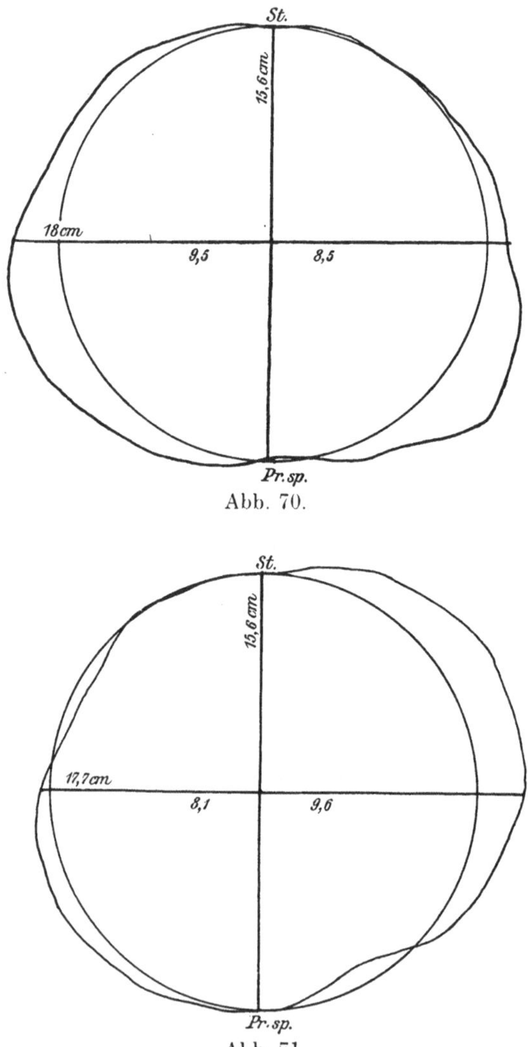

Abb. 70.

Abb. 71.

die je 3 cm breit unter dem Sternum über die Rippenbogen bis in
die Axillarlinie gelegt werden, ganz vorzügliche Resultate gehabt.
Die dann stets einsetzende Besserung vor allem der Verdauungsbe-
schwerden zeigt, daß auch diese gewöhnlich durch die ungünstigen
Zirkulationsbedingungen hervorgerufen werden.

Sehr gern verbinde ich hier die Atmungsübungen mit der Bauchmassage, da ja an sich schon eine systematisch ruhig und langsam durchgeführte Bauchmassage fast stets eine Vertiefung und Verlangsamung der Atemzüge zur Folge hat. Die Massage des Rückens und der seitlichen Thoraxflächen dient der Kräftigung der Respirationsmuskulatur. Die obenerwähnte manuelle Unterstützung der Atmungsübungen wird in der Weise vorgenommen, daß die auf die seitlichen Brustwände gelegten Hände der Masseurin den Thorax beim Einatmen nach oben anheben. Bei der Ausatmung verstärken wir allmählich langsam den Druck, bis die Ausatmung wirklich vollständig

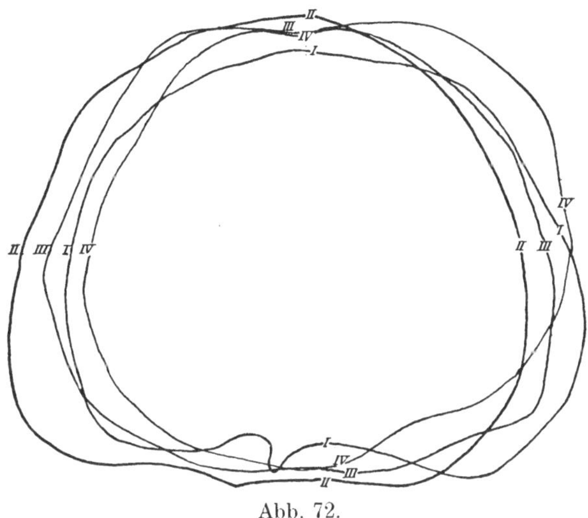

Abb. 72.

beendet ist, so daß dieser vollständigen Expression ein möglichst tiefer neuer Atemzug folgt. Auch bei ziemlich kleinen Kindern ist es meist möglich, in kurzer Zeit eine sakkadierte Ein- und Ausatmung zu erzielen, die gerade hier außerordentlich wirkungsvoll ist. Auch in diesen Fällen lasse ich beim Ausatmen gern entweder zählen oder sprechen. Bei größeren Kindern werden dann regelmäßig auch die anderen Atmungsübungen im Liegen und Sitzen vorgenommen, vor allem die Atmungsübungen in der Bauchlage. Mehr für das Kind, weniger für die Umgebung, amüsant, aber doch häufig recht wirkungsvoll im Sinne einer stärkeren Respiration ist häufiges Pfeifen und Blasenlassen auf Kinderpfeifen und Trompeten.

Bekommen wir die Kinder etwas älteren Stadiums nach eigentlich abgelaufener Rachitis, aber mit den gebliebenen Thoraxveränderungen in Behandlung, so können wir natürlich auch hier durch kein anderes Mittel so günstig einwirken, als durch die Atmungsgymnastik. Bei ausgesprochenen Skoliosen ist die Atmungstherapie natürlich nur ein partieller Heilfaktor, bei reinen Thoraxdeformitäten ist sie m. E.

der Hauptfaktor. Die Kinder müssen dazu gebracht werden, Monate und Jahre hindurch täglich mehrfach ihre Atmungsgymnastik als unentbehrlichen Bestandteil ihrer Körpertoilette vorzunehmen, am besten möglichst entblößt vor dem Spiegel und mit spezieller Ausbildung der zurückgebliebenen Brustkorbpartien. Es ist nicht schwer, den Kindern gerade dafür die entsprechenden Übungen beizubringen. Immer müssen jedenfalls dabei Atmungsübungen in der Bauchlage sein, meist ausgiebige Flankenatmungen, häufig einseitige Atmungsübungen. Das richtet sich natürlich alles nach dem speziellen Fall.

Ähnlich und doch in mancher Beziehung anders liegen nun die Verhältnisse bei ausgebildeten Wirbelsäulenverkrümmungen. Hochgradige Wirbelsäulenverkrümmungen bedingen natürlich Veränderungen schwerster Art für die Lungen[1]), denn die so bewirkten Lage- und Formveränderungen wirken nicht nur mechanisch ungünstig auf die Lungen ein, sondern auch bestehende Erkrankungen des Lungengewebes werden dadurch stets verschlimmert. Die im Brustkorb eingeschlossenen Lungen müssen sich natürlich als plastische Massen ihrem Gehäuse sowohl in Lage wie Form anschließen und können so die verschiedensten Formen annehmen (s. beifolgendes Röntgenbild eines hyperskoliotischen Thorax und fünf Kyrtometerkurven). Die vier Kyrtometerkurven zeigen die Horizontaldurchschnitte durch den Thorax in vier verschiedenen Höhen, in Höhe des 3., 4., 5. und 6. Rippenknorpels abgenommen. Schon diese vier Kurven zeigen sehr instruktiv, wie stark die Deformitäten eines derartigen Thorax die Lage der in ihm eingeschlossenen Organe verändern müssen. Noch besser demonstriert dieses die Kurve 5, wo alle vier Durchmesser auf eine Ebene projiziert sind. Man kann an diesen Kyrtometerkurven noch besser als am Röntgenbild sehen (Kyrtometerkurven und Röntgenbild sind von demselben zwölfjährigen Mädchen), daß die Lungen in einem derartigen Thorax in allen Richtungen verlagert sein müssen, und daß infolgedessen z. B. Pleuraverwachsungen, atelektatische Prozesse u. s. L. sich außerordentlich leicht entwickeln können. Das Röntgenbild zeigt, wie das Herz zu seinem größten Teil vollkommen nach rechts verlagert ist. Bald kann die eine Pleurahöhle zu einem schmalen Raum verändert werden, bald kann zwischen den gedrehten Wirbelkörpern und den hinteren Rippenabschnitten so gut wie gar kein Raum mehr für die eine Lunge übrig bleiben. Daß dabei stets auch die Lage des gesamten Mittelfellraumes verändert wird und dadurch weitere schwere Störungen sowohl in der Zirkulation wie auch in der Lungentätigkeit eintreten, ist selbstverständlich. Der Stand der Lungengrenzen wird natürlich auch stark verändert. Sie können bald nach oben, bald nach unten verschoben sein, auch der Boden des Pleuraraumes, das Zwerchfell, wird in seiner Lage ver-

---

[1]) Siehe für derartige Fälle die sehr instruktiven Ausführungen über die vielfachen Beziehungen der Wirbelsäulenveränderungen zu den anderen Organsystemen in: „Die Orthopädie in der inneren Medizin" von Lorenz und Saxl, Wien und Leipzig 1911. Suppl. zu Nothnagels Pathologie und Therapie.

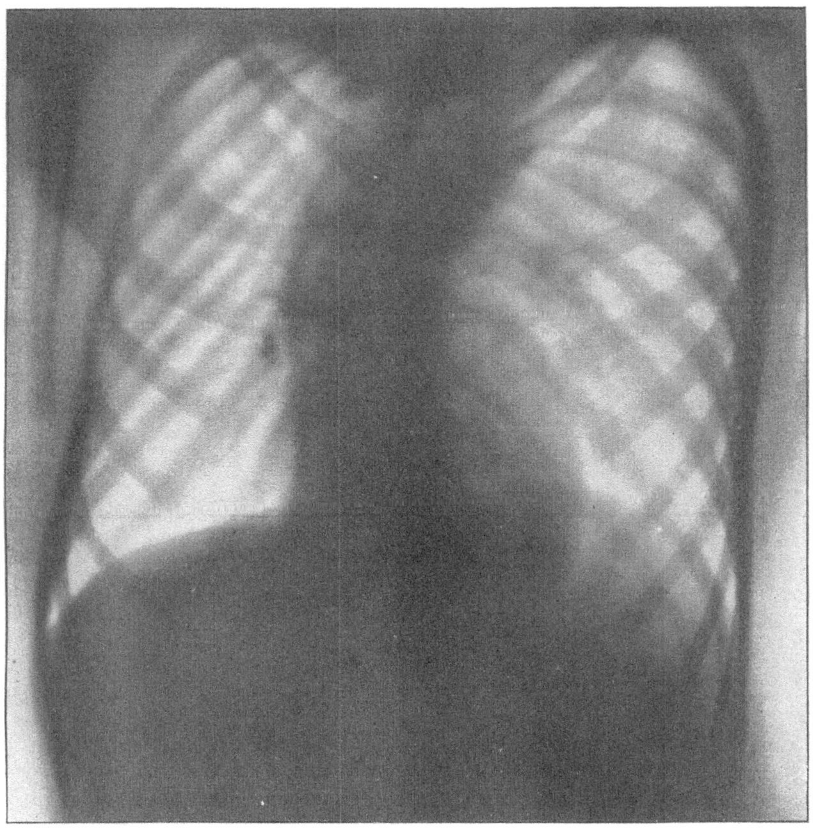

Abb. 73.

Verlag von Julius Springer in Berlin.

ändert. Lorenz und Saxl (a. a. O.) nehmen an, daß im allgemeinen ein Tiefstand des Zwerchfells überwiegt. Sie erklären das damit, daß mit der Zunahme der Verkrümmung auch die Ansätze des Zwerchfells tiefer rücken müssen. Meist wird der Stand des Zwerchfells asymmetrisch sein. Auch die anderen Wirbelsäulenveränderungen geben dementsprechende Veränderungen der Lungen. Fast immer resultiert aber eine mehr oder minder weitgehende Verkleinerung der gesamten respiratorischen Fläche. Die Schädigungen, die die Lunge durch die Verkrümmungen der Rumpfwand erleidet, sind nicht nur abhängig von der Stärke der Verkrümmung, sondern vor allem davon, welche Lungenpartien davon betroffen sind. So können schon leichte Formen der Skoliose schädlich wirken, wenn sie die Partie der Lungenspitzen in Mitleidenschaft ziehen, da diese ja, wie wir oben gesehen haben, von vornherein zur Tuberkulose prädisponiert sind.

Der schwerer verkrümmte skoliotische Thorax lüftet die Lungen außerordentlich schlecht, die Atembewegungen sind besonders an der konvexen Seite oft so mangelhaft, daß hier fast eine Inspirationsstellung herauskommt. Lorenz-Saxl (a. a. O.) beschreiben die einzelnen Veränderungen der Atmungsmuskulatur bei den einzelnen Formen der Wirbelsäulenveränderungen ziemlich eingehend. Diese Veränderungen werden uns dann zu entsprechenden Maßnahmen bei der Atmungstherapie veranlassen. Wir werden versuchen, das was stärker ausgebildet ist an Atmungsmuskeln, noch mehr in seiner Wirksamkeit zu unterstützen, und von der verkümmerten Atmungsmuskulatur noch möglichst viel zur Tätigkeit anzuregen. Ich glaube wohl, daß man auch auf diese Weise, sozusagen indirekt, auch auf den primären Prozeß noch in gewisser Weise günstig einwirken kann.

Was nun die einzelnen Fälle anbetrifft, so folge ich hier, wie gesagt, zunächst einmal Lorenz-Saxl, in deren Darstellung ich eine große Unterstützung der gesamten Therapie der Wirbelsäulenerkrankungen sehe; haben wir es doch hier fast durchweg mit an sich unheilbaren Erkrankungen zu tun, deren schwere Folgen für den Organismus abzuschwächen oder teilweise wenigstens aufzuheben, durchaus möglich ist, wenn man sich erst einmal diese Folgen richtig klar gemacht hat. Die Wege dazu haben, wie gesagt, Lorenz-Saxl in fast mustergültiger Weise gewiesen. Betreffs des hier in Betracht kommenden Faktors sagen sie z. B.: „Besteht ein größerer Gibbus in der mittleren Brustwirbelsäule, so werden die unteren Rippen mehr gehoben und verlaufen annähernd horizontal, also so, daß sich der Thorax in Inspirationsstellung befindet. Die thorakale Atmung ist demgemäß stark beschränkt und der Patient hauptsächlich auf die diaphragmatische angewiesen. Ist der Buckel im oberen Teile der Brustwirbelsäule gelegen, so verlaufen die Rippen mehr nach abwärts, oft beinahe senkrecht. Bei diesem Typus des verlängerten und flachen Thorax ist wieder die diaphragmatische Atmung geschädigt. Ebenso verhält es sich, wenn bei einem Gibbus der Lendenwirbelsäule der Thorax soweit nach vorn gesunken ist, daß sich Rippenbögen und

Darmbeinschaufeln berühren, wobei das Zwerchfell dem Beckeneingang sehr genähert ist. Im Gegenteil hierzu finden wir oft rein abdominalen Atmungstypus bei ankylosierender Wirbelentzündung, wenn die Respirationsmuskulatur paretisch und atrophisch ist, und wenn eine Ankylose der Kostovertebralgelenke eingetreten ist." Die Folgerungen aus diesen Ausführungen für die Atmungsübungen in den einzelnen Fällen ergeben sich demgemäß von selbst. Der verkümmerte Teil der Respirationsmuskulatur ist nach Möglichkeit auszubilden durch entsprechende Lagerung oder Stellung, eventuell muß durch Unterstützung, durch Bandagierung usw. hier versucht werden, zu erreichen, was noch erreicht werden kann.

Von größter Wichtigkeit ist die Behandlung der in ihrer Ätiologie für die Aperturdeformität gewürdigten Skoliose, deren frühzeitige Entdeckung und Behandlung den Patienten vor schwerer Schädigung schützen kann. Die systematische Ausbildung der oberen Atmungsmuskulatur, vor allem der Aperturheber, ist für die Verhütung der Spitzentuberkulose von der größten Wichtigkeit. Aus diesen und anderen Gründen gehört zu jeder Skoliosenbehandlung als absolut wichtiger, aber bisher noch sehr vernachlässigter Heilfaktor die Atmungstherapie, nicht nur in Form von allgemeinem Turn- und Gesangsunterricht, die natürlich auch schon etwas nützen, sondern als speziell für jeden einzelnen Fall auszuwählende und zu kontrollierende Therapie.

Lorenz und Saxl führen weiter an, daß außer der Tuberkulose durch die Wirbelsäulenverkrümmungen die Entstehung von Atelektasen der Lunge, Pneumonie, Bronchitis und Pleuritis begünstigt und, wenn einmal eingetreten, in ihrem Verlauf verschlimmert werden. Es kann hier nicht der Platz sein, auf alle diese Faktoren genau einzugehen. Ich kann nur soviel sagen, jede Wirbelsäulenverkrümmung muß dauernd mit Atmungsübungen behandelt werden. Auch hier gilt der Satz, daß eine Anzahl von Atmungsübungen für jeden derartig Erkrankten einfach zur täglichen Körpertoilette gehört und jahraus jahrein vorgenommen werden müssen.

Meist werden hier gerade die halbseitigen Übungen eine große Rolle spielen (siehe oben Teil 1), eventuell können wir diese Übungen in ihrer Wirkung noch verstärken dadurch, daß wir die herunterhängende Hand der einen Seite durch ein Gewicht belasten, um die entsprechende Schulter noch mehr herabzuziehen. Dann sind die Übungen im Liegen auf der erweiterten Seite vorzunehmen, um die verkümmerte Seite zu dehnen. Aber immer gehören auch eine Anzahl der beiderseitigen Übungen dazu, da wir ja stets eine mangelhafte Tätigkeit der ganzen Lunge dabei haben. Jedenfalls müssen alle diese Atmungsübungen den Rückgratsverkrümmten in ärztlicher Behandlung beigebracht werden und ihnen dabei klar gemacht werden, daß sie dieselben eigentlich zeitlebens vorzunehmen haben, um sich vor späteren Schädigungen zu schützen und ihren Körper so leistungsfähig wie möglich zu machen.

Daß wir bei der beginnenden Skoliose namentlich von den Atmungsübungen selbst auch einen direkten Einfluß auf die Skoliose erwarten können, habe ich bereits an anderer Stelle erwähnt. Eine intensive, möglichst weitgehende Erweiterung des Brustkorbes muß natürlich auch auf die Wirbelsäulenrippengelenke einwirken und mindestens dazu beitragen, eine Fixierung dieser Gelenke zu verhüten. Nach Möglichkeit sind diese Übungen in der Bauchlage auf fester Unterlage vorzunehmen, die anderen Übungen nackt oder wenigstens mit entblößtem Oberkörper vor dem Spiegel. Die Selbstdressur unter Kontrolle des Auges bewirkt in der Hinsicht außerordentlich viel und bringt oft besser als maschinelle Unterstützung irgendwelcher Art dem betreffenden Menschen das Muskelgefühl der redressierten Stellung bei, worauf ich bei meiner Skoliosenbehandlung sehr viel Wert lege.

10. Kapitel.

Krankheiten der Atmungsorgane.

Über die Erkrankungen der Atmungsorgane sind hier einige Angaben nötig, sowohl um eine Anleitung für die Behandlung dieser Erkrankungen mit Atemgymnastik zu geben, als wie vor allem auf die schweren Gefahren hinzuweisen, die übertriebene Atemgymnastik, unter Umständen jede Atemgymnastik, bei manchen Erkrankungen der Atmungsorgane mit sich bringt. Wie das sogenannte Müllern (Übungen nach dem sogenannten System von I. P. Muller), das für sehr kräftige, körperlich gut durchgebildete Menschen ein vorzügliches Mittel zur Erhaltung der Körperkräfte darstellt, bei vielen Menschen schwere Schädigungen hervorgerufen hat (in den ersten Jahren der Müllerei haben wir eine ganze Anzahl Leute in Behandlung bekommen, die sich durch das Üben nach diesem System ihr schon von vornherein nicht mehr recht taktfestes Herz oder ihre Nerven völlig ruiniert hatten), so geht es zur Zeit mit der Atemgymnastik. Auf der einen Seite sind es häufig Menschen mit bester Absicht, die uneigennützig, aber oft recht unzweckmäßig, glauben, alle Menschen mit ihrer Atemgymnastik gesund machen oder erhalten zu können, und andererseits sind es sogenannte Atemkünstlerinnen, die, für oft recht teures Geld, eine mehr oder weniger üble Kurpfuscherei treiben und mit „ihrem gesunden Menschenverstand", aber unangekränkelt von jeder wirklichen Sachkenntnis, behaupten, jede Krankheit der Atmungsorgane mit ihrer Atemkunst heilen zu können, als ob alle derartigen und noch ein Schock andrer Krankheiten nur durch falsche Atmung entstanden wären. Die Ärzte, die derartigen Künstlerinnen auch noch ihre Empfehlungen geben, sollten sich mal die Vorträge derartiger Damen anhören oder ihre Schriften lesen. Sie werden es sich dann noch einmal überlegen, ob sie ihren Patienten und ihrem eigenen Stande einen großen Gefallen damit tun, wenn sie eine derartige Reklame mit ihrem Namen decken.

Zunächst können wir fast ganz allgemein das sagen, daß wie bei

der Massage und fast vollständig auch bei der gesammten Heilgymnastik,
auch hier jede infektiöse und fieberhafte Erkrankung die
Atemgymnastik untersagt. Hingegen werden sehr häufig die nach
infektiösen und entzündlichen Prozessen sich bemerkbar machenden
Residuen uns Gelegenheit geben, vorteilhaft Gebrauch zu machen
von einer sachgemäßen und dem jedesmaligen allgemeinen Gesundheitszustand und dem speziellen Fall angepaßten Atemgymnastik,
aber hier wie bei der Massage und Heilgymnastik überhaupt muß
Masseur und Heilgymnastik männlichen wie weiblichen Geschlechts
sich stets bewußt bleiben, daß sie nichts anderes sein können, als
unterstützende und die Befehle des Arztes ausführende Organe. Selbst
eine noch so lange Tätigkeit auf diesem Gebiete kann nie einem
derartigen Nichtarzt das Recht geben, Atemkuren auf eigene Faust
vorzunehmen. Ich werde in folgendem Gelegenheit haben, kurz darauf
hinzuweisen, daß oft äußerlich ganz gleiche Krankheitserscheinungen
durch ganz verschiedene Krankheiten hervorgerufen sein können,
und daß nur sorgfältige ärztliche Untersuchung entscheiden kann,
wie weit hier eine atemgymnastische Kur von Erfolg sein, oder ob
sie nicht sogar schaden kann. Wie ich in der Einleitung geschrieben
habe, hoffe ich ja mit meinen Büchern über Massage und Gymnastik
sowohl dem Mediziner die nötigen Hinweise und Anleitungen auf
unserem Spezialgebiet geben zu können, wie das ärztliche Hilfspersonal zu sachverständiger Ausführung ärztlicher Anordnungen auf
diesem Gebiet zu erziehen.

1. Erkrankungen der Nase.

Von den Krankheiten der zuführenden Luftwege interessieren uns zunächst gewisse Schwellungen der Nasenschleimhaut und Verlagerungen durch Schleimmassen, wie sie nach akuten
Katarrhen zurückbleiben; ebenso können durch langjährige Verlagerung
der hinteren Nasenrachenverbindung durch vergrößerte Rachenmandeln usw. allmählich Schwellungen und Verengerungen im Gebiet der
Nasenmuscheln eintreten, die dann nach operativer Entfernung der
eigentlichen Ursache unter Umständen eine nasengymnastische Behandlung erfordern. Wieweit bei angeborenen Deformitäten oder nach
Operationen zurückgebliebenen Defekten im Sinne einer entstellenden
Veränderung die Gymnastik überhaupt etwas tun kann, das gehört in
das Gebiet der kosmetischen Massage und Gymnastik. Daß bei dem
engen Zusammenhang, in dem die Lymphgefäße der Nase mit der
Zerebrospinalflüssigkeit und dem intrakraniellen Druck stehen, jede
Maßnahme, die ein Abschwellen der Nasenschleimhaut bewirkt (und
dazu gehört in manchen Fällen eine geordnete Nasenatmungsgymnastik), auch auf andere durch diese Schwellungen bedingte Erscheinungen
im Schädel von günstigem Einfluß ist, liegt auf der Hand (Kopfschmerz, Stirndruck, Schwindel usw.).

Sehr häufig wird eine derartige Gymnastik zu kombinieren sein mit einer inneren Nasenschleimhautmassage, die natürlich auch nur der Arzt vornehmen kann.

Das Gleiche gilt von den chronischen Erkrankungen des retronasalen Raumes und der benachbarten Teile, dem bei so vielen Menschen oft lange Zeit bestehenden chronischen Nasen- und Rachenkatarrh. Diese Erkrankung, die sich oft anschließt an einen akuten Katarrh, der anscheinend nicht ganz ausheilt, finden wir namentlich häufig bei Leuten, bei denen ständige örtliche Reize die erkrankte Schleimhaut nicht zur völligen Rückbildung kommen lassen, bei ständigen Rauchern, Trinkern, Leuten, die berufsmäßig einen großen Teil des Tages in rauchigen Räumen oder bei einer staubigen Beschäftigung zubringen müssen. Ein großer Prozentsatz der Schnarcher gehört zu diesen Leuten. Daß derartig Kranke dann allmählich völlige Mundatmer werden und die Nasenatmung so vollständig verlernt haben, daß man sie ihnen erst wieder beibringen muß, ist einleuchtend; und hier hat man in der Tat mit einer derartigen Atmungsübungsbehandlung oft ganz ausgezeichnete Erfolge. Da aber ähnliche Symptome auch bei manchen syphilitischen Erkrankungen vorkommen können, muß selbstverständlich stets eine vorhergegangene Kehlkopf- und Nasenspiegeluntersuchung alle anderen Erkrankungen ausgeschlossen haben. Ein chronischer Rachenkatarrh heilt meist erst völlig aus, wenn man die Menschen erst wieder an die Nasenatmung gewöhnt hat, weil sonst die durch das Schlafen bei offenem Mund bewirkte nächtliche Austrocknung des Rachenraums jede andere Therapie wirkungslos macht.

Da die Schwellungen der Nasenschleimhaut oft eine Verlegung oder besser gesagt Verklebung des Ausgangsteiles des Ductus nasolacrimalis (Tränennasenkanal) zur Folge haben, werden auch die dadurch bedingten Stauungen im Tränensack und der Coniunktiva in demselben Maße günstig beeinflußt werden, wie die Nasenschleimhauterkrankungen selbst. Die sehr häufig als schwerer kosmetischer Fehler empfundenen hängenden Säcke unter dem Auge werden wohl durch eine sachgemäße Massage gebessert, aber wenn, wie erwähnt, die Ursache in einer Erkrankung der Nasenschleimhaut liegt, muß dieser Umstand natürlich bei der Therapie berücksichtigt werden.

Dr. H. Hughes[1]) erwähnt die von anderer Seite empfohlene Atemgymnastik bei Nasenblutung. „Man atmet 20 bis 30 mal frische, möglichst kalte Luft recht tief und schnell durch die Nase ein und stößt sie rasch durch den Mund aus. Die ungeheuere Erweiterung des Lungeninneren stellt eine Art Saugpumpe dar, deren Wirkung sich mit der eines riesigen Schröpfkopfes vergleichen läßt, der das Blut dorthin zieht und dadurch die Adern der Nase und des Kehlkopfes ziemlich blutleer macht. Diese Lungensaugkraft ist so groß, daß man die von ihr angeregte Blutströmung bis hinunter in die Füße verfolgen kann. Legt man bei jemanden, der eben die

---

[1]) Siehe Hughes, Lehrbuch der Atemgymnastik. 2. Aufl. Wiesbaden 1905.

Atemhaltung möglichst kräftig und schnell vornimmt, das Hörrohr an die Leistengegend über den dort an der Oberfläche verlaufenden Blutaderstamm an, so hört man die Blutbewegung darin odentlich wirbeln. Auch hält der mächtig durch die Nase eingezogene Luftstrom das Blut eine Zeit lang in derselben zurück und bringt es durch die Kältewirkung leichter auf der Wunde zum gerinnen. Die Arme hält man stets hoch über den Kopf. Befindet man sich im Zimmer, so stellt oder setzt man sich auch im Winter ans offene Fenster. Der Kopf darf dabei nie gebeugt werden, weil diese Haltung dem Blutausfluß aus der Nase entschieden Vorschub leistet. Wirksam unterstützen kann man diese Kur, indem man die Füße durch Reiben oder ein heißes Fußbad erwärmt, wodurch das Blut von oben abgelenkt wird. Ferner sind ersprießlich kalte Wasserumschläge auf Nase und Stirn, sowie heiße in die Nackengegend oder Einspritzung heißen Wassers von 35^0 C. in die Nase, wobei der Kranke fortwährend geräuschvoll schnarchend durch den Mund atmen muß." Ich führe das hier so ausführlich an, nicht um diese Methode nun wahllos zu empfehlen, sondern um durch die folgenden Bemerkungen zu zeigen, daß selbst bei einem so einfach erscheinenden Krankheitssymptom. wie dem Nasenbluten, die verschiedensten Krankheitsursachen zugrunde liegen können und dementsprechend natürlich auch die Behandlung keine einheitlich schematische sein kann, sich vielmehr stets nach den Grundursachen richten muß. Kann doch das Nasenbluten bedingt sein, außer durch die ja allerdings häufig zugrunde liegende Schleimhauterkrankung, die dann in der Regel durch Erweiterung der Venen im vorderen Teil des Septum cartilagineum zu Nasenblutungen disponiert (selbst in diesen Fällen ist forciertes Nasenatmen schädlich, vielmehr möglichste Ruhigstellung geboten), durch Allgemeinerkrankungen verschiedener Art: Leukämie, Skorbut, schwere Anämie, Ikterus, vor allem die Hämophilie wären hier zu nennen. Bei den profusen Blutungen, wie sie z. B. bei einer Reihe der eben erwähnten Krankheiten und bei chronischen Nierenerkrankungen vorkommen, möchte ich die erwähnte Atemgymnastik für gänzlich zwecklos halten, hier wird man dem Patienten einen viel größeren Gefallen tun, wenn man ihn anweist, sich bei Nasenbluten sofort an einen Arzt zu wenden, um sich durch eine Kauterisation oder durch eine Tamponade vor einem starken Blutverlust zu bewahren. Der nichtärztliche Leser soll aus diesem kleinen Beispiel lernen, daß selbst an sich unbedeutend erscheinende Symptome für den Arzt oft von größter Wichtigkeit sind und Herumprobieren an einem Patienten nach dem Grundsatz: „Vielleicht hilft es hier", gar oft gegen den ersten Grundsatz verstößt, den Arzt, wie ärztliches Hilfspersonal bei jeder Arbeit am leidenden Menschen vor Augen haben sollen: nil nocere (nur nicht schaden). Zeitversäumnis durch unnützes Herumprobieren ist aber oft ein schwerer Schaden für den Patienten. (Über den Einfluß, den Erkrankungen der Nase auf die Sing- und Sprachbildung haben, siehe im Kapitel Gesang und Sprache.)

In manchen Fällen, hatte ich oben gesagt, gehört eine geordnete Nasengymnastik zu den Heilmitteln, die wir bei chronischen Katarrhen der Nasenschleimhaut und des Nasenrachenraums anwenden. So sehr das nun auch manchen Atmungsenthusiasten gegen den Strich gehen mag, wir müssen diese Anwendung hier noch mehr einschränken.

Absichtlich war ich im anatomischen Teil nicht näher auf die Beschreibung der Nasennebenhöhlen eingegangen, um jetzt erst hier bei der Besprechung der chronischen Katarrhe dieser Gegend darauf zurückzukommen. Ich gehe hier so eingehend sowohl auf die anatomischen Verhältnisse der oberen Atmungsorgane wie ihrer hauptsächlichsten Erkrankungen ein, weil diese Kenntnisse für jeden unbedingt nötig sind, der sich mit Atemgymnastik befaßt, z. B. auch für alle Gesanglehrerinnen, in erster Linie wieder, wie schon so oft gesagt, um die mit einer unvorsichtigen Atemgymnastik verbundenen Gefahren kennen zu lernen; dann sind diese Kenntnisse aber auch für alle die doppelt nötig, die von Berufs wegen Atmung und Stimme üben und darum schonen müssen. Sänger, Schauspieler, Lehrer, Geistliche usw., deren Erwerb mehr oder minder von der Erhaltung ihrer Stimme abhängig ist, müssen diese Organe und die ihnen drohenden Gefahren kennen, um zu wissen, daß auch ihr bester Freund nur der Arzt sein kann. In Verbindung mit den oben gegebenen Abbildungen und der hier beigefügten Abbildung, die die Lage der Nebenhöhlen etwas deutlicher machen soll, wird es hoffentlich auch meinen nicht ärztlichen Lesern gelingen, sich zurechtzufinden[1]) (s. Abb. 1). Mit der Nasenhöhle stehen also, wie gesagt, eine Reihe von Nebenhöhlen in Verbindung, die andererseits zum Teil wieder mit der Schädelhöhle kommunizieren, so daß Erkrankungen von ihnen sich unter Umständen auch dahin ausbreiten und so selbst lebensgefährlich werden können. Die größte dieser Nebenhöhlen ist die Kieferhöhle, im Körper des Oberkieferknochens gelegen. Das Dach der Kieferhöhle bildet den Boden der Augenhöhle, die äußere Wand ist der Knochen, den man im Gesicht zwischen Auge und Zähnen fühlt. Die Öffnung, durch die die Kieferhöhle mit der Nase in Verbindung steht, befindet sich in der Bucht zwischen der mittleren und unteren Muschel, nahe dem Dach der Kieferhöhle. Daher kommt es, daß Flüssigkeiten, die sich bei Erkrankungen in der Kieferhöhle ansammeln, erst nach der Nase abfließen können, wenn sie die Höhle fast ganz ausfüllen und darum sehr häufig operativ entleert werden müssen. Gleichfalls nach dem mittleren Nasengange, aber mehr nach vorn und oben zu, öffnet sich der Ausführungsgang der Stirnhöhle, die in der Schuppe des Stirnbeins liegt und sich verschieden weit in das Dach der Augenhöhle hinein erstreckt. Im Siebbein befinden sich ebenfalls eine ganze

---

[1]) Ich folge hierbei der Darstellung der Nasenerkrankungen der Schilderung von Privatdozent Dr. R. Heymann, Die Krankheiten der Nase, wieder in dem oft erwähnten Buch Koßmann und Weiß, Die Gesundheit.

Anzahl von Zellräumen, die zwischen die äußere Nasenwand, die Augenhöhle und die Schädelhöhle eingelagert sind, die vorderen dieser Hohlräume stehen gleichfalls mit dem mittleren Nasengang in Verbindung, während die hinteren oberhalb der mittleren Muschel im oberen Nasengang münden. Hierher öffnet sich schließlich noch eine Nebenhöhle: die Keilbeinhöhle. Von dem Nasentränengang haben wir schon gesprochen, und ebenso von der Eustachischen Röhre. Denken wir nun daran, daß fast alle entzündlichen Erkrankungen, die sich in der Nase abspielen, vielleicht abgesehen vom Heuschnupfen und dem sogenannten nervösen Schnupfen, infektiöser Natur sind und im Verlauf dieser entzündlichen Erkrankungen sehr häufig ein Teil der Schleimhaut ihre Flimmerhärchen verliert, so werden wir uns sagen, daß eine Miterkrankung dieser Nebenhöhlen außerordentlich leicht, eine Selbstheilung aber, wie wir sie sehr häufig bei der isolierten Erkrankung der Nase selbst sehen, doch sehr erheblich seltener sein wird. Von dem eben erwähnten nervösen Schnupfen sagt Heymann (an der zitierten Stelle): „hier stellt sich ganz plötzlich, sehr oft früh beim Aufstehen, heftiger Niesreiz ein, mit starkem rein wässerigen Ausfluß aus der Nase, starker Verschwellung der Nase, infolge davon Eingenommenheit des Kopfes, Störung des Geruches, mitunter auch Tränen der Augen, Ohrensausen. Der Anfall dauert manchmal nur wenige Minuten, häufiger 1 bis 2 Stunden, dann verschwindet er ebenso plötzlich wieder und in der Zwischenzeit bis zum nächsten Anfall ist völliges Wohlbefinden vorhanden. Bei dieser merkwürdigen Erkrankung handelt es sich immer um Menschen, deren Nerven geschwächt und dadurch ungewöhnlich leicht erregbar sind. Schon eine so geringe Abkühlung der Haut, wie sie stattfindet, wenn man beim Aufstehen den Fuß unter der Bettdecke hervorbringt, reicht manchmal aus, den Anfall auszulösen". Ich glaube wohl, daß in diesen Fällen eine systematische Atemgymnastik mehr als bloß einen suggestiven Erfolg haben wird, zumal in Verbindung mit einer allgemeinen, kräftigenden und abhärtenden Gymnastikkur (Nacktgymnastik).

Von den erwähnten Erkrankungen der Nachbarorgane der Nase ist eine der häufigsten eine Entzündung der Ohrtrompete (Tuba Eustachii). Die Schwellung der Nasenschleimhaut geht direkt fort in die Schwellung der Tube, dadurch entsteht Druck und Stechen in den Ohren, Ohrensausen, mitunter Schwerhörigkeit, bei längerer Dauer kann es zu Katarrhen im Mittelohr, zu Eiterungen usw. kommen. Bei kräftigem Schnauben oder beim Niesen wird leicht Schleim und Eiter in das Ohr getrieben und kann dort zu Entzündungen führen, die zum Durchbruch des Trommelfells, ja zum Übergreifen der Entzündung auf den Schädelinhalt Veranlassung geben können.

Nun endlich die eigentlichen Erkrankungen der Nasennebenhöhlen: Die Schleimhaut der Nebenhöhlen ist sehr häufig mitbeteiligt an den Entzündungen der Nasenschleimhaut, deren unmittelbare Fortsetzung sie ja ist, sehr häufig ohne daß sofort besondere Erscheinungen eintreten. Denn unbestimmter Kopfschmerz, Eingenommensein usw. kann ebensogut auf die Nasenerkrankung wie auf die Nebenhöhlungerkrankung zurückzuführen sein. Manchmal tritt der Schmerz nur zeitweise auf, er läßt nach oder verschwindet zeitweise ganz, wenn die Höhle ihren Inhalt entleert hat, um wiederzukehren, wenn sie sich aufs neue füllt. Besonders bei Erkrankungen der Stirnhöhle ist oft ein heftiger Schmerz in der Stirn über den Augenbrauen vorhanden, der regelmäßig meist morgens einsetzt und nach einigen Stunden verschwindet. Bei den schleichend sich entwickelnden Erkrankungen der Kieferhöhlen ist manchmal ein schmerzhaftes Druckgefühl in der Wangengegend, manchmal nur ein ganz anfallsweise auftretender Schmerz, vorhanden. Gerade in der Kieferhöhle, aber auch in der Keilbeinhöhle, sind die Abflußbedingungen für die in der entzündeten Höhle abgesonderten Flüssigkeitsmengen sehr ungünstig. Bei den anderen Höhlen kann aber ein ähnlicher Zustand geschaffen werden durch Veränderungen der Schleimhaut. So kommt es gerade leicht, wie gesagt, in diesen Höhlen zu schleichenden chronischen Erkrankungen. Die Absonderung in der Höhle besteht dann als schleimig-eitrige fort, oft in so geringem Grade, daß der Kranke wenig davon spürt. Auch bei reichlicher Absonderung wollen die Kranken oft nicht glauben, daß ihre Nase oder die Nebenhöhlen krank sind, weil sie wohl meist gleichzeitig eine beständige mehr oder minder lästige Verschleimung im Halse haben oder heiser sind, alles Erscheinungen, die durch den in der Nase nach hinten abfließenden Schleim verursacht werden, sie in der Nase selbst aber wenig oder gar nichts merken. Der Geruch ist oft gestört, nicht selten empfinden die Kranken selbst einen üblen Geruch in der Nase, wenn der Eiter aus der Höhle in die Nase eintritt. Schmerzen können häufig lange Zeit ganz fehlen, nur wenn eine Verschlimmerung eintritt, wie das fast bei jedem frischen Schnupfen der Fall ist (und derartige Kranke sind nun wieder für neue Ansteckungen doppelt disponiert), treten die gleichen Erscheinungen auf, wie bei einer ganz frischen Nebenhöhlenerkrankung. Oft ist aber beständig eine Schwere im ganzen Kopf oder ein dauernder Kopfdruck vorhanden, der bei ganz geringen Anlässen sich sehr steigert, so bei geringen Mengen Tabak, Bier, geistigen und körperlichen Anstrengungen, nervösen Aufregungen. Oft ist aber doch das Befinden derartiger Kranker dauernd gestört, sie neigen zu Blutandrang nach dem Kopf, sind leicht reizbar, leiden an Verstimmungen, geistiger Abspannung, Zerstreutheit usw. Natürlich ist es bei solchen Erkrankungen oft sehr schwer, die eigentliche Ursache aufzudecken, zumal wenn bei dem unbestimmten Anfang den Kranken die eigentliche Ursache verborgen geblieben ist, so daß sie dann sehr häufig ihre Beschwerden als Erscheinungen von Nervenschwäche, als nervösen Kopfschmerz usw. auffassen. Für alle diese Beschwerden preisen ja nun gerade die Naturheilkundigen und Atemkünstler ihre Atemgymnastik usw. an. Daß nun in diesen Fällen die sorgfältigste

Atemkur keinen Erfolg bringen, in vielen Fällen aber sogar sehr schädlich wirken wird, wird nun auch dem nichtärztlichen Leser hoffentlich verständlich sein. Leute z. B., die nach einer Influenza sich nicht erholen können, sondern immer diese erwähnten Beschwerden haben, sollten dann lieber sofort einen Nasenspezialarzt konsultieren, als irgendwelche Erholungskuren auf eigene Faust zu machen. Solange sie sich dann im Freien aufhalten, mögen sie sich ganz wohl fühlen, aber bei Rückkehr in die gewohnten Arbeitsverhältnisse kehren dann leicht die alten Erscheinungen wieder, da sie ja dauernd noch ihre alte Erkrankung in sich tragen.

So günstig die Beibringung einer guten Nasenatemtechnik und ihre ständige Übung im Sinne einer Abhärtung der Atmungsorgane und dadurch nach Möglichkeit einer Verhütung der hier geschilderten Erkrankungen wirkt, so wenig leistet sie allein bei diesen akuten und chronischen entzündlichen Erkrankungen, und jedem für die Erhaltung seiner Stimme besorgten, der aus diesem Grund Atemtechnik treibt, kann ich nur den einen guten Rat geben: laß die Atemübungen, bis die entzündlichen Erscheinungen vollständig geschwunden sind, und, schwinden nach einem mehr oder minder starken Schnupfen nicht alle Erscheinungen in gewohnter Zeit, so gehe sofort zum Arzt.

Auch der auf die Nasenschleimhaut beschränkt gebliebene Katarrh, der so allgemein als harmlose fast notwendige Erkrankung angesehene Schnupfen, sollte immer unsere Aufmerksamkeit finden. Häufige Wiederholungen führen sehr leicht zu dauernden Veränderungen der Schleimhaut, dem chronischen Schnupfen oder Stockschnupfen. Es kommt dann zu einer Dickenzunahme sämtlicher die Schleimhaut zusammensetzender Schichten, die dann natürlich die Nasenatmung dauernd beeinträchtigt. Am stärksten ist meist die Störung in der Nacht und da am stärksten auf der Seite, auf der der Kranke liegt. Nach dem Aufstehen, besonders beim Aufenthalt in frischer Luft, bessert sich der Zustand meist. Bei Aufenthalt in warmen dumpfigen Räumen wird er oft plötzlich stark verschlimmert. Diese Störung der Durchgängigkeit der Nase entwickelt sich manchmal in so frühzeitigem Alter oder so schleichend, daß sie dem Betreffenden kaum zum Bewußtsein kommt. Kommen sie dann wegen dauernder Verschleimung des Halses oder immer wiederkehrender Heiserkeit zum Arzt, so sind sie oft sehr erstaunt zu hören, daß das Übel seinen Sitz in der Nase hat. Auch hierdurch werden oft Schmerzen in anderen Partien des Gesichtes und Kopfes ausgelöst, Asthma, nervöses Herzklopfen und mancherlei andere Erkrankungen können damit in kausalem Zusammenhang stehen. Die Stärke der Absonderung ist bei diesem chronischen Katarrh ganz verschieden nach Menge und Beschaffenheit.

Uns interessiert hier am meisten der Zustand der Schleimhaut, da von ihr, wie wir wissen, die richtige Vorbereitung der Atemluft abhängig ist. Anfangs ist sie meist verdickt. Häufig aber wird sie allmählich dünner, sie schrumpft zunächst an einzelnen Stellen, dann in immer größerer Ausdehnung. Erreicht diese Schrumpfung höhere Grade, so können auch die Muschelknochen unter der Schleimhaut allmählich einschmelzen. Dadurch wird die Nasenhöhle sehr weit. Bei dieser häufig schon im Kindesalter beginnenden Erkrankung zeigen die Absonderungen sehr häufig die Neigung, an den Seiten zu harten Krusten einzutrocknen, weil durch das Schnauben aus den weiten Hohlraum zu wenig herausbefördert werden kann. Die Schleimmassen haften an den Wänden fest, überziehen natürlich auch die hintere Rachenwand und es setzen sich nun leicht Keime aller Art fest. So kann durch Zersetzungsvorgänge die für die Kranken und ihre Umgebung so fürchterliche Stinknase entstehen.

Warum erwähne ich nun hier gerade auch diese Zustände so eingehend? Wie eben gesagt, leidet zunächst die Aufgabe der Nase in bezug auf die Vorbereitung der Atemluft. Sowohl bei der chronischen Verdickung der Schleimhaut, wie noch mehr bei den atrophischen Zuständen können die Venenplexus ihrer Aufgabe, die Luft auf die richtige Temperatur zu bringen, nicht nachkommen, so daß die Luft, so weit sie überhaupt in diesen Fällen durch die Nase eingeatmet werden kann, nicht hinreichend erwärmt wird. Vor allem kann ihr aber nicht der nötige Feuchtigkeitsgehalt gegeben werden, da der zähe Schleim nicht die notwendigen Feuchtigkeitsmengen abgeben kann und andererseits die nicht genügend erwärmte Luft auch gar nicht die notwendige Menge Feuchtigkeit in sich aufnehmen kann. So kommt es, daß einmal derartige Leute stets, namentlich morgens, ein unangenehm trockenes Gefühl im Halse haben, und andererseits, genau wie alle Mundatmer, stets zu Erkältungen neigen.

Welche Folgerungen sich daraus für die Atemgymnastik in solchen Fällen ergeben, davon später, hier nur so viel: entzündlich-infektiöse Prozesse in der Nase verbieten jede forzierte Atmungs-übung, oder überhaupt jede Atemgymnastik. Atrophische Prozesse wie die eben geschilderten, erfordern besonderer Vorsicht. Hier kommt höchstens die medikamentöse Atemgymnastik, Inhalationen von Medikamenten mit Hilfe des Sauerstoffverneblers usw. in Betracht, doch muß der Arzt hier für jeden Fall die entsprechenden Vorschriften und Maßnahmen treffen.

Die Störung der Nasenatmung macht sich aber auch noch in anderer Form unangenehm bemerkbar. Daß die Nasenatmung das für den Menschen Normale und die Mundatmung ein unnatürlicher, also krankhafter Zustand ist, sehen wir auch daraus, daß das (normale) Verschlossenhalten des Mundes beim Atmen nicht etwa durch Muskel-wirkung erfolgt. sondern der Unterkiefer und die Zunge werden durch den Luftdruck gegen den harten Gaumen gepreßt.[1] Will man dagegen den Mund längere Zeit offen halten, so erfordert das eine ziemliche Anstrengung. Bald tritt Ermüdung und Schmerz-

---

[1] Siehe Dr. Heymann a. o. O.

haftigkeit der Kaumuskeln ein, und der Mund schließt sich. Infolgedessen wachen auch so schlafende Menschen in der ersten Zeit häufig auf, allmählich allerdings gewöhnen sie sich daran, sie schrecken nicht mehr wie anfangs häufig aus dem Schlaf auf, aber ein anderes, sie selbst allerdings weniger wie ihre Umgebung belästigendes Übel tritt nun ein, sie beginnen zu schnarchen. Das Gaumensegel wird durch die vorbeistreichende Lnft in Schwingungen versetzt, die ein mehr oder minder lautes sägendes Geräusch hervorrufen. Es gibt allerdings auch ein Schnarchen bei geschlossenem Mund. Der weiche Gaumen kann auch bei Nasenatmung durch den Luftstrom in Schwingungen versetzt werden, das Geräusch dabei ist meist nicht so laut. Die Mittel gegen dieses häufig sehr lästige Übel hängen also davon ab, ob es bei Nasen- oder Mundatmern auftritt. Bei Mundatmern wird es natürlich nicht eher besser, als bis die Nasenatmung zur Regel geworden ist. Mehr noch als wie gegen das Schnarchen hilft gegen die durch das häufige Aufschrecken gegebene Störung der Nachtruhe das oft empfohlene Hochbinden des Unterkiefers durch irgend eine Binde. Jedenfalls ist bei allen Schnarchern eine ärztliche Untersuchung der Atmungsorgane notwendig, zumal bei Kindern, da wir gleich sehen werden, das Schnarchen, d. h. das Schlafen mit offenem Mund, bei Kindern oft ein durchaus nicht gleichgültiges Symptom ist. Bei Mundatmern macht sich, wie wir schon gesehen haben, sehr schnell eine unangenehme Trockenheit und Rissigkeit der Lippen wie der Schleimhaut des Rachens bemerkbar, wodurch Krankheitserreger aller Art einen sehr günstigen Nährboden finden; so beobachten wir bei derartigen Leuten sehr häufig wiederkehrende Mandelentzündungen und Rachenkatarrhe, wozu dann leicht Erkrankungen des Kehlkopfes und der tieferen Atmungswege treten. Für alle diejenigen, deren Lungen eine angeborene Schwäche haben, ist also die Mundatmung doppelt gefährlich.

Bei Kindern ist nun die Verlegung der Nasenwege und die dadurch bedingte Mundatmung mit den eben geschilderten Folgen sehr häufig nicht die Folge eines chronischen Nasenkatarrhs, sondern bedingt durch Vergrößerungen der Rachenmandeln, deren operative Entfernung dann häufig von ganz ungeheurem Einfluß auf die ganze Weiterentwickelung des Kindes ist. Wir sehen nämlich, daß durch diese Mundatmung die ganze Entwickelung des Gesichtes und des Brustkorbes geändert wird. Das Gesicht bekommt, wie Dr. Heymann das sehr demonstrativ schildert, einen ganz eigenen Ausdruck: „der Mund steht offen, die Unterlippe hängt herab, die Furchen, die von den Nasenflügeln zur Lippe gehen, sind verstrichen, das Gesicht erscheint schläfrig und macht durch den Mangel des Mienenspiels einen blöden Eindruck. Durch den fortwährenden Zug der gespannten Wangen und den Druck des das Gaumengewölbe treffenden Luftstromes wird der Oberkiefer länger und schmäler, der harte Gaumen höher gewölbt. Durch die zuletzt erwähnte Veränderung wird ein Druck auf die Nasenscheidewand ausgeübt, der

ihre freie Entwickelung in senkrechter Richtung stört und an vielen
der so oft vorkommenden Verbiegungen der Nasenscheidewand schuld
ist. Der Brustkorb bleibt oft auffallend flach usw. Durch die geschilderten Formveränderungen werden die Lungen gehindert, sich
ordentlich auszudehnen, wodurch für sie eine größere Neigung zu
Erkrankungen geschaffen ist". Daß die eben geschilderten Veränderungen von Mund und Gaumen auch sehr ungünstig auf die
Tonbildung einwirken müssen und darum derartigen Kindern von
vornherein die Möglichkeit einer guten Gesangskunst, selbst bei Vorhandensein aller anderen sonst dazu erforderlichen Gaben, genommen
ist, sei hier nur nebenbei erwähnt.

Es kommt dazu, dass bei diesen schleichenden Katarrhen der
Nase, wie bei den Verlagerungen des Nasenatmungsweges durch die
Schwellungen der Rachenmandeln, sich namentlich bei Kindern
Störungen der geistigen Tätigkeit, Gedächtnisschwäche, Unvermögen
die Gedanken zusammenzuhalten, sowie beständiger Kopfdruck usw.
findet. Wir sehen so, daß die Behinderung der Nasenatmung nicht
nur die Ursache einer Menge momentaner Störungen der Gesundheit,
sondern auch in bezug auf die Allgemeinentwickelung des Organismus
von größtem Schaden ist. Wir müssen also schon im frühesten
Kindesalter auf diese Faktoren sorgsam achten. Jede irgendwie
länger dauernde Behinderung der Nasenatmung erfordert unbedingt
ärztliche Behandlung.

Natürlich kann die Nase außer den erwähnten Krankheiten,
analog den anderen Organen des menschlichen Körpers, noch von
einer ganzen Reihe anderer Leiden heimgesucht werden. Tuberkulose
und Syphilis können in der Nase ihre zerstörende Tätigkeit ausüben,
Geschwulstbildungen verschiedenster Art hier ihren Sitz haben. Ich
habe gerade die Erkrankungen der Nase hier so eingehend besprochen,
einmal ihrer Bedeutung für die Atmung wegen, dann aber hauptsächlich aus dem Grund, was hier nochmal hervorgehoben sei, daß
in den meisten Büchern über Atemgymnastik wahllos fast bei allen
Störungen der Atemnasentätigkeit Nasengymnastik empfohlen wird.
Prophylaktisch ist eine sorgsam geübte Nasenatmung in Verbindung
mit allgemeiner Atmungstherapie von frühester Kindheit an außerordentlich wertvoll, aber bei ausgesprochenen Krankheiten oft nicht
nur wertlos, sondern meist geradezu schädlich. Erwähnen möchte ich
hier gleich noch einen andern leider vielfach in Familien weitverbrei-
teten Unfug, bei allen möglichen Erkrankungen der Nase Nasen-
spülungen oder Aufschnupfen von Flüssigkeiten durch die Nase
machen zu lassen, wobei nur zu leicht eiterhaltiger Schleim oder
Flüssigkeit in die Ohren oder Nebenhöhlen kommen und hier schwere
Störungen verursachen kann.

Es gibt natürlich Fälle, in denen derartige Spülungen am Platze
sind, aber ob und wie oft und mit welchen Flüssigkeiten das in dem
einzelnen Falle angebracht ist, kann nur der Arzt erkennen und bestimmen.

Noch ein Wort über das Schnauben der Nase. Das Schnauben soll den Zweck haben, Schleim und den an ihm anhaftenden Staub und Schmutz aus der Nase zu entfernen. Zwecklos wird es nun oft da angewandt, wo die Verlegung der Nase auf Schleimhautschwellungen beruht, die natürlich dadurch nur vermehrt, aber nicht verbessert werden. Aber auch da, wo es Zweck hat, wird es oft zu gewaltsam mit gleichzeitigem Zuhalten beider Nasenlöcher ausgeführt, wobei einmal nichts herauskommt und dann durch den starken Druck leicht Schleim in die Ohren und Nasennebenhöhlen gepreßt werden kann. Ist das Bedürfnis zum Schnauben vorhanden, so soll man abwechselnd nur eine Nasenseite zuhalten und durch die andere in das Taschentuch blasen. Bei den ersten Nasenatmungsübungen tritt fast immer das Bedürfnis auf, häufig zu schnauben. Es ist zweckmäßig, diesem Empfinden nicht sofort nachzugeben.

Nasenatmungsübungen. Daß ich auch in den Fällen, wo ich in der Hauptsache eine Nasenatmungsgymnastik treiben will, trotzdem erst mit der im ersten Teil beschriebenen Atmungsgymnastik bei halboffenem Munde anfangen muß, ist nach dem dort Gesagten wohl ohne weiteres einleuchtend. Kann ich doch eine erfolgreiche Nasengymnastik natürlich nur dann treiben, wenn ich die Vorbedingungen dazu, die richtige Erweiterung des Thorax usw. erlernt habe. Wir werden also stets die in Gruppe 1 und 2 aufgezählten Übungen machen müssen. Nach deren Erlernung gehen wir nun zur Nasenatmung über, müssen dann aber wie dort schon erwähnt, gewisse Vorsichtsmaßregeln beobachten. Handelt es sich um Menschen oder Kinder mit irgendwie schwachem oder leistungsunfähigem Herzen, so dürfen die Einatmungen nicht zu lange ausgedehnt werden und die Atemhaltungsübungen werden dann sehr zu verkürzen sein, um die Druckdifferenzen im Thorax nicht zu groß werden zu lassen. Eventuell haben wir die Vorschrift zu geben, daß bei eintretendem Schwindel oder Kopfschmerz sofort durch den Mund weitergeatmet wird. Zweckmäßig wird in allen diesen Fällen folgende Übung sein: bei Zuhalten eines Nasenlochs durch das andere Nasenloch einzuatmen, dann dieses Nasenloch zuzuhalten und durch das andere auszuatmen und so häufig abzuwechseln. Weiter sind regelmäßig mehrfach am Tage rein gymnastische Übungen mit den Nasenflügeln vorzunehmen: Versuch die beiden Nasenflügel aufzublähen, an die Nasenscheidewand einzuziehen, Nase rümpfen, schnuppern usw. (Diese wie andere gymnastische Übungen mit den Gesichts- und Kopfmuskeln sind nicht nur in diesen Fällen, sondern auch ganz allgemein durchaus keine Spielerei; sowohl aus kosmetischen Gründen im Sinne einer besseren Durchblutung und der dadurch bewirkten Kräftigung und Erhaltung des Tonus der Gesichtsmuskulatur wie aus allgemein gesundheitlichen Gründen, sollten wir auch diese Muskeln mit üben[1]).

---

[1] Derartige Übungen für das Gesicht empfiehlt z. B. durchaus mit Recht

2. Die Krankheiten des Kehlkopfes und der Luftröhre.

Hierbei können wir uns kürzer fassen, weil bei diesen Erkrankungen die Kranken schon von selbst eher den Arzt aufsuchen, als bei Erkrankungen der Nase, und weil bei diesen Leiden meist Schmerz und Unannehmlichkeiten eigentlich von selbst zum Aufhören der Atemgymnastik zwingen, wenn sie schädlich wirkt.

Im vorigen Abschnitt hatten wir gesehen, wie oft die Entzündungen der Nase und des Rachens sich auf die benachbarten Partien fortpflanzen; so werden sie auch oft die Ursache für Kehlkopf- und Luftröhrenentzündungen. Aus dem physiologischen Teil wissen wir, daß an sich bei der Atmung eine aktive Muskeltätigkeit des Kehlkopfes statt hat, die natürlich um so intensiver ist, je mehr die Atmung forciert wird. Da nun jede vermehrte Muskeltätigkeit eine Vermehrung der Blutzufuhr nach diesen Organen zur Folge hat, andrerseits aber auch jede, namentlich akute Entzündung aus anderen Gründen eine derartige Hyperämisierung bewirkt, die übrigens meist die Ursache des damit verbundenen Schmerzgefühles ist, so wird ohne weiteres einleuchten, warum bei derartigen Leiden eine vermehrte Atmung in Gestalt von Atmungsgymnastik unzweckmäßig, ja meist direkt schädlich sein wird, wir sehen ja auch, daß unwillkürlich derartige Kranke von selbst die erkrankten Organe nach Möglichkeit ruhig stellen und können ungezwungen in diesem Bestreben eine Art Selbsthilfe der Natur erblicken. Bei den akuten Katarrhen gibt die Blutüberfüllung den Schleimhäuten ein mäßig oder stark rotes Aussehen. Auch die Stimmbänder sind an diesen Veränderungen beteiligt. Die Schleimhaut ist aufgelockert oder geschwollen und die Schleimabsonderung verstärkt. Am schnellsten heilen diese akuten Katarrhe bei möglichster Ruhigstellung, jede Überanstrengung wird die Krankheitserscheinungen steigern und gibt bei längerer Dauer und öfterer Wiederholung die Gefahr, daß sich in diesen Fällen ein schleichender hartnäckiger Katarrh herausbildet, bei dem die angeführten Veränderungen monate-, ja jahrelang bestehen können. Eine, wenn auch geringere, doch immerhin krankhafte Blutüberfüllung, Schwellung und Schleimabsonderung bleibt und setzt allmählich die Leistungsfähigkeit und Widerstandsfähigkeit der Schleimorgane mehr und mehr herab.

Alle diese Erwägungen zwingen uns, namentlich bei Leuten, deren Beruf mit ihrem Stimmorgan verknüpft ist, wie Sängern usw., bei allen akuten entzündlichen Erscheinungen die Atemübungen namentlich mit Stimmbildung auszusetzen.

Leider gibt es nun, wie wir sehen werden, aber doch eine ganze Reihe von Kehlkopferkrankungen, die, unter Umständen recht ernster

---

Prof. A. Hiller in seiner kürzlich erschienenen recht empfehlenswerten kleinen Broschüre: A. Hiller, Zimmergymnastik ohne Geräte, Leipzig 1912.

Natur, lange Zeit beschwerdelos verlaufen können, so daß die davon Befallenen keine Ahnung davon haben. Über die durch Überanstrengung des Kehlkopfes als Stimmorgan bei langem und lautem Sprechen, Singen, Kommandieren usw. bedingten Erkrankungen später, da diese Erkrankungen fast immer bedingt, mindestens mitbedingt sind, durch unrichtige Atmung werden wir uns mit ihnen eingehender beschäftigen müssen.

Im Anschluß an die oben eingehend besprochene Physiologie der Atmung interessieren uns hier einige Krankheitssymptome, über die derjenige, der sich mit der Atemgymnastik befaßt, einigermaßen informiert sein muß, um keinen Schaden bei seiner Tätigkeit anzurichten. Am meisten auffallend sind diejenigen Anzeichen, die sich auf die gestörte Tätigkeit des Kehlkopfes, namentlich bei der Stimmbildung beziehen.[1]) Im geringsten Grade handelt es sich um eine Stimmschwäche, wobei der Kranke beim Sprechen und Singen leicht ermüdet. Im höheren Grade ist die Stimme rauh, belegt und im höchsten Grade ganz erloschen, so daß der Kranke ganz tonlos ist, das sind allgemein ausgedrückt die verschiedenen Grade der Heiserkeit. Die Ursache kann dann entweder darin liegen, daß die stimmbildenden Teile einen Schaden erlitten haben oder in ihrer Wirkung irgendwie gehemmt sind. Wir haben vordem kennen gelernt, daß zur Erzeugung der reinen klangvollen Stimme zwei Bedingungen nötig sind: erstens daß die Stimmritze regelrecht geschlossen ist und daß die Stimmbänder regelrecht gespannt und durch die Ausatmungsluft in Schwingungen versetzt werden. Jede Art von Stimmstörung wird nun entweder auf Ausfall einer von diesen Bedingungen beruhen oder darauf, daß beide Bedingungen nicht erfüllt werden. Sind die Stimmbänder entzündet, verdickt, geschwürig oder haben sich an ihnen Neubildungen entwickelt, oder liegen an ihnen Schleimmassen oder Schleimborken, so sind sie in ihrer Annäherung oder in ihrer Schwingungsfähigkeit behindert, und dann kann die Stimme nicht rein erklingen. Dasselbe tritt ein, wenn entweder die Knorpel, an denen sich die Stimmbänder befestigen, aus irgend einem Grunde nicht frei verschiebbar sind oder wenn die die Stimmbänder bewegenden Muskeln gelähmt oder geschwächt sind. Andererseits kann selbst eine recht ernste Kehlkopferkrankung die Stimme anfangs ganz intakt lassen, wenn sie nur solche Kehlkopfteile ergriffen hat, die nicht unmittelbar bei der Stimmerzeugung beteiligt sind.

Auch die durch Kehlkopfkrankheiten bedingten Störungen der Atmung müssen uns hier interessieren. Jede Verengerung des Kehlkopfes oder der Luftröhre führt zu einer Beeinträchtigung der Atmung. Da sie aber einerseits fast immer wegen ihrer bedrohlichen Erscheinungen das sofortige Hinzuziehen eines Arztes veranlassen und andererseits

---

[1]) Siehe Prof. Jurasz, Die Krankheiten des Kehlkopfes und der Luftröhre. In Kossmann und Weiß, Die Gesundheit.

an sich keine Indikationen für die Atemgymnastik geben, können wir sie hier kurz abmachen. Entzündliche Schwellungen verschiedenster Art und Schwere, gutartige und bösartige Neubildungen, Schleimablagerungen, im kindlichen Alter die Stimmritzenkrämpfe, bei Erwachsenen Lähmungen der die Öffnung der Stimmritze bewirkenden Muskeln wären hier zu erwähnen. Ein Leiden, das oft eine erhebliche Verengerung der Luftröhre zur Folge hat, interessiert uns mehr: Der Kropf. Sehr oft sind es nicht die großen Kröpfe, die durch ihren Umfang die äußere Halsgegend verunstalten, sondern die äußerlich klein erscheinenden, die gegen die Luftröhre wachsen, diese zusammendrücken und schwere Atembeschwerden machen können. Durch den ständigen Druck wird die an sich runde Öffnung der Luftröhre dann allmählich säbelscheidenförmig zusammengepreßt. Wir werden deshalb bei manchen Atmungsübungen bei Kropfkranken sehr vorsichtig sein müssen, vor allem bei den mit anderen gymnastischen Übungen kombinierten. Bei den mit Drehungen des Kopfes und Rumpfes verbundenen Atmungsübungen ist hier doppelt darauf zu achten, ob keine beängstigenden Empfindungen auftreten, einmal wegen der eben erwähnten Verkleinerung der Luftröhre durch den Kropf, und dann weil dieser Kropf dann auch gleichzeitig auf die großen Halsgefäße drückt und die Zirkulation vom und zum Kopf beeinträchtigt. Werden dann durch die erwähnten mit Drehungen kombinierten Amtmungsübungen diese Gefäße noch mehr abgeknickt und zusammengedrückt, so kann es dabei zu üblen Zufällen, Kropfschmerzen, Schwindel, Ohnmachten usw. kommen. Aus diesen Gründen werden wir also bei Kropfkranken sehr vorsichtig anfangen und beobachten. Jede Störung des Wohlbefindens muß zum Aufgeben der entsprechenden Übung veranlassen. Die Basedowsche Krankheit, zu deren Symptomenkomplex ja meist der Kropf auch gehört, erfordert ja bekanntlich noch besondere Vorsichtsmaßregeln bei allen gymnastischen Übungen, da ja hier bekanntlich außerdem noch oft erhebliche Beeinträchtigungen der Herztätigkeit und nervöse Symptome dazukommen.

Aus dem bisher Gesagten kann und muß der Gymnast, der sich mit Atemgymnastik abgibt, ebenso wie jeder Lehrer der Gesangs- und der Redekunst erkennen, daß jede noch so unscheinbar auftretende Störung an den Sprech- und Stimmorganen die Hinzuziehung eines Arztes erfordert, ebenso wie jedem Unterricht in der Atemtechnik und den verwandten Disziplinen, wie Gesangs- und Redekunst usw. eine ärztliche Untersuchung vorhergegangen sein muß. Sie müssen wissen, daß selbst die gefürchtetsten Kehlkropferkrankungen: die Tuberkulose und der Kehlkopfkrebs, anfangs nur sehr geringe Erscheinungen machen. Der Krebs kann im Anfang bei ungestörtem Allgemeinbefinden und bei sehr geringen Beschwerden im Kehlkopf wuchern, bis er eine solche Größe erlangt hat, daß er die Tätigkeit des Kehlkopfes hemmt und entweder die Stimmbildung oder die

Atmung beeinträchtigt. Dann treten meist erst Schmerzen und Schluckbeschwerden auf. Ähnlich ist es bei der Kehlkopftuberkulose. Auch hier haben die Patienten im Anfang, wenn die Veränderungen noch unbedeutend sind, wenig über den Kehlkopf zu klagen. Erst wenn bereits Schwellungen und Verdickungen der Schleimhäute, besonders an den Stimmbändern, auf der hinteren Wand oder am Kehldeckel aufgetreten sind, werden die Erscheinungen markanter in Form von Hustenreiz, Heiserkeit, Schmerzen usw. Wir dürfen nun in solchen Fällen nicht denken, wie es ja nahe liegen könnte, ach die Erscheinungen sind ja so unbedeutend, das wird wohl nichts Böses sein und wenn es Krebs oder Tuberkulose ist, dann hilft ja doch auch alles andere nichts, also schaden können wir ja mit unseren Atemübungen keinesfalls, im Gegenteil sie werden dem Patienten stets nützen. Dieser Gedankengang, den man oft genug hören kann, verrät eine ebenso große absolute Unkenntnis wie Gewissenlosigkeit. Schon oben sagte ich, daß in allen diesen Fällen forcierte Atem-, wie Gesang- und Sprechübungen Schaden stiften, und dann vor allem, jeder Tag, den wir dem Patienten zur richtigen sachgemäßen Behandlung vorenthalten, bedeutet für ihn einen schweren, nie wieder gut zu machenden Verlust. Leider ist der Glaube immer noch weit verbreitet, daß gegen diese Krankheiten nichts zu machen ist und daß sie immer tödlich verlaufen. Das ist absolut falsch. Ich führe hier, weil ich die Kenntnis dieser Faktoren für alle die eben erwähnten Berufe für ganz eminent wichtig halte, die Worte von Prof. Jurasz ausführlich an. Er schreibt: „dank den neueren Forschungen und dem Fortschritt auf dem Gebiet der Behandlung der Kehlkopfkrankheiten hat heute das Wort Kehlkopfschwindsucht und Kehlkopfkrebs seinen früheren Schrecken verloren. Freilich bezieht sich dies nur auf diejenigen Fälle, in welchen die Veränderungen noch nicht zu weit fortgeschritten sind, frühzeitig erkannt und frühzeitig einer Kur unterworfen werden.“

Was zunächst die Kehlkopfschwindsucht angeht, so ist die gewöhnlich zugleich bestehende Lungenerkrankung für den Ausgang maßgebend. Ist die letztere ausgeheilt, oder bietet sie wenigstens keine Lebensgefahr dar, hat der Kranke kein Fieber, und ist sein Allgemeinbefinden befriedigend, so ist die Hoffnung berechtigt, daß die Kehlkopfveränderungen beseitigt werden können. Eine der wichtigsten Maßregeln ist dann, daß der Kranke alles streng meidet, was das erkrankte Organ reizen und die Heilung erschweren kann. Da die Ruhigstellung des Kehlkopfes alle Reibungen ausschließt, so ist es am besten, wenn der Kranke nicht laut spricht, sondern nur flüstert oder gänzlich das Sprechen unterlässt usw. Er fährt dann fort: „außerdem muß der Kranke sich durch Abhärtung des Körpers, kalte Waschungen der Brust und des Halses gegen frische Erkältungen schützen, die sein Leiden verschlimmern können. Je nach den Verhältnissen muß in jedem gegebenen Fall die Wahl der Medikamente und der Eingriffe, die zum Ziele führen sollen, von einem sachkundigen Arzt genau erwogen werden. Ein für alle Kranken passendes und sicher wirkendes Mittel gibt es nicht. Deswegen muß dringend vor allen in den Zeitungen gegen Kehlkopfschwindsucht von Kurpfuschern schwindelhaft empfohlenen und angepriesenen, nutzlosen, zuweilen sogar schädlichen Arzneien gewarnt werden. Die Leichtgläubigkeit in dieser Richtung zieht oft schlimme Folgen nach sich, indem der Kranke die günstigste Zeit für die wissenschaftlich begründete und erfolgversprechende Behandlung verpaßt und zu spät den richtigen Weg einschlägt.

Daß auch der Kehlkopfkrebs, namentlich dann, wenn er sich noch nicht ausgedehnt hat und nur eine begrenzte Stelle einnimmt, heilbar ist, ist heute über allen Zweifel erhaben. Die wissenschaftliche Forschung hat nämlich den Beweis geliefert, daß die Krankheit, wenn sie sich an den Stimmbändern, an welchen sie am häufigsten vorkommt, entwickelt hat, keine Neigung zum schnellen Umsichgreifen zeigt, sondern in Form einer rein örtlichen Veränderung auftritt, ohne stärkere Beschwerden und ohne Beeinträchtigung des Allgemeinbefindens verläuft und deshalb weniger gefährlich ist, für dauernde Heilung aber viel günstigere Aussichten bietet als an anderen Stellen des Körpers. Hat der Krebs aber die Hindernisse seines Wachstums, die im Bau des Stimmorgans liegen, überwunden, was gewöhnlich erst nach längerer Zeit zu geschehen pflegt, und hat er an Umfang soweit zugenommen, daß er bereits von bedrohlichen Erscheinungen begleitet wird, so verschlechtern sich die Aussichten immer mehr und schneiden schließlich jede Hoffnung auf Genesung ab. Es ist also ebenso wie bei der Kehlkopfschwindsucht die frühzeitige Erkennung des Leidens und das frühzeitige Einschreiten von der größten Wichtigkeit. Das einzig richtige Mittel ist die gründliche Ausrottung des Krankheitsherdes usw. Ist der Krebsherd noch klein, so ist auch die durch den Eingriff entstandene Verletzung verhältnismäßig klein und die Heilung kann selbst mit gänzlicher Wiederherstellung, sogar mit Wiederkehr von lauter Stimme zustande kommen. Bei längerdauerndem, ausgebreitetem Krebs müssen dagegen oft große Abschnitte, manchmal der ganze Kehlkopf abgeschnitten werden. Die Heilungen sind dann nicht immer so glänzend und vollkommen usw. Es liegt also im Interesse eines jeden Menschen, daß er bei einem noch so geringen Kehlkopfleiden so früh wie möglich darüber Aufschluß erlangt, was für eine Art von Erkrankung im Entstehen begriffen ist, und daß er im Fall einer krebsigen Veränderung sich sofort entschließt die richtige Behandlung einzuleiten. Jede Vernachlässigung erhöht den Ernst der Lage und bringt Folgen, die der Kranke nur sich selbst zuschreiben muß." Besser glaube ich diejenigen, die sich mit Atemgymnastik bei andern Menschen befassen, nicht auf die Schwere ihrer Verantwortlichkeit hinweisen zu können, wenn sie Leute mit kranken Atmungsorganen ohne ärztliche Anordnung behandeln, als durch diese schönen und wahren Worte von Prof. Jurasz.

3. Erkrankungen der Bronchien und der Lungen.

„Daß die Atmungsgymnastik ihre größten Triumphe bei Lungenkrankheiten feiert, ist leicht erklärlich. Manche akuten Lungenerkrankungen können, alle chronischen Lungenerkrankungen sollten mit der passenden Art von Atmungsgymnastik behandelt werden."

Mit diesen Worten beginnt Dr. Hughes in seinem Lehrbuch der Atmungsgymnastik den Abschnitt über die Lungenkrankheiten. Trotz des größten Enthusiasmus oder gerade wegen dieses Enthusiasmus, kann ich dem nur bedingt beistimmen. Für die Verhütung vieler Lungenerkrankungen, namentlich der gefürchtetsten, der Tuberkulose, spielt in der Tat eine von Jugend auf geübte Atmungsgymnastik eine durch nichts anderes zu ersetzende Rolle. Für die Heilung kann sie nur einer von den vielen Heilfaktoren sein, und wie wir sehen werden, auch noch mit vielen Einschränkungen.

Wir müssen doch auch hier immer daran denken, daß die Lungen selber bei der Atmung nur vollständig passive Luftbehälter sind.

Zunächst als erste Hauptregel auch hier: jede fieberhafte Erkrankung der Lungen verbietet die Atmungsgymnastik, sei das Fieber die Folge einer akuten Erkrankung oder eine Exarcerbation in einem chronischen Prozeß, wie die Fiebersteigerungen bei der Tuberkulose.

Was nun zunächst die Tuberkulose selbst anbelangt, so möchte ich, wie schon an verschiedenen Stellen dieses Buches erwähnt, meinen Standpunkt dahin präzisieren: so eminent wichtig die Atemgymnastik für die Verhütung der Tuberkulose ist, eventuell auch zur Verhütung einer Neuerkrankung nach einer überstandenen Tuberkulose, für die floride Tuberkulose halte ich die Atemgymnastik in jeder Form für kontraindiziert. Wenn einmal im Auswurf Tuberkelbazillen festgestellt sind, hört jede Atemgymnastik auf; ja auch schon vorher, wenn die anderen Symptome eindeutig für eine Tuberkulose sprechen, müssen wir die Atemübungen, wie die anderen gymnastischen Übungen, einstellen. Es klingt ja zwar immer so schön, dann gerade von einer Vermehrung der Sauerstoffaufnahme zu reden, die Lungen sich gesund atmen zu lassen.

Das sind ja alles bloß törichte Redensarten. Auch daß die Klimatotherapie erst durch die Atmungskuren ihre volle Bedeutung erlange, kann ich nicht anerkennen. Da spielen so viele andere Faktoren mit, Fernhaltung vom geschäftlichen Leben, von Sorgen und Aufregungen, Vermeidung der Einatmung von Staub und Schmutz, die Freude an der schönen Natur, die veränderten atmosphärischen Druckverhältnisse, vor allem aber die Ruhe. Jeden anderen erkrankten Körperteil stellen wir ruhig, die Lungen verlangen dasselbe Recht für sich. Ich weiß, daß ich gerade auf diesem Standpunkte sehr viele Gegner habe, aber das, was sie darüber in ihren Schriften bringen, hat mich nicht überzeugen können. Die erwünschte Steigerung der Oxydationsvorgänge im Organismus können wir auch auf andere Weise erzielen: durch Massage des Bauches, der Extremitäten, durch passive Übungen, Bäder usw. können wir genügend Anregungen geben. Die Lungen lassen wir nach Möglichkeit in Ruhe, solange wir merken, daß der Erkrankungsprozeß nicht zur Ruhe und zum Stillstand gekommen ist. Ja, ich glaube, daß viele beginnende Tuberkulosen direkt erheblich verschlimmert werden, weil der Überlastung der Lungen nicht rechtzeitig Einhalt geboten wurde. Schon aus diesem Grund muß jeder, aber auch jeder zu therapeutischen Zwecken vorgenommenen Atmungsgymnastik eine Untersuchung der Lungen vorangehen. Die frühzeitige Erkennung der Tuberkulose ist ja von so eminenter Bedeutung für die Heilung des Kranken und den Schutz der Umgebung. Man kann die Eltern zum Beispiel nicht genug davor warnen, ohne ärztliche Untersuchung ihre Kinder, weil sie „schwächlich sind oder schwache Lungen haben", Atemgymnastik treiben zu lassen oder z. B. Trompete blasen zu lassen. Wie oft gibt das nur Anlaß zur Verbreitung und Verschlimmerung einer beginnenden Tuberkulose. Auch bei der Berufswahl werden häufig aus Unverständnis schwere Fehler gemacht. Das Kind soll dann Gärtner oder Landwirt werden, um den ganzen Tag in frischer Luft sein zu können. Das wäre ja an sich ganz schön, aber mit der dabei erzwungenen schweren körperlichen Arbeit steigen natürlich die Anforderungen an die Lungen, und die schleichende, langsame, latente Tuberkulose wird zu einer floriden, schweren Erkrankung mit viel schlechteren Heilungsbedingungen.

Über diesen selben Punkt spricht sich z. B. Aufrecht in seinem eben erschienenen Buche: Pathologie und Therapie der Lungenschwindsucht (Wien 1913), eigentlich noch schärfer aus. Er widerrät schon im Anfangsstadium dringend alle körperlichen Anstrengungen: also Vermeidung körperlicher Anstrengung jeglicher Art, wie Tanzen, Rudern, Tennisspielen, Turnen, Radfahren, Bergsteigen, Singen und Blasen. Das sind die Bedingungen, die eingehalten werden müssen, damit an die einzelnen ungefährlichen käsigen Tuberkel sich keine desquamative Pneumonie anschließt, oder, was dasselbe besagt, damit aus der Tuberkulose keine Phtyse wird. Den Verfechtern der Atmungsymnastik bei der Tuberkulose aber ruft er folgendes zu, was ich wörtlich unterschreiben möchte: „Geradezu unbegreiflich ist der von manchen Ärzten gegebene Rat, ihre an Lungenspitzeninfiltrationen leidenden Patienten sollen systematische Dehnungen des Thorax ausführen, um den Eintritt von Luft in die luftleer gewordenen Stellen zu begünstigen. Selbst wenn dieser Rat nur darauf hinausliefe, daß forzierte Tiefatmungen ausgeführt werden sollen, wäre er wertlos, wenn nicht schädlich. Soll etwa die Dehnung der Lunge die in den Alveolen vorhandenen geschwollenen Alveolarepithelien und weißen Blutkörperchen durch Luft verdrängen? oder müssen nicht forzierte Atmungen zu Zerrungen an der Grenze zwischen normalem und infiltriertem Gewebe führen?"

Gerade bei der Tuberkulose ist wirklich keine Zeit zu Experimenten, und das Verhängnisvolle: es wird wohl nicht schaden, spielt wohl kaum bei einer anderen Krankheit eine so fast vernichtende Rolle wie bei der Tuberkulose. Daß Kuhn mit seiner Saugmaske bei Tuberkulose Erfolge erzielt hat, ist etwas ganz anderes. Die Wirkung der Maske ist ja die einer passiven Hyperämie, die der Vernarbung einen günstigen Boden bereitet, zumal wir während der Anwendung der Maske (bei nicht zu starker Verengerung der Öffnung) eine Art Ruhigstellung der Lungen bekommen durch Verringerung der Atmungsweite, infolge Ansaugung des Zwerchfelles nach oben und durch Herabsetzung der Atmungsfrequenz. Ich kann indessen auch da die Ärzte sehr wohl verstehen, die selbst diesem Verfahren bei der Tuberkulose ihre Zustimmung versagen und zu der bewährten Therapie der absoluten Ruhigstellung der Lungen durch Ruhekur usw. sich bekennen, selbst den Husten zu unterdrücken suchen durch eine medikamentöse Therapie, und zu der vollendetsten „Naturheilmethode“, nämlich der Tuberkulinkur, am meisten Vertrauen haben.

Fassen wir also nochmal zusammen: Als prophylaktisches Mittel bei angeborener Körperschwäche, nach erschöpfenden Krankheiten usw. ist die Atmungsgymnastik das beste Mittel, das wir haben, um einer Tuberkulose entgegenzuarbeiten. Sind aber irgendwelche Symptome von Tuberkulose vorhanden, so müssen wir nach dem jetzigen Stand der Wissenschaft sagen, keine Atemgymnastik, sondern möglichste Ruhigstellung. Ist dann die Tuberkulose wirklich abgelaufen, dann können wir, wie eben gesagt, einer neuen Infektion, der ein derartiger Körper dann immer doppelt ausgesetzt ist, wieder entgegenarbeiten und diesen Körper in richtiger Weise kräftigen und stärken. Als Vorbereitung zur Wiederaufnahme der Berufstätigkeit spielt natürlich Gymnastik und Atemgymnastik eine äußerst wichtige Rolle.

a) **Bronchitis.** Daß eine akute Bronchitis keine Indikation für die Atemgymnastik geben kann, ist nach dem oben Gesagten einleuchtend, vielfach aber der chronische Bronchialkatarrh. Ein derartiger chronischer Bronchialkatarrh kann sich entweder aus häufig wiederholten Attacken des akuten herausentwickeln oder tritt von vornherein als chronisches Leiden auf. Gewisse Berufsschädigungen, wo dauernd staubhaltige oder sonst verdorbene oder mit anderen organischen und anorganischen Partikelchen stark durchsetzte Luft eingeatmet wird, disponieren außerordentlich zu dieser chronischen Bronchitis. Es kann diesem Leiden sowohl eine chronische Hyperämie und Schwellung, als auch eine Atrophie der Schleimhaut zugrunde liegen. Meist handelt es sich um ein äußerst hartnäckiges Leiden, das meist in der rauhen Jahreszeit schlimmer wird, im Laufe der Jahre zu Atemnot und Lungenemphysem führt. Die so entstehende Stauung im Lungenkreislauf führt erst zu Hyperthrophie, dann zu Insuffizienz des rechten Herzens. Schließlich können die

Patienten den Eindruck schwer herzkranker Menschen machen. Umgekehrt führen ebenso gewisse Herzkrankheiten, die mit einer Stauung im Lungenkreislauf einhergehen, also z. B. Klappenfehler der Mitralis, in gewisser Weise auch der Aortenklappe, auch zu einer Stauungsbronchitis. Diese Erwägungen erinnern uns an das oben bei den Herzkrankheiten Gesagte. In der Tat können wir hier mit der Atemgymnastik in vielen Fällen außerordentlich nützlich wirken. Sowohl die Kuhnsche Saugmaske, wie das Unterdruckverfahren nach Bruns, werden hier vielfach ganz außerordentlich gute Dienste leisten. Aber auch eine systematische aktive Atemgymnastik in Verbindung mit gewissen Massagehandgriffen ist hier von großem Nutzen.

Ich habe vielfach Gelegenheit gehabt, derartige chronische Bronchitiden mit außerordentlich gutem Erfolge zu behandeln, einen derartigen Fall möchte ich, entgegen meiner sonstigen Gewohnheit, meine Leser nicht mit Krankengeschichten zu plagen, doch anführen.

Eine jetzt 63jährige Frau erkrankt mit Sicherheit in jedem Winter Januar, Februar (ich behandle sie jetzt seit acht Jahren) an einer chronisch rezidivierenden Bronchitis, mit meist etwa 2—3 wöchentlichen unbedeutenden Temperatursteigerungen. Während dieser Zeit gebe ich ihr ein leichtes Expektoranz und gleichzeitig irgendwelche Hustenberuhigungsmittel. Trotzdem hat sie dann meist nach 2—3—4 Wochen eine ganz erhebliche Menge Sekret in den Lungen. Nach Ablauf der Temperaturerscheinungen beginne ich dann mit meiner mechanischen Behandlung mit gleichzeitiger Atemgymnastik. Nach der Massage des Rückens und den Schüttelhebungen des Thorax werden langgedehnte Exspirationen mit manueller Kompression des Thorax vorgenommen. Ich habe mehrfach Gelegenheit gehabt, dies dann in meinen Kursen zu demonstrieren. Es hat ein geradezu phänomenales Ausschen, wenn die Patientin mit jeder Expektoration eine gewaltige Menge Schleim herausbringt. Sie entleert dann meist bei den ersten Sitzungen in zirka fünf Minuten anderthalb bis zwei Tassenköpfe Sputum. Es fließt geradezu bei jeder Expektoration eine Flut von Sekret heraus.

Das Verfahren in derartigen Fällen besteht also, wie gesagt, darin, zunächst durch eine Massage des Rückens, im Sitzen vorgenommen (s. später bei der Asthmabehandlung) und der seitlichen Thoraxhälften, eine gewisse Erleichterung der Stauung auf den Lungen zu geben. Es folgen dann die Schüttelhebungen des Thorax. Der Arzt umfaßt, hinter dem Patienten sitzend, den Thorax zu beiden Seiten mit den weitausgebreiteten Händen, hebt ihn kurz an und macht eine Reihe sehr schnell aufeinanderfolgender, vibrationsartiger Erschütterungen des gesamten Thorax, dasselbe erfolgt dann im rechten und linken queren Durchmesser. Schließlich stellt man sich neben den Patienten, legt die eine Hand auf die vordere, die andere auf die hintere Thoraxseite, und macht dasselbe Manöver von verschiedenen Stellen aus. Ich habe nie dabei einen üblen Zufall eintreten sehen, gebe allerdings zu, daß das Verfahren nicht ganz leicht zu erlernen und selbst außerordentlich anstrengend ist, aber ich glaube auch, daß kein anderes Verfahren einen derartig durchgreifenden Erfolg erzielen kann. Mit einem Vibrationsapparat kann man derartige Wirkungen in keiner Weise erreichen, da man dabei nie die gesamte

Anhebung und vibrierende Durchschüttelung des Thorax erzielen kann. Es folgen Atmungsübungen im Sitzen oder Liegen, wobei die Hände des Arztes den unteren Brustkorb umfassen und bei der Expiration einen allmählich anschwellenden Druck auf den unteren Thorax ausüben.

Ich möchte dasselbe Verfahren in etwas modifizierter Form bei langdauerndem Krankenlager nichtfieberhafter Natur, z. B. nach Verletzungen usw., namentlich bei erzwungenem Ruhigliegen älterer Leute zur Vermeidung der hypostatischen Pneumonie dringend empfehlen. Bei jedem nichtfieberhaften längerem Krankenlager muß ja überhaupt, soweit keine direkten Kontraindikationen vorliegen, die Aufrechterhaltung der Lungentätigkeit durch Atemgymnastik, eventuell unter Verbindung mit Massage und passiver Gymnastik, mit zu dem absolut nötigen Rüstzeug der ärztlichen Therapie gehören. Wegen der Wichtigkeit dieser hypostatischen Pneumonien, und weil wohl die einzige Möglichkeit ihrer Verhütung in der Atemgymnastik liegt, möchte ich hier darauf etwas näher eingehen. Muß ein Patient wegen irgendeines schweren Leidens längere Zeit (bei älteren Leuten genügen häufig wenige Tage) auf dem Rücken liegen, so kommt es oft dazu, daß das Blut der Schwere folgend, in den hintersten untersten Partien der Lunge sich anschoppt (s. Müller, Krankheiten der Atmungsorgane in Mehrings Lehrbuch der Inneren Medizin 1911). Die Gefäße, namentlich die Kapillaren, werden übermäßig angefüllt. Wegen der oberflächlichen Atmung werden die genannten Lungenabschnitte nicht mehr genügend ausgedehnt und die Luft kann daraus verschwinden. Anfangs können, wenn man den Kranken aufsetzt und zum tiefen Atmen veranlaßt, die Alveolen wieder mit Luft gefüllt werden, wobei man bei den ersten Atemzügen ein inspiratorisches Knisterrasseln (Entfaltungsrasseln) hört. Die Vermeidung dieser äußerst gefährlichen, sehr häufig gerade bei alten Leuten zum Tode führenden Erkrankung, haben wir, wie gesagt, nur in der Anregung der Atmung.

b) **Bronchitis der Kinder.** Natürlich können wir auch hier bei einer akuten Bronchitis keine Atmungsgymnastik vornehmen, obwohl gerade gewisse Formen der kindlichen akuten Bronchitis durch die Besonderheit ihres Atmungstypus dazu verleiten möchten. Wir sehen nämlich hier häufig einen ganz eigenartigen Typus einer expiratorischen Dispnoe, die selbst bei an sich fieberhaften Erkrankungen, wie Heubner richtig bemerkt (Heubner, Lehrbuch der Kinderheilkunde, Bd. II, Leipzig 1911), auch schon bei ganz jungen Kindern auf das Hereinspielen eines nervösen Elementes hindeutet. Heubner beschreibt dieses Atmen folgendermaßen: „Hört man das, wie gesagt, oft weithin tönende Atmen genauer an, so gewahrt man, daß das Inspirieren frei oder weniger behindert, dagegen das Exspirium langgezogen, zischend pfeifend ist, und betrachtet man in solchen Fällen den Thorax, so sieht man, daß er auch beim Exspirieren in inspiratorischer Stellung verharrt, daß er gebläht ist wie beim Emphysem des Erwachsenen und daß er schwer traktabel, schwer komprimierbar, starr ist. Besonders deutlich macht man schon bei Säuglingen diese Beobachtung, wenn sie, wie im obigen Falle, große Neigung zu öfterer Wiederkehr solcher Katarrhe haben." Hören wir nun dabei einen oft recht quälenden Husten, dem man anhört, daß dicke, derbe Schleimmassen in der Luftröhre dabei hin- und herbewegt werden, und kommt trotz des Hustens wenig von dem Sekret heraus, so könnte man an sich geneigt sein, ähnlich dem oben geschilderten Verfahren zur Atmungsgymnastik zu greifen. Nach unserem Prinzip, bei akuten fieberhaften Erkrankungen davon keinen Gebrauch zu machen, müssen wir auch hier davon Abstand nehmen. Während Heubner, wie wir sehen werden, bei der chronischen Bronchitis der Kinder sehr energisch für die Atmungsgymnastik eintritt, erwähnt auch er sie bei dieser akuten Form nicht. Hydrotherapeutische Umschläge, eventuell laue Bäder mit kalten Übergießungen, Lageänderungen und medikamentöse Behandlung muß hier dazu dienen, das Sekret zu lösen und zum Auswerfen zu bringen.

c) Die kindliche chronische (asthmatische) Bronchitis ist ein vorzügliches Objekt für die physikalische Behandlung. Ich folge auch hier gern der Heubnerschen Darstellung, die mit meinen zahlreichen Beobachtungen auf diesem Gebiete gut übereinstimmen. Häufig sehen wir, wie gesagt, im frühesten Kindesalter auch bei der akuten Bronchitis bei gleichzeitiger erschwerter Exspiration eine dauernde Blähung und Inspirationsstellung, ganz ähnlich wie beim Asthma der Erwachsenen. Rezidivieren diese akuten Bronchitiden nun sehr häufig, so kann es zu einem dauernden derartigen Zustand kommen, der in dieser Zeit, wegen der dadurch bedingten ungünstigen Entwickelungsverhältnisse, auf den körperlichen und geistigen Zustand der Kinder einen äußerst ungünstigen Einfluß ausübt. Ich glaube, wir können in den meisten Fällen hier eine entweder ererbte oder durch fehlerhafte Erziehung bedingte nervöse Disposition annehmen. Von wie ungünstigem Einflusse schon im frühesten Kindesalter die Verziehung des Kindes durch die Eltern sein kann, habe ich in einer Reihe derartiger Fälle erlebt. Selbst 2—3 jährige Kinder vermögen dann durch ihre asthmatischen Anfälle eine förmliche Tyrannei auf ihre Mutter auszuüben und verstehen das in ihrem Sinne sehr bald sehr auszunützen. Gelingt es nicht, die Mutter von diesem ungünstigen Einflusse zu überzeugen, den sie mit ihrer übertriebenen Sorgfalt auf das Kind ausübt, so sind alle Heilungsversuche, solange das Kind unter diesem mütterlichen Einflusse steht, erfolglos. Zum Teil deckt sich diese frühzeitige Disposition mit dem Begriffe der exsudativen Diathese oder Lymphatismus. Häufig sind, wenn sich die asthmatischen Attacken erst später einstellen, im frühen Kindesalter andere chronische Allgemeinerkrankungen vorhanden. Neben dem von Heubner hier erwähnten hartnäckigen Hautekzem möchte ich hier von einem Fall familiären Bettnässens berichten, das am stärksten von den drei Geschwistern bei dem Kinde ausgebildet war, das dann im fünften Lebensjahre nach einer vorhergegangenen akuten Bronchitis an chronischer asthmatischer Bronchitis erkrankte.

Der Thorax steht bei diesen Kindern meist dauernd in Inspirationsstellung, ist bei der Atmung wenig beweglich und setzt dem Bestreben, ihn zu komprimieren, einen erheblichen Widerstand entgegen. In zwei Fällen allerdings konnte ich genau beobachten und auch unter dem Röntgenschirm sehen, daß nur die Thoraxrespirationsmuskeln inspiratorisch gedehnt blieben, während das Zwerchfell sich gut exspiratorisch und inspiratorisch bewegte. Knopf (Über Asthma von Kindern und dessen Behandlung, Berl. klin. Wochenschr., Nr. 49, 1912) beschreibt dabei Fälle, bei der die Atmung insofern anormal ist, daß der Thorax Inspirationsbewegungen, das Abdomen gleichzeitig Exspirationsbewegungen macht. Jedenfalls haben wir es meist mit einem starren, unelastischen, dem gesunden kindlichen Typus durchaus unähnlichen Thorax zu tun. Ich möchte diese Starrheit des Thorax nicht wie Freund, als die Ursache dieses Krankheitsbildes, sondern als die Folge der Lungenblähung ansehen. Ähnlich wie bei der Rachitis muß sich auch hier die physikalische Behandlung auf den ganzen Organismus erstrecken, durch Abhärtung durch Luftbäder, Massage des ganzen Körpers, passive und aktive Gymnastik und vor allem Atemgymnastik. Entsprechend der nervösen Komponente bei dem Ursprunge dieses Leidens, muß die Behandlung gleichzeitig eine psychische sein. Wir werden infolgedessen gut tun, in vielen Fällen entweder das Kind ganz aus der häuslichen Umgebung zu nehmen, oder jedenfalls die mechanische Behandlung nicht durch die Mutter vornehmen zu lassen, wozu sie ja auch in der Regel wenig geeignet sein wird, da man natürlich dazu sorgfältig ausgebildete Pflegepersonen braucht.

Was nun die Starrheit des Thorax anbetrifft, so sagt auch Heubner von ihr: „Mag sie nun primär oder sekundär sein, in jedem Falle läßt sie sich durch regelmäßige, Monate und Jahre fortgesetzte Übungen beeinflussen. Deshalb verordne man solchen Kindern regelmäßige Atemgymnastik."

Es ist schon von Nutzen, wenn man täglich etwa 2—3 mal einige Minuten lang jede Exspiration dadurch erfolgreicher macht, daß man mit beiden dicht angelegten Händen von hinten und von den Seiten her den Brustkorb auszupressen versucht; empfehlenswerter natürlich wird eine systematische Atemgymnastik sein, die man, wie ich oben bei der Rachitis gesagt habe, auch schon bei ziemlich kleinen Kindern, hier natürlich am besten in irgendeiner spielenden Form durchführen kann[1]). Das Hauptprinzip auch hier ist eine erfolgreiche Exspiration durchzuführen, auf alle Weise zu versuchen, die Starrkeit des Thorax zu überwinden. Da diese nun, wie gesagt, in der ersten Zeit nicht

---

[1]) Auch Salge, Therapeutisches Taschenbuch für die Kinderpraxis, Berlin, empfiehlt diese Atmungsgymnastik eindringlich: „Namentlich bei jungen Kindern, auch schon Säuglingen läßt sich bei konsequenter monate- und jahrelanger Fortführung, ein guter Erfolg erzielen."

wie beim Emphysem des Erwachsenen auf knöchernen Veränderungen beruht, sondern mehr auf nervösen Einflüssen, so werden hier auch andere Mittel, die ähnlich wirken wie die passive Gymnastik, durchaus von Erfolg sein, Die Kuhnsche Saugmaske wirkt zweifellos in diesen Fällen ebenso stark suggestiv, wie durch die Erleichterung der Expektoration. Wir kommen auf diesen Punkt noch gelegentlich der Besprechung des Asthmas zurück. Die Kuhnsche Saugmaske hat hier vor der Unterdruckatmung nach Bruns gewisse Vorteile, einmal die Leichtigkeit der Anwendung, dann das Festschnallen der Saugmaske auf dem Gesicht usw. Einen sehr wesentlichen Vorteil sehe ich z. B. auch darin, daß man die Saugmaske des Abends vor dem Einschlafen aufsetzen lassen (allerdings mit ganz geöffnetem Schieber) und dann eventuell die Kinder ruhig einschlafen lassen kann. Ich habe das bereits oben erwähnt und möchte dies Verfahren hier gerade in der Art dringend empfehlen, den Kindern die Maske vor dem Einschlafen aufzusetzen und sie nach $1 - 1\frac{1}{2}$ Stunden des Schlafes abzunehmen. Meist wachen die Kinder dabei kaum auf oder schlafen jedenfalls sofort ruhig weiter. In fast allen Fällen habe ich den bestimmten Eindruck, daß der Schlaf dann erheblich ruhiger war, als sonst und asthmatische Anfälle fast ganz wegblieben. Es spielt ja hier sicher eine gewisse Allgemeinberuhigung des Kindes durch Gehirnanämisierung mit, und darum kann man dieses Verfahren auch in anderen Fällen kindlicher Nervosität, die sich in unruhigem Schlaf, nächtlichem Aufschrecken, vielleicht auch in manchen Fällen von Bettnässen zeigt, versuchen. Irgendwelche Spuren von Schädigungen habe ich durch diese Behinderung der Atmung nie gesehen, im Gegenteil macht es den Eindruck, als ob die Verlangsamung der Atmung bei einer Art Verflachung derselben sich dem Typus der normalen Atmung im Schlafe sehr nähert.

Was nun die Atmungsübungen selbst anbetrifft, so kommen alle die Übungen in Betracht, die der Gymnastizierung des Thorax und der Beförderung der Ausatmung dienen.

In diesem Falle stehe ich nicht ganz auf dem Kuhnschen Standpunkt, auch im Anfalle selbst halte ich die Beförderung der Ausatmung nach meinen recht zahlreichen Erfahrungen auf diesem Gebiet durchaus für das Wesentliche; wir müssen also bei den Atmungsübungen hier auf eine schnelle tiefe Einatmung sehen, die Atemhaltungsübungen sind zu vermeiden, die Ausatmung ist durch Kompression des Thorax zu befördern, vor allem sind außerordentlich wichtig die in Gruppe I genannten, rein muskulären Übungen des Thorax und der Bauchwand, die man in der Regel in sehr kurzer Zeit den Kindern spielend beibringt. Meist macht es den Kindern geradezu Vergnügen, diese Übungen zu machen, größere Kinder läßt man alle diese Übungen, nachdem man ihnen einigermaßen den Zweck erklärt hat, vor dem Spiegel machen; doch muß man auch stets die Übungen in der Bauchlage auf harter Unterlage machen lassen, um einmal dabei eine Kompression des Bauches gegen den meist bestehenden Meteorismus auszuüben, und dann die hinteren unteren Lungenpartien gehörig zu durchlüften. Man hört sehr bald nach Durchführung dieser Maßregel eine Abnahme der Geräusche gerade in diesen Partien.

Natürlich sind diese Übungen monate- und jahrelang fortzusetzen, später nach Wiedererlangung der Elastizität des Thorax mit den Atemhaltungsübungen zu kombinieren und wenn möglich, bei entsprechender Veranlagung, ein Einzel-Gesangsunterricht bei einer mit dieser Atemmethode vertrauten Gesangslehrerin vorzunehmen. Bei genügender Energie und Ausdauer wird es dann meist gelingen, der sonst mit Sicherheit zu erwartenden, dauernden schweren Schädigung entgegenzuwirken, und einen arbeitsfähigen gesunden Menschen zu erzielen. Daß daneben Badekuren, namentlich der Aufenthalt auf den Nordseeinseln, entsprechend ausgesuchte ärztlich bestimmte Diät usw. nicht vernachlässigt werden dürfen, liegt auf der Hand, aber den Hauptwert lege ich doch auf die richtig eingeleitete und systematisch durchgeführte Atmungsgymnastik.

Den Aufenthalt an der Nordsee kann man ruhig auch im Winter beginnen lassen oder den Winter über in schweren Fällen fortführen, ja in einigen Fällen habe ich gerade von dem Winteraufenthalt einen besseren Erfolg gesehen. Natürlich müssen dort die Atemübungen ebenso systematisch gemacht werden, wie an anderen Orten. Für den Winteraufenthalt eignen sich die Nordseeinseln an sich schon wegen des milderen Klimas besser, wie der Aufenthalt an der Ostsee, aber auch sonst scheint der Aufenthalt an der Nordsee günstiger als der an der Ostsee zu sein.

Erwähnen möchte ich an dieser Stelle die gerade auch für diese Fälle empfohlenen Einatmungen mit der sogenannten Terpentinflasche, da sie ja wohl auch in das Gebiet der Atmungstherapie fallen. Man kann diese Terpentinflasche, deren Anwendung auch gerade für die kindliche chronische Bronchitis viel empfohlen wird, in jedem Haushalte ziemlich einfach improvisieren: eine Glasflasche von ca. 200 ccm Inhalt, mit weitem Hals, wird zur Hälfte mit Wasser gefüllt, darauf kommt eine Schicht Terpentinöl. Durch den doppelt durchbohrten Pfropfen reicht eine Glasröhre nicht ganz bis auf den Boden der Flasche. Durch die zweite Bohrung ist eine kurze Glasröhre bis in den Luftraum des Gefäßes geführt, an derem äußeren Ende ein mit geeignetem Mundstück versehener Schlauch befestigt ist. Beim Einatmen durch den Schlauch, wird eine mit Terpentindämpfen geschwängerte Luft eingeatmet.

d) **Asthma bronchiale und chronische Bronchitis.** Ich behandle diese beiden Krankheitsbilder hier zusammen, weil die Art der Atmungstherapie bei beiden sich im allgemeinen ziemlich ähnlich ist.

Auf die Theorien der Entstehung des Asthma bronchiale hier näher einzugehen, liegt natürlich nicht im Rahmen dieses Buches, jedoch glaube ich wohl soviel sagen zu können, daß die Anschauung immer mehr an Boden gewinnt, das echte Bronchialasthma als Ausdruck einer besonderen konstitutionellen Veranlagung des Kranken anzusehen, wie das schon beim kindlichen Asthma erwähnt wurde. Dem steht m. E. nicht entgegen, daß das echte Bronchialasthma sich sehr häufig erst im Anschluss an irgendeine andere Erkrankung der Atmungswege, namentlich einer schweren Influenza oder einer akuten Bronchitis zeigt (ähnlich Ed. Stadler, Die Behandlung des Asthma bronchiale. Med. Klinik 1913, Nr. 4 und zahlreiche andere Arbeiten, Strümpel, Krauß, Goldscheider, Czerny, Heubner, Salge u. a.). Jedenfalls können wir das Asthma bronchiale nie als eine rein örtliche Erkrankung der Bronchialschleimhaut ansehen, infolgedessen kann die Atmungstherapie dabei stets nur ein Heilfaktor in dem System einer großen, die gesamte Konstitution des Menschen umfassenden Therapie, darstellen. Daß ein Nichtarzt selbständig die Behandlung eines Asthmatikers übernimmt, ist eine schwere, sich meist schwer rächende Kurpfuscherei. Erstens kann er nie unterscheiden, ob es sich um ein kardiales oder ein bronchiales Asthma handelt, zweitens müssen wir vor Beginn unserer physikalischen Therapie uns in jeder Hinsicht über den Zustand des Herzens informieren, weiter eine ganz genaue Untersuchung auf Tuberkulose vornehmen, weil natürlich entsprechend unseren oben gemachten Ausführungen, bei der gar nicht seltenen Vergesellschaftung von Tuberkulose und Asthma, der Heilplan ein ganz anderer sein muß.

Bei der Behandlung des akuten Asthmaanfalles werden wir wohl auch fernerhin der medikamentösen Therapie nicht entbehren können, zumal wir bei diesem ungemein qualvollen Leiden schon früher im Morphium ein, wenigstens diese Qualen linderndes, jetzt im Adrenalin ein in fast allen Fällen den Anfall kupierendes Mittel besitzen. Sehr häufig genügt ja eine einzige Injektion von 0,5 ccm einer Adrenalin- oder Suprareninlösung 1:1000, um dem Patienten eine ruhige Nacht zu verschaffen. Es wäre eine Grausamkeit, dem Patienten dieses nach genauer Diagnosestellung, fast immer ganz unschädliche Heilmittel vorenthalten zu wollen. Namentlich bei Patienten, die ich beim erstenmal im Anfall sehe, verzichte ich fast nie auf diese medikamentöse Therapie. Bei längerer Behandlung habe ich allerdings in der Lungensaugmaske von Kuhn ein Mittel, die Anfälle häufig zu kupieren oder durch die Einatmung von Glyzerin mit einem Adrenalinpräparat mit einem Sauerstoffvernebler eine beruhigende Wirkung zu erzielen. Die reine Sauerstoffeinatmung mit einem der bekannten Sauerstoffinhalatoren, wirkt m. E. auch zum größten Teil, falls sie überhaupt wirkt, in einem ganz ähnlichen Sinne wie die Saugmasken, als eine Atmungserschwerung und so als eine Art Disziplinierung der Atmung. An eine direkte Wirkung des Sauerstoffes dabei glaube ich nicht. Mehr auf den akuten Anfall dabei einzugehen, liegt nicht im Rahmen dieser Arbeit.

Was nun die Atmungstherapie im Rahmen der Gesamtbehandlung des Kranken anbelangt, so soll sie hier einmal einer der Ursachen des chronischen Asthmas entgegenarbeiten, die wie gesagt, sehr häufig auf einer Bronchitis beruht, zum Teil auch ihre Ursache hat in einer allgemeinen Schwäche der Atmungsorgane (sehr häufig ist der Asthmatiker gleichzeitig Astheniker, das alles spricht der oben geäußerten Ansicht von der konstitutionellen Veranlagung nicht entgegen), dann aber den meist schon bestehenden Folgeerscheinungen des chronischen Asthmas, dem mehr oder minder ausgebildeten Emphysem, der chronischen Bronchitis und der chronischen Herzmuskelschwäche entgegenarbeiten. Wie oben gesagt, ist natürlich eine genaue allgemeine Untersuchung des Kranken die unumgängliche Grundlage für eine erfolgreiche Therapie. Man muß dabei an Erkrankungen der Nase denken, genau auf Tuberkulose untersuchen, sich über allgemeine nervösmachende Ursachen im Berufs- und Familienleben des Kranken informieren, kurz und gut, Anamnese und Untersuchung können hier nicht sorgfältig genug vorgenommen werden. Von anderen physikalischen Behandlungsmethoden kommen Bäder aller möglichen Art, Kohlensäurebäder, Salzbäder, vor allem aber die Blaulichtbäder, Röntgenstrahlen, die Pneumatotherapie usw. in Betracht. Ich verwende dabei gerne die Blaulichtbäder im Liegen mit dem von mir konstruierten Universallichtbad (F. Kirchberg, Heißluft- und Lichtbehandlung und Massage. Zeitschrift für physikalische und diät. Therapie, 1911).

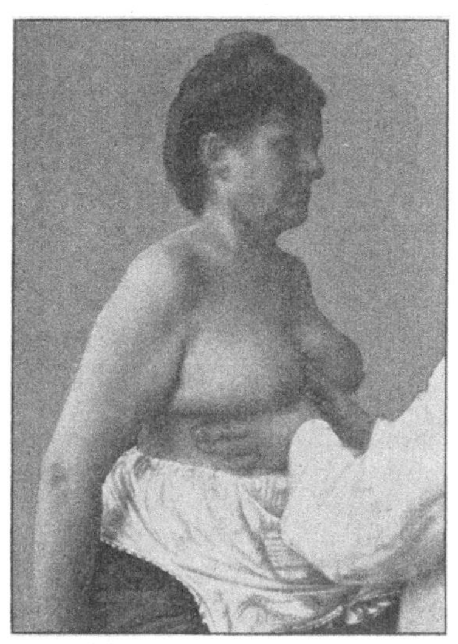

Abb. 74.

Die Atmungsgymnastik selbst soll einmal, und das ist wohl die Hauptsache dabei, den Einfluß des Willens auf die Atmung, Einatmung wie Ausatmung, üben. Darum muß ich, so erfolgreich auch die Unterstützung durch die Unterdruckatmung usw. im Verlaufe der Behandlung sein mag, schließlich doch den Patienten auch die Atmung ohne Apparate beibringen. Ich nehme hier sehr gerne die Atmungsgymnastik im Anschluß an eine Thoraxmassage vor. Ich habe mit dieser kombinierten Behandlung, die ich jetzt seit zirka 8 Jahren sehr vielfach ausführe, durchweg ausgezeichnete Resultate erzielt (s. meine Arbeit: Manuell-mechanische und Übungsbehandlung bei Lungenemphysem und Asthma bronchiale, Therapie der Gegenwart 1908, Juli). Nach der Massage, die im Sitzen vorgenommen wird, dreht sich der Patient auf seinem Drehstuhl nach dem Arzt herum, der Arzt umfaßt den Thorax von hinten mit beiden Händen und läßt den Patienten mit geöffnetem Mund kurz und energisch einatmen. Während dieser Zeit führt er die Hände unter leichtem Anheben des ganzen Thorax nach vorn, Kommando 1 (s. Abb. 74), läßt dann nach einer kurzen Pause den Patienten langsam ausatmen, wobei der Patient während der ganzen Ausatmungsphase ein lautes tiefes a ertönen läßt. Dieses tönende Ausatmen hat den Zweck, einmal die Aufmerksamkeit des Patienten auf die Länge der Ausatmung zu richten und so zu lernen, das Verhältnis zwischen Einatmungs- uud Ausatmungszeit selbst zu beobachten und zu regeln. So wird auch nach dieser Methode der Einfluß der Hirnrinde auf die Ausatmungsmuskeln, die ja an sich, da die Ausatmung normal nur auf Grund der elastischen Kräfte erfolgt, gebahnt und so ein überaus wichtiges Moment für die Selbstkoupierung der asthmatischen Anfälle geschaffen. Der Patient, der gelernt hat seine Exspiration zu beherrschen, und dem klar geworden ist, daß in den Augenblicken der Atemnot nicht die Inspiration, sondern erst die ausreichende Exspiration Erleichterung gibt, da nur so dem Wiedereintritt erneuter Luft Platz geschaffen wird, wird dem Anfall nicht ganz so hilflos und unglücklich gegenüberstehen, wie der nach Luft schnappende Ungeübte, der dauernd lang und tief zu inspirieren sucht, um seinen Lufthunger zu bekämpfen, ohne doch die Möglichkeit zu haben, in seine ad maximum gespannten Alveolen neue Luft hineinzubekommen, da die Exspiration versagt.

Der Einfluß des Willens auf die Atmung (Einatmung wie Ausatmung) wird weiter dadurch geübt, daß der Patient lernt (auf Kommando) in Absätzen ein- wie auszuatmen (ich lasse bei derselben Händeführung des Arztes in drei Absätzen ein- wie ausatmen), wobei auch stets die Einatmungen kurz erfolgen, die Ausatmungen so lange wie möglich gehalten werden.

1	2	3	Pause	1	2	3
Inspirationen				a	a	a
				Exspirationen		

Ich lege großen Wert darauf, stets dabei mit lauter Stimme ausatmen zu lassen, da mir oft die nach dieser Methode behandelten Patienten sagen, daß, wenn sie bei Beginn eines Anfalls von Atemnot das Ausatmen mit Stimme machen und so lange das a zu halten versuchen, wie sie während der Kur gelernt haben, den Anfall leichter zu überwinden vermögen. Zweifellos trägt die Ablenkung der Aufmerksamkeit von dem Gefühl des Lufthungers durch die auf das lange Halten des Tones gerichtete Aufmerksamkeit mit zu dem Erfolg bei, da sie auch von der Behandlung her wissen, daß sie sich stets nach den Sitzungen bedeutend erleichtert fühlen und das spannende lästige Gefühl des Lufthungers bedeutend erleichtert ist. Stets setzen bald die Patienten einen gewissen Stolz darein, das tönende Ausatmen recht lange zu halten, und die täglich mit dem Sekundenzeiger kontrollierten Zeiten zeigen uns in dieser Hinsicht recht befriedigende Resultate; die Patienten, die anfangs kaum imstande sind, 2 bis 3 Sekunden die Ausatmung zu halten, kommen fast alle in kurzer Zeit auf Zeiten von 15, ja auf 20 bis 40 Sekunden. Während der Ausatmung gleiten die Hände des Arztes zunächst etwas nach unten und vorn, um zum Schluß der Ausatmung von dem untern Rippenbogen und der oberen Abdominalpartie her, die Bauchwand nach innen und so das Zwerchfell nach oben zu pressen.

Später, wenn der Patient begriffen hat, worauf es ankommt, lernt er selbständig am Schlusse der Ausatmung die Bauchwand kräftig einzuziehen. Ein weiteres Erziehungsmittel für die Atem-

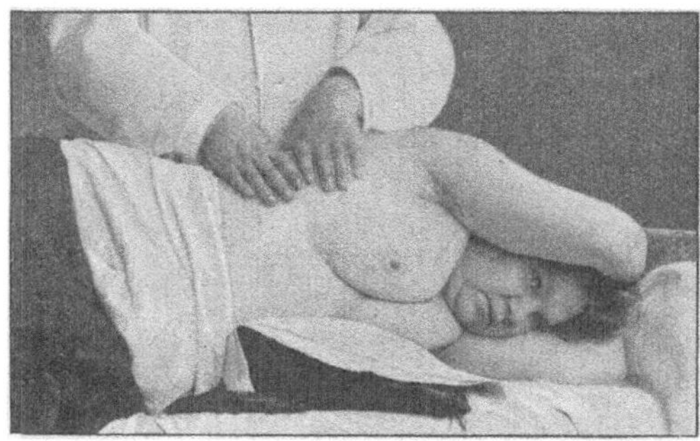

Abb. 75.

führung und gleichzeitig eine Art Ablenkung sehe ich darin, den Patienten seine Atmungsübungen, die er, sobald er sie einigermaßen beherrscht, täglich mehrmals einige Minuten in der Behausung (vor den Mahlzeiten) vornehmen soll, mit entblößtem Oberkörper vor dem Spiegel machen zu lassen und dabei seine Atmung so selbständig durch Gehör und Gesicht zu kontrollieren. Auch in der Beziehung haben mir Patienten erzählt, daß sie selbst in der Nacht zu Zeiten der Anfälle leichter ihrer Anfälle Herr werden, wenn sie zu diesem Hilfsmittel greifen. Übung und Gewohnheit sind eben recht wichtige Faktoren in der Therapie, und selbst wenn dabei eine Art Autosuggestion mitspielt, darf sich doch der Arzt ruhig ihrer bedienen, wenn sie einen besseren therapeutischen Erfolg gewährleistet.

Der Patient wird im weiteren Verlauf der Kursitzung in der Seitenlage auf ein hartgepolstertes Massagebett oder Chaiselongue gelagert, unter die nach unten liegende Brustseite kommt ein weiches, nicht zu kleines Kissen, um diese Brustseite etwas zu komprimieren. Der Arzt legt beide Hände auf die nach oben gerichtete Seitenpartie des Thorax (Abb. 75) und läßt den Patienten kurz tief einatmen, wobei die Hände nur einen geringen Widerstand leisten. Bei der (wieder möglichst langen) Ausatmung drücken die Hände etwas energischer ein, am Schluß der Ausatmung liegen beide Hände wieder am untern Abschnitt der Lunge.

Es folgt dasselbe in der anderen Seitenlage und zuletzt in der Rückenlage eine Wiederholung der eingangs beschriebenen Gymnastik im Sitzen und im Liegen (Abb. 76).

In ganz ähnlicher Weise mache ich die Behandlung bei länger dauernder katarrhalischer Bronchitis, wobei die obenerwähnten Schüttelhebungen des Thorax sich zur Lockerung des Sekretes außerordentlich wirksam erweisen. Auch in der Komplikation mit einer trocknen, adhäsiven Pleuritis, soweit sie nicht tuberkulöser Natur ist, sehe ich keine Kontraindikation gegen diese Behandlung, im Gegenteil dieselbe ist auch an sich, wie oben bereits erwähnt, ein durchaus

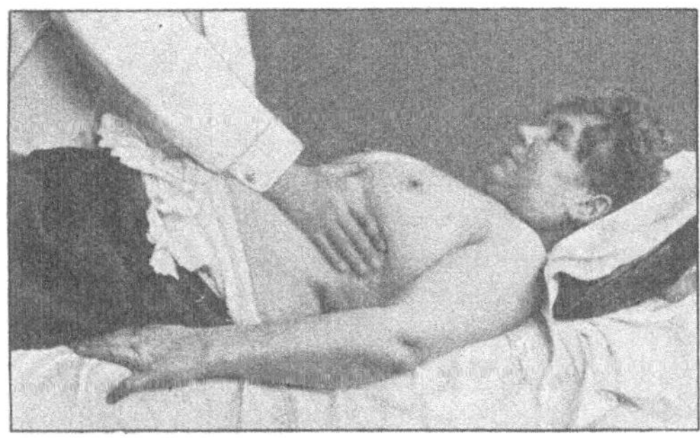

Abb. 76.

dankbares Objekt der Atmungsgymnastik in Verbindung mit manuell-mechanischer Behandlung.

Neben dieser Art freier Atmungsgymnastik macht heute die Pneumatotherapie mit Apparaten viel von sich reden (wenigstens in der Literatur fügt Stadler a. a. O. wohl mit Recht hinzu). Alle diese Apparate, meist Atmungsstühle genannt, von der einfachsten Konstruktion des Rossbachschen Stuhles bis zum elektrisch betriebenen Apparat von Boghean, bezwecken auch nur die rhythmische Kompression der unteren Thoraxpartie und des Bauches zur Unterstützung der Atmung. Dasselbe Prinzip hat wohl auch der Hoffbauersche Apparat (Hofbauer, Übungsbehandlung des Lungenemphysems, Zeitschr. f. diät. u. phys. Therapie, 1907/8, Band 9, No. 8). Der Kranke soll in all diesen gleichmäßig und regelmäßig atmen und tief exspirieren lernen. Sehr richtig bemerkt dazu Stadler a. a. O., „daß die Erfolge nennenswert besser wären als mit einer gut geleiteten, freien Atmungsgymnastik, läßt sich kaum behaupten", ähnlich urteilt er über die pneumatischen Apparate: „keine wesentlich andere Wirkung ist auch wohl den pneumatischen Apparaten zuzuschreiben, bei welchen verdichtete Luft eingeatmet

wird. Der bekannteste und älteste dieser Apparate ist der Walden-
burgsche, handlichere Konstruktionen sind von Schnitzler und
Tobold angegeben. Denselben Gedanken, durch erhöhten Luftdruck
die Atmungstätigkeit günstig zu beeinflussen, verfolgen die pneumatischen Kammern in zahlreichen Badeorten".

Auch für den Asthmatiker und chronischen Bronchitiker gilt
dasselbe, was ich oben vom kindlichen Asthma gesagt habe, daß die
Atmungsgymnastik sehr lange Zeit hindurch fortgesetzt werden muß.
Allmählich schließt sich an die oben erwähnte Behandlung dann die
Erlernung sämtlicher anderer Atmungsübungen an, vor allen Dingen
die große Rollübung ist als weiteres Vorbeugungsmittel und Gegen-
mittel gegen das beginnende Emphysem von ganz ausgezeichneter
Wirkung. Die Atemhaltungsübungen sind erst in späterer Zeit anzuwenden, wenn die Stauungserscheinungen auf der Lunge nach-
gelassen haben.

---

e) **Lungenemphysem.** Als Lungenemphysem bezeichnet man
eine übermässige Blähung der Lunge, man kann dabei eine inspiratorische und eine exspiratorische Form unterscheiden; die inspiratorische zeigt sich hauptsächlich an den basalen Abschnitten der
Lunge und an den Lungenrändern, die exspiratorische dagegen an den
Medianteilen der Lunge, vorzugsweise auch an den Lungenspitzen. Die
inspiratorische Lungenblähung kommt bei allen möglichen Zuständen
vor, die mit Atemnot einhergehen, die exspiratorische wird beobachtet
bei anhaltendem Husten und bei solchen Leuten, die beim Blasen
von Blasinstrumenten, beim Glasblasen, beim Singen und beim Heben
schwerer Lasten ihre Lungen gewohnheitsmäßig einem zu starken
Exspirationsdruck aussetzen. (Müller, Krankheiten der Atmungsorgane a. a. O.) Aus leicht erklärlichen Gründen wird es am häufigsten
zu einem gemischten Emphysem kommen, als dessen hauptsächlichste
Ursachen wir außer den ebengenannten Berufsschädigungen das
chronische Asthma und die chronische Bronchitis anzusehen haben.
Es kommt beim Emphysem wohl in der Regel zu einer Dehnungs-
atrophie der übermäßig ausgedehnten Alveolenwandungen,
sie werden verdünnt, und die zahlreichen, in die Alveolenwände ein-
gelagerten elastischen Fasern atrophieren. Diese elastischen
Fasern aber sind die Grundlage für die exspiratorische Verkleinerung
der Lunge, so daß die exspiratorische Verkleinerung der Lunge beim
Emphysem erschwert ist. Es kommt dann weiter zu einer fortschreitenden Atrophie auch der in den Interalveolarsepten enthaltenen
Kapillarnetze, so daß dadurch schließlich der Kapillarkreislauf der
ganzen Lunge erheblich eingeschränkt wird. Schon dieser letzte Faktor
allein fordert vor allem bei seiner Entstehung eine intensive Atmungsgymnastik (nach den im ersten Teil auseinandergesetzten Beziehungen
zwischen Blutreichtum der Lunge und verstärktem negativen intra-
thorakalem Druck). Vor allem glaube ich, daß hierbei in der Tat

die Unterdruckatmung und namentlich die Saugmaskenatmung durch ihre Hyperämisierung der Lunge außerordentlich günstig einwirkt. Daß dem ersterwähnten Punkte der übermäßigen Ausdehnung der Alveolen eine systematische Ausatmungsgymnastik mit Kompressionsbehandlung des Thorax günstig entgegenarbeitet, ist ohne weiteres einleuchtend. Eine weitere Anzeige für die Atmungstherapie gibt die durch die Verengerung des Lungenkreislaufes, sowie durch die Verringerung der respiratorischen Exkursionen der Lunge bedingte Erschwerung der Arbeit des rechten Herzventrikels, der so einerseits eine schlechtere Füllung erfährt und andererseits eine stärkere Arbeit hat, das Blut durch die Lunge in den linken Vorhof zu befördern. So sehen wir ja häufig beim Emphysem Stauungen im großen venösen Kreislauf, Anschwellungen der Leber, Nierenstörungen, schließlich Zyanose und Ödeme eintreten.

Steht nun der Thorax so längere Zeit hauptsächlich in Inspirationsstellung, so ergibt sich sehr häufig auch eine Verknöcherung der Rippenknorpel, die dann ihrerseits wieder als Starrheit des Thorax die Inspirationstätigkeit, noch mehr aber die Exspirationstätigkeit des Thorax verschlechtert. Wir sehen so einen vielfachen Circulus vitiosus, wobei der eine üble Faktor immer wieder den anderen verschlimmert. Allen diesen mehr oder minder mechanisch bedingten Schädigungen können wir, wenn überhaupt, auch nur mechanisch entgegentreten, und in der Tat sind die Versuche dazu ziemlich alt. So berichtet M. Eulenburg (Klinische Mitteilungen aus dem Gebiete der Orthopädischen Heilgymnastik, Berlin 1860, Seite 62), daß er auf Empfehlung z. B. von Traube eine Anzahl von Emphysemfällen mit Gymnastik behandelte und sehr gute Erfolge erzielt habe. (Ebenso in der medizin. Zentralzeitung, Nr. 51, 1855.)

Auch Gerhardt versuchte der übermäßigen Erweiterung des Thorax durch Kompression des Brustkorbes in der Weise entgegenzuarbeiten, daß er den Brustkorb von hinten, unterhalb der Brustwarzen umfassen und bei jeder Inspiration kräftig zusammenpressen ließ. Ähnlich wirken ja die Atmungsstühle und Atmungsapparate verschiedener Art. Ich glaube, durch Verbindung einer Massagebehandlung mit passiver und aktiver Atemgymnastik und gleichzeitiger Unterdruckatmung, eventuell Saugmaskenbehandlung und meiner Saug- und Druckmassage des Abdomens dem Kranken mindestens eine erhebliche Erleichterung verschaffen zu können und, soweit dies überhaupt möglich, auch eine Art Heilung erzielen zu können. Die Druck- und Saugmassage mit Hilfe großer, auf die obere Thoraxpartie aufgesetzter Saugglocken wirkt auch soweit wie möglich der Starrheit der Rippenknorpel entgegen.

In letzter Zeit hat man mehrfach versucht, in Fällen hochgradiger Erweiterung und Starre des Thorax auf chirurgischem Wege eine Verkleinerung des Brustumfanges und eine größere Nachgiebigkeit des Brustkorbes zu erzielen, indem man unter Schonung der Pleura kurze Stücke aus den Rippenknorpeln der ersten und der nachfolgenden Rippen exzidierte. Die Resultate davon können natürlich nur eine ganz geringe Linderung geben, da sie dem Hauptziel der Behandlung des Lungenemphysems, nämlich der Verminderung der pathologisch vermehrten Restluft, nicht genügen können. Dieses Ziel kann doch nur erreicht werden durch eine regelmäßige Ausatmungsvertiefung, und diese kommt nicht zustande durch eine Annäherung der Rippen an das Brustzentrum, sondern nur dadurch, daß das Zwerchfell mehr und mehr in den Brustkorb hineintritt. Hofbauers a. a. O. und anderer Röntgenuntersuchungen haben ergeben, daß die Rippen bei vertiefter Ausatmung völlig ruhig stehen, und nur das Zwerchfell mehr und mehr in den Brustkorb hineingezogen wird. Bei Vertiefung der Ausatmung wird nun, wie wir wissen, die Ausatmungszeit gegenüber der Einatmungszeit wesentlich verlängert. Gegen Ende der Ausatmung tritt dann die Bauchpresse in Tätigkeit. Diesen beiden Faktoren sucht nun Hofbauer durch einen recht sinnreich konstruierten Apparat, den „Exspirator", gerecht zu werden. Er läßt das Verhältnis von Inspiration und Exspiration derart regeln, daß ein elektrisch betriebenes Läutewerk während der Ausatmungsperiode des Patienten ertönt und so die Aufmerksamkeit desselben auf die erwünschte längere Ansatmung richtet, und der Patient dadurch belehrt wird, stets kürzere Einatmungen und längere Ausatmungen aufeinander folgen zu lassen. Die zweite Anforderung an die Übungstherapie: „Die auxiläre Muskelkraft der Bauchdecken erst gegen Schluß der verlängerten Ausatmungsperiode in Aktion treten zu lassen", wird durch ein mit diesem Exspirator verbundenes Kompressorium erzielt, wobei ein Kautschukkissen in dieser Periode die Bauchdecken nach innen und dadurch das Zwerchfell nach oben treibt. (Näheres siehe im Original.)

Beiden Anforderungen suche ich in ähnlicher Weise durch aktive und passive Atmungsgymnastik nachzukommen und bin mit den bis jetzt seit ca. sieben Jahren erreichten Erfolgen sehr zufrieden. Ich beginne mit einer Massage des Rückens, wobei der Patient auf einem Drehstuhl sitzt, die Arme vorn auf die Lehne eines gewöhnlichen Stuhles stützt, um den Schultergürtel vom Thorax abzuheben und, um so eine leichtere Atmung zu erzielen, während der Arzt hinter ihm auf einem, durch ein hartes Kissen, erhöhten Stuhl sitzt. Zickzackförmige Reibungen des Rückens, Knetungen, Hautverschiebungen, lebhafte Klatschungen des Rückens und namentlich der seitlichen Partien des Thorax haben den Zweck, durch eine starke Hyperämisierung des Rückens und der seitlichen Thoraxflächen die folgenden Atmungsübungen des Patienten durch Entlastung der inneren Organe zu erleichtern. Der Patient dreht sich nun herum, läßt entweder die Arme herunterhängen oder legt sie auf die Schultern des Arztes. Es folgt nun die bei dem Asthma beschriebene passive und aktive Atmungsgymnastik. Sehr gerne mache ich am Ende der ganzen Prozedur die mehrfach erwähnten Schüttelhebungen des ganzen Thorax. Der Erfolg der Behandlung ist zunächst stets ein erhebliches Gefühl der Erleichterung des Patienten. Die Patienten geben meistens an, daß das beängstigende Gefühl der dauernden Spannung erheblich vermindert wird. Objektiv bemerkt man stets eine Herabsetzung der Pulszahl und eine stärkere Füllung des Pulses ohne Erhöhung des Blutdruckes, sehr häufig wird schon während der Behandlung und hinterher eine erhebliche Menge Sputum bedeutend leichter als sonst entleert.

Ich glaube, daß diese kombinierte Behandlung: Massage, passive und aktive Atmungsgymnastik, Druck- und Saugmassage des Abdomens und der oberen Brustpartien, eventuell mehrfach am Tage, und namentlich des Abends eine kurze Anwendung der Kuhnschen Lungensaufmaske, wirklich imstande ist, dem Patienten nicht nur eine Besserung, sondern mindestens eine Art funktioneller Heilung zu bringen. Das ist aber bei dieser Art der Erkrankung, die, einmal ausgebildet, einer anatomischen Rückbildung nicht fähig ist, von ganz ungeheuerer Bedeutung. Ein Aufenthalt des Patienten im Süden hat doch auch nur dann einen Zweck, wenn der Patient gelernt hat, seine Atmung zu beherrschen. Darum sollte jedem derartigen Kuraufenthalt eine solche Behandlung vorhergehen oder in den entsprechenden Sanatorien die Möglichkeit dieser Behandlung sein.

11. Kapitel.

Atmung und Stimmpflege.

Im physiologischen Teil haben wir gesehen, daß Stimme ohne Atmung unmöglich ist, die Atmung also eine Vorbedingung der Stimmbildung ist. Die Beeinflussung der Stimme durch die Art der Atmung ist so wesentlich, daß eine gesundheitsgemäße Stimmpflege ohne Entwicklung und dauernde Übung einer naturgemäßen Atmungsweise unmöglich erscheint[1]).

1. Gesang und Atmungsgymnastik.

Wenn wir auch gleich sehen werden, daß zwischen der Atmung in der Ruhe und der Atmung beim Singen und Sprechen bestimmte erhebliche Unterschiede bestehen, so ist doch als Vorbedingung für eine gute Stimmentwickelung, sowohl was die Klangfarbe und die Modulationsfähigkeit, vor allem aber die Ausdauer der Stimme anbetrifft, unbedingt nötig eine möglichst vollkommene Ausbildung der Lungen und des Brustkorbes überhaupt, wie wir sie durch die Atemübungen im Teil I kennen gelernt haben.

---

[1]) Für Gesangspädagogen, aber auch für andere Berufsklassen, die die Erhaltung ihrer eigenen Stimme benötigen und die Schulung anderer Stimmorgane zur Aufgabe haben, empfehle ich zum dringenden Studium das mir auf diesem Gebiete als das beste erscheinende Werk von Prof. Gutzmann: Stimmbildung und Stimmpflege, gemeinverständliche Vorlesungen, 2. Auflage. Wiesbaden 1912.

Für die Erhaltung der Stimme bei starker Inanspruchnahme, beim Sprechen, beim Singen usw., ist natürlich die richtige Atemführung ebenfalls von hervorragender Bedeutung.

Der auffälligste Unterschied zwischen der Ruheatmung und der Atmung beim Sprechen und Singen besteht in der Änderung der Zeitdauer der einzelnen Atmungsphasen. Während in der Ruhe die Einatmung ungefähr ebenso lang ist wie die Ausatmung (die Einatmung dauert ungefähr dreiviertel der Ausatmungszeit), muß beim Sprechen und Singen die Ausatmungszeit erheblich länger sein können, als die Einatmung, um eine geordnete Sprache und ein richtiges Singen erzielen zu können. Je länger die Ausatmung ausgedehnt werden kann, um so mehr wird in einem Atem gesprochen und gesungen werden können, d. h. um so weniger Unterbrechungen brauchen wir dabei zum Einatmen. Redner und Sänger müssen darum lernen, einmal mit einem Atem möglicht viel Luft einnehmen zu können und dann mit diesem Atem möglichst lange auszukommen, d. h. durch richtige Tätigkeit ihrer Atmungsmuskulatur die Ausatmung möglichst langsam vor sich gehen zu lassen. Daß die Übung dieser richtigen Tätigkeit der Muskulatur im Sinne einer sparsamen Ausgabe des Atems ebenso wichtig ist als die Übung eines tiefen genügenden Atemholens kann man daran sehen, daß viele Menschen wohl ein genügendes Atemvolumen einzunehmen verstehen, wie man leicht am Spirometer nachweisen kann, aber nicht imstande sind, mit einem Tone die Ausatmung länger als zehn Sekunden zu halten.

2. Atmungsgymnastik und berufliche Ausbildung der Stimme.

Zu den Atmungsübungen, die dazu dienen, die Vitalkapazität zu steigern, müssen nun also jetzt hier Übungen kommen, deren Zweck darin liegt, die Beziehungen zwischen Ein- und Ausatmungen in dem Sinne zu regeln, daß einer kurzen, möglichst tiefen Einatmung eine lange, möglichst gleichmäßige Ausatmung folgt. Wir suchen das dadurch zu erreichen, daß wir die Ausatmung mit tönender Stimme vornehmen und dabei mit dem Sekundenzeiger kontrollieren, wie lange wir diesen Ton halten können, ohne ihn dabei zu pressen oder zu quetschen. Auch diese Übungen werden wir vor dem Spiegel vornehmen, um alle ungewollten Mitbewegungen auszuschalten, aber auch, um dabei gleichzeitig durch das Auge kontrollieren zu können, daß der Brustkorb nicht sofort bei Beginn der Ausatmung schlaff zusammensinkt, sondern ganz langsam entsprechend der langsam ausströmenden Luft in seine Ruhelage zurückkommt. Wir haben in unseren physiologischen Besprechungen gesehen, daß in der Ruhe die Ausatmung ohne unseren Willen, sozusagen automatisch, durch das Zurückstreben der aufgespeicherten elastischen Kräfte erfolgt. Auch hier müssen wir lernen, die Ausatmung unserem Willen unterzuordnen. Außer diesen beiden

Unterschieden, die sich auf die Ausatmung beziehen, also der langsamen und der willkürlich regulierten Ausatmung ist noch ein dritter wichtiger Unterschied zwischen Ruheatmung und Sprech- und Singatmung zu erwähnen, der sich auf die Einatmung bezieht; in der Ruheatmung erfolgt beim nasengesunden Menschen die Einatmung durch die Nase bei geschlossenem Mund, beim Singen und Sprechen atmen wir durch den geöffneten Mund oder wenigstens so überwiegend durch den Mund, daß die Nasenatmung dabei gar keine Rolle spielt. Es ist m. W. Gutzmanns Verdienst, als Erster nachdrücklich darauf hingewiesen zu haben. Seine Worte: „Alle Vorschriften für Redner und Sänger, die die Einatmung bei geschlossenem Munde durch die Nase empfehlen, sind falsch", stimme ich vollkommen bei. Seine gleich zu erwähnenden einwandfreien Versuche, die ich in zahlreichen Versuchen nachgeprüft habe, ergeben mit absoluter Sicherheit, daß der normalsprechende und singende Mensch durch den Mund und nicht durch die Nase atmet. So bestechend es ist, die Nasenatmung auch für Singen und Sprechen zu empfehlen, da doch die Nasenatmung, wie wir sahen, dazu dient, die Luft vorzuwärmen und zu reinigen, sowie mit der nötigen Feuchtigkeit zu versehen, wir müssen uns doch mit der Tatsache abfinden, daß beim Singen und Sprechen die Atmung durch den Mund erfolgt und daraus unsere Konsequenzen für die Stimmpflege ziehen: nach Möglichkeit Singen und anstrengendes Reden in kalter Luft, in staubiger und trockener Luft zu meiden; für Rede- und Gesangsausbildung folgt daraus die Forderung, auch die Einatmung durch den Mund zu üben. Die tiefe, für eine lange Exspiration genügende Einatmung durch den Mund muß für Singen und Sprechen auch aus dem Grunde ausdrücklich geübt werden, weil sonst leicht beim Einatmen durch den Mund unangenehme Geräusche entstehen, die bei einiger Übung leicht unterdrückt werden können. (S. Gutzmann a. a. O., S. 35 ff.)

Daß die Behauptung Gutzmanns, daß wir beim Singen und Sprechen durch den Mund atmen, richtig ist, geht ja eigentlich auch schon eben aus den eben erwähnten Vorschriften hervor, nicht in staubiger, rauchiger und kalter Luft zu atmen, die wir auch in allen den Lehrbüchern finden, die behaupten, beim Singen und Sprechen solle man durch die Nase atmen. Würden die betreffenden Lehrer nicht selbst wissen, daß selbst bei korrekter Atmung beim Singen und Reden in derartiger Luft Schädigungen der Halsorgane in Gestalt von Heiserkeit, Kratzen im Hals usw. eintreten, die eben nur erfolgen durch die Mundatmung, wären ja ihre Vorschriften überflüssig. Der oben erwähnte Beweis für die Gutzmannsche' Behauptung wird erbracht durch den sogenannten Pneumograph, ein Instrument, dessen Benützung allen Lehrern des Gesanges und der Redekunst dringend empfohlen werden muß, sowohl um sich beim Beginn des Unterrichtes ein Bild von der Art der Atmung des betreffenden Schülers zu machen, eventuelle Fehler zu bemerken und dann im

Verlaufe des Unterrichtes Änderungen und Besserungen konstatieren
zu können.

Der von mir benützte Pneumograph ist von dem Universitäts-
mechaniker Oehmcke, Berlin NW., Luisenstr., angefertigt und hat
folgende Konstruktion (s. Abb. 77).

Der Apparat besteht aus einem Uhrwerk W, mit dem Aufzieh-
hebel H, dem Windflügel W, der mit berußtem Papier übergezogenen
großen Trommel T und einem Stativ S.

Auf dem Stativ. sitzen im vorliegenden Falle drei Schreibkapseln.
von denen K. I mit einem Gummischlauch zur Aufschreibung der

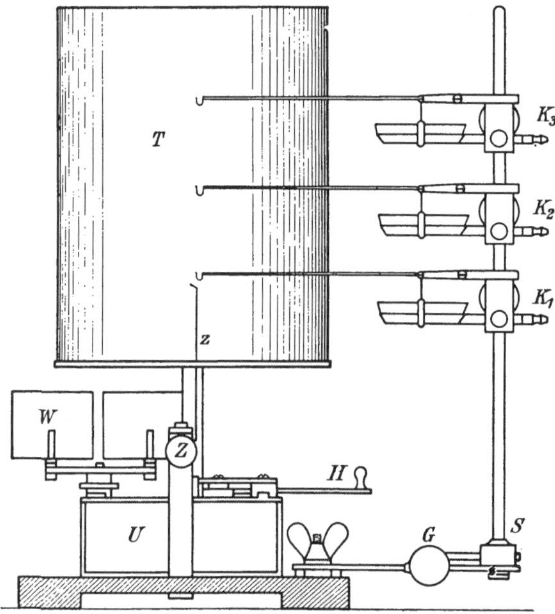

Abb. 77. Pneumograph.

Bauchatmung, K. II mit einem solchen für Brustatmung, K. III hingegen mit einer oder zwei Nasenoliven in Verbindung steht zur
Registrierung der Nasenatmung.

Sind diese Verbindungen fertig und hat man sich von deren
Funktion überzeugt, so löst man die Bremse B, gibt dem Gewicht
des Zeitschreibers Z einen leichten Stoß nach unten, und nun wird
der Zeitschreiber die Zeit in $^1/_5$ Schwingungen per Sekunde, die
Kapseln aber die entsprechenden Aufzeichnungen der Bauch-, Brust-
oder Nasenatmung getreu aufzeichnen.

Es sei auch noch besonders auf Art der Schreibung aufmerksam
gemacht.

Während man sonst die Schreiber in einer federnder Spitze aus-
laufen läßt, ist bei dem W. Oehmckeschen Apparat die Schreibspitze

als federndes Häkchen ausgebildet, das durch seine eigene Schwere pendelnd, mit gleichem und stetigem Druck die Schicht des Rußes durchschneidet.

Dieselben haben den in die Augen fallenden Vorteil, immer ohne sorgfältige Einstellung sanft an der Papierfläche anzuliegen.

Zur Einstellung der Schreiber dient eine Tangentenschraube am Fuße des Statives.

Betrachten wir nun eine damit aufgenommene Kurve. (Siehe Abb. 78.) Der erste Teil der Kurve ist die Atmung in der Ruhe. Die oberste Linie, die die Nasenatmung darstellt, zeigt die regelmäßigen Schwankungen der Nasenatmung sehr schön an, die mittlere Kurve, die Brustatmung, ist sehr wenig ausgeprägt (es handelt sich um einen Mann, der in der Hauptsache Bauchatmer ist), darum zeigt auch die dritte Kurve, die der Bauchatmung sehr stark ausgebildete Schwankungen. Mit dem Beginn des Sprechens wird die Kurve ganz anders. Während bisher die Nasenkurve deutlich zeigte, daß in der Ruhe die Luft durch die Nase ein- und ausströmt, tritt beim Sprechen, Singen und Lachen an die Stelle einer Kurve eine gerade Linie, die nur ganz kleine entgegengesetzte Spitzen zeigt, die wohl nur auf die Nasallaute zurückzuführen sind. Genau das gleiche Bild zeigen mir alle meine Kurven auch bei den bestausgebildeten Sängerinnen. Bei der Sprechatmung tritt nun in der zweiten Kurve auch die Brustatmung in Tätigkeit. Wir sehen in den beiden unteren Kurven dann eine kurze steile Einatmung und eine 6—10 mal so lange Ausatmung. Noch erheblich mehr verschieben sich die Zeiten beim Singatmen Beim Lachen schließlich folgen sehr starken schnellen Einatmungen ebenso schnelle starke Ausatmungen. Man kann daraus sehr schön sehen, eine wie günstige Einwirkung das Lachen auf das Zwerchfell und damit auf die Verdauung haben muß.

Die von Gutzmann publizierten Kurven über die Nasenatmung (a. a. O.) geben dieselben Resultate.

Gutzmann weist dann weiter auf eine andere, zur Verwirrung der Anschauungen führende, weitverbreitete Vorstellung hin, nämlich die Behauptung, daß die Nebenhöhlen durch Resonanz den Ton in seiner Qualität beeinflussen. Gieswein (Über die Resonanz der Mundhöhle und der Nasenräume usw. Berlin 1911) hat diese Frage eingehend experimentell untersucht und festgestellt, daß die Oberkieferhöhle, Keilbeinhöhle, die Siebbeinzellen und die Stirnhöhlen infolge ihrer versteckten Lage der Mündungen und relativen Kleinheit kaum dafür in Betracht kommen können, als regulärer Resonator aus dem Gesamtklange Töne herauszuheben oder zu verstärken. In ihrer Gesamtheit hat die Nasenhöhle zusammen mit dem Nasenrachenraum gesanglich insofern eine Bedeutung, als die weniger hohen Teiltöne so verstärkt werden, aber beim Näseln gehen nicht nur die Tonwellen durch Luftleitung in den Nasenschalltrichter, sondern auch der Luftstrom, und das muß, wie gesagt, absolut vermieden werden.

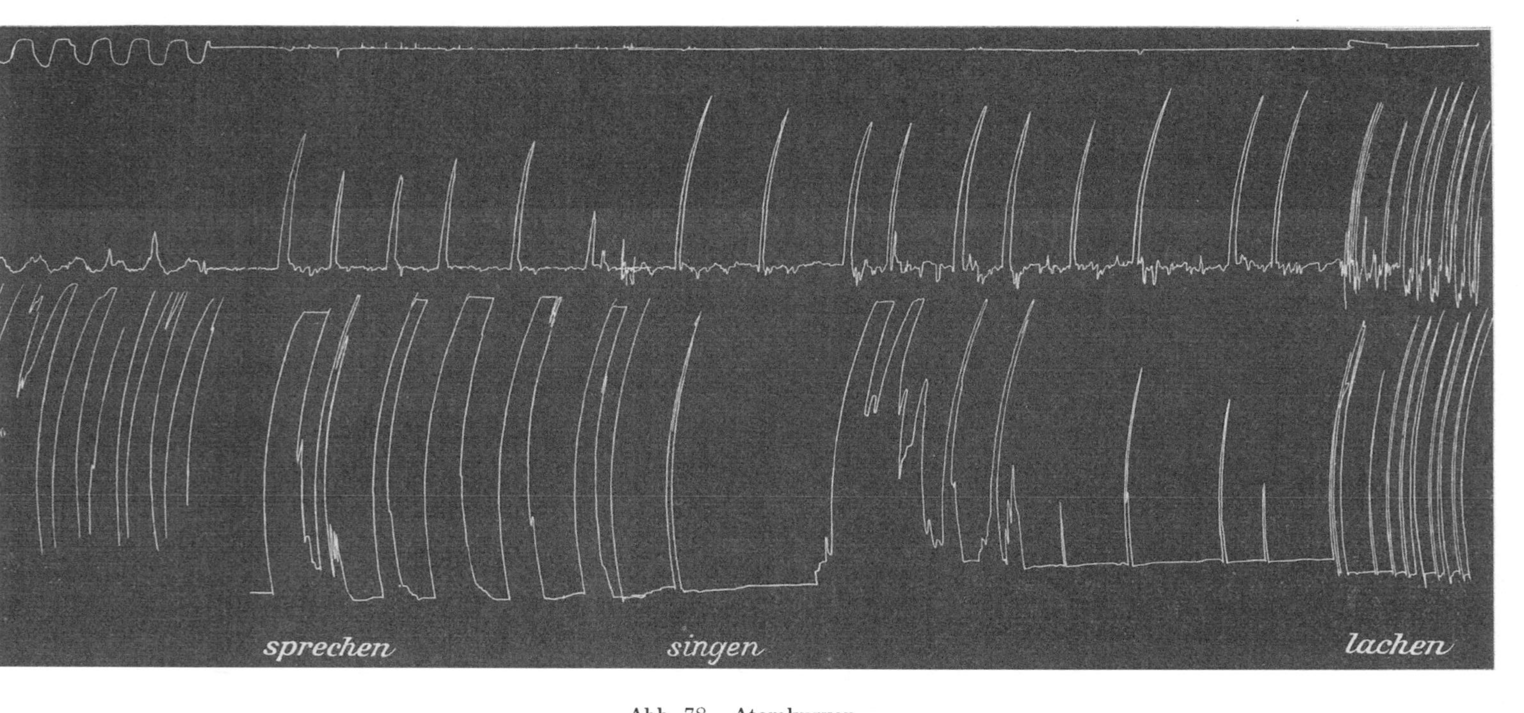

Abb. 78. Atemkurven.

Über all die anderen Begriffe und Vorgänge bei der Sprachbildung rate ich nochmals, sich im Gutzmann zu informieren. Der Berufssänger und Schauspieler erfährt da alles für ihn in Betracht Kommende, z. B. die Entstehung des Schwelltones, Begriffe der Brust-, der Fistelstimme, Mittelstimme, Kopfstimme, Pfeifregister usw.

Uns interessieren hier nur die für die Stimmpflege in Betracht kommenden Beziehungen zu den Atmungsorganen. Wie notwendig ärztlich geschriebene Bücher, wie das Gutzmannsche, sind, ergibt z. B. allein die Tatsache, daß das heute noch in Sängerkreisen usw. mit für das beste gehaltene Buch: „Koflers Kunst des Atmens", sowohl für das Singen, wie für das Sprechen, das Atemholen durch die Nase vorschreibt; in § 13 von Koflers: Kunst des Atmens, heißt es z. B.:

Als erste allgemeine Regel für das Nehmen und Gebrauchen des Atmens beim Singen: Nimm mit ziemlicher Energie durch die weitgeöffneten Nasenhöhlen Atem, so daß das Zwerchfell sich senkt, was zur Folge hat, daß sich zuerst der unterste Teil der Brust und fast gleichzeitig der ganze Atmungsapparat vom untersten Teil des Bauches bis zum Schlüsselbein auszudehnen beginnt und fahre fort, den Atem in dieser einheitlichen Weise einzuziehen, bis der ganze Atmungsapparat ausgedehnt ist und die Lungen ohne Überfüllung gefüllt sind. Genau so ist die Vorschrift im Kofler für rednerische Zwecke. Ich halte, wie vielfach gesagt, diese Regel für absolut falsch und glaube wohl, daß die meisten Berufsredner und Sänger nicht mit Kofler einverstanden sein werden. Als Atmungsvorübung im allgemeinen ist nach den im ersten Teil angegebenen Grundsätzen die Nasenatmung wohl zu üben, für das Sprechen und Singen kommt sie sicher nicht in Betracht.

Ehe ich nun hier auf die erwähnten Atmungsübungen für Singen und Sprechen näher eingehe, müssen wir uns noch kurz mit einigen stimmphysiologischen und pathologischen Tatsachen abfinden.

Wir haben oben gesehen, wie die Stimmbildung zustande kommt, und daß die Modulation der Stimme, sowohl was die Stärke der Stimme, wie die Stimmhöhe anbetrifft, abhängig ist von der mehr oder minder verstärkten Spannung der Stimmbänder, wie der Stärke des Anblasens.

Was ist nun der Unterschied zwischen der Sprechstimme und der Singstimme?

Abgesehen von dem Umstand, daß beim Singen im Gegensatz zum Sprechen die Vokale außerordentlich gedehnt und dauernd auf der gleichen Höhe gehalten werden, ist der uns hier am meisten interessierende Unterschied darin zu sehen, daß beim Gesang vorwiegend die obere Hälfte des individuellen Tonumfanges zur Anwendung kommt; und da der geringste Energieverbrauch an der untersten Grenze des Tonumfanges statt hat und mit der Höhe des Tones wie mit seiner Stärke steigt, so ist es klar, daß die Gesangsstimme stets mehr Kraftaufwand erfordert und eher zur Ermüdung führen muß, wie die Sprechstimme. Ebenso einleuchtend ist es, daß wir deshalb beim Singen mehr Atem brauchen als beim Sprechen, und darum der Einatmung eine noch größere Bedeutung werden zukommen lassen müssen.

Nachdem wir nun im vorigen Abschnitte gesehen hatten, welche hervorragende Bedeutung für den ganzen Organismus eine möglichst intensive Ausbildung der Atmungsfähigkeit hat, wird jetzt als ganz natürlich die Frage entstehen, sollen wir nicht den Umstand, daß wir beim Singen ein erheblich gesteigertes Atmungsbedürfnis haben, dazu benützen, den Gesang auch seinerseits als Mittel zum Zweck einer Steigerung der Atmungsleistungen zu verwenden, und sollen wir nicht damit so früh wie möglich im Kindesalter beginnen? Zumal wir doch außerdem sehen, daß den Kindern das Singen fast immer große Freude macht und wir jedenfalls Kinder leichter zum Singen als zu bloßen Atmungsübungen bekommen?

Mit der Frage, wann wir den Gesangsunterricht in der Schule zu beginnen haben, haben sich eine ganze Reihe Pädagogen und Ärzte beschäftigt (s. näheres darüber bei Gutzmann a. a. O., neunte Vorlesung). Ich möchte mich hier dahin aussprechen, daß gegen das Einzelsingen von Kindern schon im frühen Alter von 4—8 Jahren an sich nichts einzuwenden ist, vorausgesetzt, daß das musikalische Gehör entwickelt ist und eine genaue Aufsicht jedes Überschreien verbietet. Gegen den in der Schule bisher fast allein geübten Chorgesang sprechen sich wohl alle Ärzte aus, die darüber überhaupt geschrieben haben. Störck (Sprechen und Singen, zwei populäre Vorträge, Wien 1881) sagt, daß dieser Chorgesang der sicherste Ruin der Stimme wäre; Kinder von 8—12 Jahren schaden sicher ihrer zarten Kehlkopfmuskulatur, wenn sie eine Stunde lang singen müßten. Ein Kind in diesem Alter könne außerdem das Gefühl der Muskelmüdigkeit gar nicht kontrollieren und würde es ja auch gar nicht wagen, dies dem Lehrer zu sagen. Die Folge wäre natürlich die, daß so die besten Stimmen in kurzer Zeit verloren gingen. Auf Grund seiner eingehenden Erfahrungen litten solche Kinder an konstant wiederkehrender Heiserkeit, und bei der laryngoskopischen Untersuchung zeige sich in vielen Fällen ein sogenannter ausgesungener Kehlkopf, wie man ihn auch bei erschöpften Sängern findet. Gutzmann fordert darum auch, daß der Schulgesang in den ersten Jahren vorwiegend als Einzelgesang oder Gesang von ganz kleinen Gruppen gepflegt werden sollte und gibt den durchaus richtigen Rat, vor dem Gesangsunterricht erst Anweisungen zur richtigen Atmung und zur Artikulation in Gestalt von Deklamationsübungen zu geben. Wie weit wir von diesen Forderungen noch entfernt sind, ist ja wohl allgemein bekannt. Als weitere Forderung sollte man die stellen, den Gesangsunterricht in besonderen Räumen zu geben, einem extra Gesangszimmer mit vorzüglicher Ventilation und Vorrichtungen für sorgfältigste Staubbindung bei gleichzeitig möglichst geringem Inventar. Der Gesangsunterricht ist aus pädagogischen Gründen außerordentlich wichtig, aber wir müssen die Forderung stellen, daß dabei die Kinder eben so wenig an ihren Stimmitteln, wie an ihren Lungen Schaden leiden, und davon sind wir noch weit entfernt. Das Singen in staubigen Turnhallen während des Turnens ist geradezu ein Unfug.

Dagegen sollten bei der Gelegenheit dazu die Turnplätze so staubfrei angelegt werden (in kleineren Städten wäre das sehr gut möglich), daß dort im Sommer im Freien gesungen werden könnte.

Der beruflichen Ausbildung zum Gesange muß stets eine genaue allgemeine ärztliche Untersuchung vorausgehen. Das Singen ist eine große Anstrengung, nicht nur für die Stimme, sondern auch für den ganzen Organismus, und so gelten dafür natürlich dieselben Vorschriften wie für die andere Körperanstrengung, sollen anders nicht schwere Schädigungen des ganzen Organismus resultieren. Jeder Gesangslehrer müßte vorher erst seine Befähigung zum Unterrichte auch in bezug auf die hygienische und allgemein gesundheitliche Seite des Gesanges nachweisen, ehe er zum Unterricht zugelassen wird. Beim Singen und anhaltenden Sprechen muß jede Beengung der Atmungsorgane, also auch das Korsett, enge hohe Kragen usw. wegfallen; der Raum muß warm genug, staubfrei und gut ventiliert sein. Jedem Gesangunterricht geht der entsprechende Unterricht in der Atmungsgymnastik voraus (wie ich ihn im ersten Teil geschildert habe, Übungen der ersten und zweiten Gruppe); beim beruflichen Gesangsunterricht halte ich z. B. gerade auch die Atmungsübungen im Liegen für sehr wichtig, um die richtige Bauchatmung zu erlernen, wobei der Unterrichtgebende sich durch Auflegen seiner Hand auf die Oberbauchgegend davon zu überzeugen hat, daß diese Partie mit atmet. Dem Atmungsunterricht folgen Sprechübungen, erst Leseübungen, dann freies Sprechen immer längerer Sätze mit langem Atem, wobei auf die Haltung des Brustkorbes zu achten ist (der Brustkorb darf erst ganz allmählich einsinken), jede Überarbeitung ist dringend zu vermeiden.

Beim Gesangsunterrichte selbst möchte ich empfehlen, stets, namentlich in der ersten Zeit, zeitweise im Liegen (Rückenlage mit unter dem Kopf gefalteten Händen) singen zu lassen, um die Tätigkeit der unteren Brustpartie nach Möglichkeit zu fördern. Im Stehen müssen zeitweise die Hände auf dem Rücken in der Gegend der Lendenwirbelsäule gefaltet werden, um einmal das Hochziehen der Schultern beim Atemholen zu vermeiden, dann um die Brust richtig zu weiten, die Schultern nicht nach vorn sinken zu lassen und die untere Brustpartie richtig zu üben. Vielleicht gewöhnen sich auch die Konzertsängerinnen daran, wenn sie vom Blatt, aber auch, wenn sie frei singen, nicht beide Hände vorn vor der Brust zu haben, sondern dabei die Schultern ganz zurückzunehmen und namentlich die Ellenbogen etwas frei vom Körper wegzuhalten.

Einen Unterschied müssen wir nun noch machen zwischen der Ausbildung zum berufsmäßigen Sänger, der, wie gesagt, über eine wirklich absolute Körpergesundheit verfügen muß, sowohl was seine Brustorgane, wie Nervensystem und Zirkulationsorgane betrifft, und dem Gesangsunterricht zur Kräftigung der Gesundheit. Ausgeübt von einer wirklich gewissenhaften Lehrkraft, die ebenso die technische Seite des Unterrichtes und des Singens beherrscht, wie sich über ihre therapeutische Aufgabe klar ist, ist ein regelmäßiger Gesangsunter-

·richt und dann ein gesundheitsgemäßes Singen ein für viele Fälle außerordentlich wichtiger Faktor für die hygienische Ausbildung des Körpers. Viele der oben gemachten Indikationen für die Atemgymnastik decken sich mit denen für einen derartigen hygienischen Gesangsunterricht. In der Behandlung der Asthenie, der Chlorose, Haltungsanomalien usw. kann dieser Faktor sehr wohl erfolgreich mit zur Behandlung herangezogen werden. Aber erstens einmal natürlich erst nach gründlicher Gesamtuntersuchung, die Tuberkulose ist selbstverständlich ebenso eine Gegenindikation gegen die Ausübung des Gesanges, wie gegen die der Atemgymnastik. Und dann kommt wohl dafür nur ein Einzelgesangunterricht in Frage, sonst wären wohl in vielfacher Hinsicht die jetzt immer mehr an Boden gewinnenden rhythmischen Tanz- und Gesangsunterrichtskurse hiefür sehr wohl zu brauchen. Bei der Atemgymnastik für den Gesangsunterricht kommt also in Frage erst einmal die muskuläre Ausbildung des Thorax, (Übungen der Gruppe 1 wie bereits erwähnt, namentlich im Liegen.) Auf die Vermeidung des Hochziehens der Schultern, ist dabei vor allem zu achten, dann pflegen wir vor allem die Übungen, die die Erweiterung der unteren Brustpartie und die Bauchmuskeln üben. Zweckmäßig wird man stets auch einige mit gymnastischen Übungen verbundene Atmungsübungen vornehmen lassen, vor allem wieder die, die die Beweglichmachung der unteren Rumpfpartie bezwecken (Atmungsübungen mit Rumpfbeugen, die sog. Bauchpreßübungen, und so merkwürdig es im ersten Augenblick auch für den Gesangsunterricht scheinen mag, vornehmlich die große Rollübung). Daß der Unterricht zur berufsmäßigen Ausübung des Gesanges stets vor einem großen Spiegel vorgenommen werden sollte, in dem der Übende nicht nur seinen Brustkorb, sondern seine ganze Figur sieht, empfiehlt sich aus einer ganzen Reihe von Gründen. Die Beherrschung der Gesamthaltung, wie man sie nur vor dem Spiegel lernt, ist auch aus gesundheitlichen Gründen durchaus wünschenswert: Unbedingte Vermeidung aller ungewollten Mitbewegungen, vor allem des Hochziehens der Schultern, des Vorwärtssinkenlassens der Schultern, die hohe Brusthaltung während der Atemhaltung usw. sind alles Dinge, die man eigentlich nur vor dem Spiegel lernt, ganz abgesehen von der ästhetischen Frage der guten Haltung des Körpers und der Mundstellung, die man ja ebenfalls am besten vor dem Spiegel erlernt. Gutzmann geht soweit, und ich muß ihm darin recht geben, daß es auch zur Kontrolle der Sprache in der Schule gut wäre, wenn auch in der Normalschule Spiegel vorhanden wären zur Übung der richtigen Artikulation.

Was wir hier für den Gesangsunterricht gesagt haben, gilt im großen und ganzen auch für die Berufsstörungen der Stimme, wie sie sich ja z. B. am schädlichsten geltend machen bei Offizieren, Predigern, Schauspielern, kurz den Berufen, die regelmäßig ihre Stimme stark anstrengen müssen. Ich kann hier auf alle da in Betracht kommenden Störungen nicht eingehen, sondern verweise auch hier auf Gutzmann und die daselbst sehr ausführlich angegebene Literatur, muß aber hier nur soviel erwähnen, daß für alle diese in Frage kommenden Berufe von vornherein während der Ausbildung ein systematischer Atmungsunterricht gefordert werden müßte. Auch hier kommen alle die in Gruppe 1, 2 und 3 erwähnten Übungen in Betracht. Erst nach vollständiger Beherrschung der Atmung geht man über zur Verbindung der Atmungsübungen mit Artikulations- und Sprechübungen. Somit gehört die Ausbildung in der Atmungs- gymnastik an sich zum unentbehrlichen Rüstzeug jedes Lehrers, vor allem der Lehrer in den Kadettenanstalten, Schauspielschulen und Konservatorien.

3. Atmungsgymnastik und Sprachfehler.

Auf die Wichtigkeit der Atmungsgymnastik in der Sprach- heilkunde immer wieder hingewiesen zu haben, ist ebenfalls ein Verdienst von Gutzmann. In seinem letzten großen Werke: „Die Sprachheilkunde" (Berlin 1912 bei Fischer), widmet er ein sehr aus- führliches Kapitel der Atmungsgymnastik. Daß man mit Atmungs- und Sprechgymnastik allein Sprachfehler nicht heilt, ist natürlich, auch hierzu gehört eine Untersuchung des ganzen Menschen und ärzt- liche Behandlung am besten in der Hand eines Spezialarztes. Es ist ein großes Verdienst des Preußischen Kultusministeriums, daß jetzt an der Berliner Universität ein Universitätsambulatorium für Sprach- störungen eingerichtet worden ist und so die Wichtigkeit der Sprach- heilkunde auch von dieser Seite offiziell anerkannt worden ist. Sind doch die Störungen der Sprache von so ungeheuer einschneidender Bedeutung für das gesamte spätere Fortkommen des Menschen, daß jedes Kind mit beginnenden Sprachfehlern sofort dem Schularzt zu überweisen und sobald wie möglich sprachärztlicher Behandlung zu überweisen ist.

Literatur.

1. Anatomie und Physiologie der Atmungsorgane.

Du Bois-Reymond. Physiologie des Menschen und der Säugetiere. 2. Aufl. Berlin 1910.

Brugsch-Schittenhelm. Lehrbuch klinischer Untersuchungsmethoden. 2. Aufl. Wien 1911.

Brücke. Grundzüge der Physiologie der Sprachlaute. Wien 1856.

Boumann. Die experimentelle Phonetik vom med. Standpunkte. Monatsschrift für Sprachheilkunde 1910.

G. Fritsch. Bau und Lebenstätigkeit des gesunden menschlichen Körpers. In Koßmann-Weiß, Die Gesundheit.

H. Gutzmann. Physiologie der Stimme und Sprache. 1909.

Nagel. Handbuch der Physiologie, Stimmwerkzeuge. 1908.

Tigerstedt. Lehrbuch der Physiologie des Menschen. Leipzig 1911.

Albrecht, F. Die Atemreaktion des Herzens. Prager med. Wochenschr. 1910 Nr. 34.

Brat. Über eine reflektorische Beziehung zwischen Lungenbewegung und Herztätigkeit. Zeitschr. f. exper. Path. u. Therap. 1907.

Heller, Mayer und v. Schrötter. Physiologisches Verhalten des Pulses bei Veränderungen des Luftdruckes. Zeitschr. f. klin. Med. 1892, 13. 33. 34.

Knoll. Über den Einfluß modifizierter Atmung auf den Puls des Menschen. Lotos, Jahrb. f. Naturwissenschaften 1880.

Putzig, H. Die Änderung der Pulsfrequenz durch die Atmung. Dissertation Berlin 1912.

Riegel. Über die respiratorischen Änderungen des Pulses und den Pulsus paradoxus. Zeitschr. f. klin. Med. 1876.

Rosenthal, J. Physiologie der Atembewegungen. Hermanns Handb. d. Physiol. 1882. Bd. 4.

Sommerbrodt. Die reflektorischen Beziehungen zwischen Lunge, Herz und Gefäßen. Zeitschr. f. klin. Med. 1881. Bd. 2.

2. Atmungsgymnastik.

Alexander. Über Nasenatmung und Training. Zeitschr. f. phys. u. diät. Therap. 1904/5. Heft 2.

Eulenburg, M. Klinische Mitteilungen aus dem Gebiet der Orthopädie und schwedischen Heilgymnastik. Berlin 1860.

— Med. Centralzeitung 1855. Nr. 51.

Ewer. Über Übung des Atems und der Stimme bei den alten Griechen und Römern. Deutsche med. Presse. 1900 März.

Gerdts. Die Kunst des Atmens. Bingen 1887.

C. Hasse. Über die Beweglichkeit des Zwerchfelles und über die Bauchatmung. 1907.

Herz und Mayer. Über den Einfluß der therapeutisch verwendbaren Atmungs-
formen auf das Herz. Zeitschr. f. phys. u. diät. Therap. 1904/5. Heft 1 u. 2.
Hoffmann, Über Atmungsgymnastik und ihre Verwertung. Therap. Monats-
hefte Okt. 1912.
Hughes, H. Lehrbuch der Atmungsgymnastik. Wiesbaden 1905.
— Atemkuren. Würzburg 1909.
Huperz, Th. Die Lungengymnastik. 2. Aufl. Berlin u. Leipzig 1887.
Hiller, A. Zimmergymnastik ohne Geräte. Leipzig 1912.
Hueppe. Hygiene der Körperübungen. Leipzig 1910.
Knauthe. Handbuch der pneumatischen Therapie. Leipzig 1876.
Kofler. Die Kunst des Atmens. 8. Aufl. Leipzig 1912.
Lewandowski, A. Die therapeutische Bedeutung der Atemgymnastik. Zeitschr.
f. ärztl. Fortbildung 1908. 2.
— Über Gymnastik in der Schule unter besonderer Berücksichtigung der Atem-
gymnastik. Berliner klin. Wochenschr. 1907. 21.
Liccolini, Sophie. Die Tiefatmung. Dresden 1880.
Niemeyer, P. Atmiatrik, Atmung und Luftheilkunde. Erlangen 1879.
— Die Lunge, ihre Pflege und Behandlung usw. Herausgegeben von G. Liebe.
Leipzig 1913.
Oldenbarneveld, Jeanne van. Die Atmungskunst des Menschen.
Oertel. Handbuch der respiratorischen Therapie. Leipzig 1880.
— Über Massage des Herzens. München 1889.
Pudor, H. Die Kunst des Atmens. Zeitschr. f. phys. u. diät. Therap. 1909.
Rosenthal, G. Untersuchung über die respiratorische Gymnastik. Annales
des maladies de l'oreille. Paris 1904, 1.
Schmidt, F. A. Atmungsgymnastik im Handbuch des gesamten Turnwesens.
Herausgegeben von Euler. Wien u. Leipzig 1893.
Weber, H. On the hygienic and therapeutic aspects of climbing. Lancet 1898.
Oktober.
Weidner, Terrainkuren und Atmungskuren. Vortrag auf dem Thüringer Bäder-
verband. 1892. Oktober.
Winkelmann, A. P. Atmen, aber wie und warum. Berlin 1909.

3. Pathologie des Thorax.

Bachmann. Die Veränderungen an den inneren Organen bei hochgradigen
Skoliosen und Kyphoskoliosen. Bibl. med. 1899. Abt. D. 1.
Bacmeister, A. Die mechanische Disposition der Lungenspitzen und die Ent-
stehung der Spitzentuberkulose. Mitteilungen aus den Greuzgebieten der
Medizin und Chirurgie. 1911 Bd. 23. Heft 4.
Brugsch-Schittenhelm. Lehrbuch klinischer Untersuchungsmethoden. 2. Aufl.
1911.
Frank, R. Die Lehren des griechischen Arztes Galenus über die Leibesübungen.
Dresden 1868.
Freund, W. A. Zur operativen Behandlung gewisser Lungenkrankheiten. Zeitschr.
f. exper. Path. u. Therap. 1906. Bd. 3.
— Der heutige Stand der Frage von dem Zusammenhang primärer Thorax-
anomalien mit gewissen Lungenkrankheiten. In den Verhandlungen der
Berliner orthopädischen Gesellschaft 1912. Schuhmacher.
Glenard, F. Enteroptose. Lyon méd. 1885. März/Mai.
Hart, C. und Harras, P. Der Thoraxphtisicus. 1908.
Hoffa. Lehrbuch der orthopädischen Chirurgie. 5. Aufl.
Hueter, C. Formenbildung am Skelett des menschlichen Thorax. Leipzig 1865.
Kaiser, K. F. L. Atmungsgymnastik und Blutzirkulation. Stuttgart 1912. Da-
selbst gute Geschichtsübersicht über Enteroptose und Asthenie.
Kirchberg, F. Die physikalische Behandlung der Rachitis. Med. Klin. 1911.
Nr. 37 und Der Kinderarzt 1912. Nr. 43.

Kraus, F. Über konstitutionelle Erkrankungen des Herzens. In von Leuthold
    Festschrift. I. Bd. 1904.
— Correlative Entwicklungs- und Wachstumsstörungen in ihren Beziehungen
    zur Tuberkulose. Vortrag im Verein für Innere Medizin. Berlin 1912. Deutsche
    med. Wochenschr. 1913. Nr. 4.
Lenhoff, R. Beziehung zwischen Körperform und Lage der Nieren. Kongreß-
    bericht 1899. Bd. 18.
Lorenz und Saxl. Die Orthopädie in der inneren Medizin. Supplement zu
    Nothnagel. 1911.
Mendelsohn und Freund. Der Zusammenhang des Infantilismus des Thorax
    und des Beckens. Stuttgart 1908.
Montennis. Les déséquilibrés du ventre. Paris 1897.
Stiller, B. Die asthenische Konstitutionskrankheit. Stuttgart 1907.
Tendeloo, N. Ph. Studien über die Ursachen der Lungenkrankheiten. Wies-
    baden 1901 und 1902. Daselbst eine gute Literaturübersicht über die
    Ursachen des Lungenemphysems und über die Ursachen der Lungen-
    infektionen bis 1900.
Wenkebach, K. F. Über pathologische Beziehungen zwischen Atmung und
    Kreislauf beim Menschen. Sammlung klinischer Vorträge 465/66. Leipzig
    1907.
Wiedersheim, R. Der Bau des Menschen als Zeugnis für seine Vergangen-
    heit. 3. Aufl. Tübingen 1912.

4. Erkrankungen der Zirkulationsorgane und Atmungstherapie.

Bruns, O. Die künstliche Luftdruckerniedrigung über den Lungen, eine Me-
    thode zur Förderung der Blutzirkulation. Münchner med. Wochenschr. 1910.
    Nr. 12.
— Ziele und Erfolge der Behandlung von Kreislaufstörungen mit Unterdruck-
    atmung. Deutsche med. Wochenschr. 1911, 48.
— Die Bedeutung der Unterdruckatmung in der Behandlung von Kreislauf-
    störungen. Med. Klin. 1912, 20.
— Die Blutzirkulation in atmenden und atelektatischen Lungen. Deutsche med.
    Wochenschr. 1913, 3.
Fürbringer. Die Kuhnsche Lungensaugmaske. Indikationen und Technik
    ihrer Anwendung. Zeitschr. f. ärztliche Fortbildg. Braunschweig 1911, 19—21.
Herz, M. Herzkrankheiten. Wien und Leipzig 1912.
Kaiser. Atmungsmechanismus und Blutzirkulation. Stuttgart 1912.
Kirchberg, F. Massage und Gymnastik in Schwangerschaft und Wochenbett.
    Berlin 1911.
— Massage, Gymnastik und Sport bei den Erkrankungen der Zirkulationsorgane.
    In Die Massage. Berlin 1912. Nr. 8.
Krehl. Krankheiten der Kreislauforgane. In Mehrings Lehrbuch d. inn. Med.
    7. Aufl. 1911.
Kuhn, Die Lungensaugmaske in Theorie und Praxis. Berlin 1911.
    Daselbst die Literatur über die Lungensaugmaske bis 1911.
Möbius. Über Lebermassage. Münchner med. Wochenschr. 1899. Nr. 3.
Oertel, M. J. Handbuch der allgemeinen Therapie der Kreislaufstörungen.
    In v. Ziemssens Handb. d. allgem. Therap. Bd. 4.
Wenkebach, K. F. Über pathologische Beziehung zwischen Atmung und Kreis-
    lauf beim Menschen. Samml. klin. Vorträge 465/66. Leipzig.

5. Erkrankungen der Atmungsorgane und Atmungstherapie.

Aufrecht. Pathologie und Therapie der Lungenschwindsucht. Wien 1913.
Buttersack. Pathologie des Zwerchfells. Berliner klin. Wochenschr. 1912, Nr. 43.

Gerhardt, C. Behandlung des Lungenemphysems durch mechanische Beförderung der Ausatmung. Berliner klin. Wochenschr. 1877. Nr. 4 und Deutsch.
Arch. f. klin. Med. 1875. Nr. 1.

Heymann, R. Krankheiten der Nase. In Koßmann-Weiß, Die Gesundheit.

Jurasz. Krankheiten des Kehlkopfes und der Luftröhre. In Koßmann-Weiß,
Die Gesundheit.

Heubner. Lehrbuch der Kinderheilkunde. 1911.

Hughes, H. Die Atmungsgymnastik bei der Behandlung der Lungentuberkulose.
Zeitschr. f. Tuberkulose 1900. Bd. 1. Heft 2—4.

— Die balneologische Behandlung des chronischen Bronchialkatarrhs und des
Emphysem. Vortrag auf der 23. Versamml. der balneol. Gesellschaft. 10. März
1901.

Hofbauer. Übungsbehandlung des Lungenemphysems. Zeitschr. f. phys. u. diät.
Therap. 1907/8. Bd. 9. Nr. 8.

Kirchberg, F. Manuell-mechanische und Übungsbehandlung bei Lungenemphysem und Asthma bronchiale. Therapie der Gegenwart. Juli 1908.

Knopf. Über Asthma von Kindern und dessen Behandlung. Berliner klin.
Wochenschr. 1912. Nr. 49.

Krehl, L. Pathologische Physiologie. 7. Aufl. Leipzig 1911.

Langerhans, E. Die Behandlung chronischer Lungenkrankheiten mit metho-
dischen Atmungsübungen. Zeitschr. f. phys. u. diät. Therap. 1898. Bd. 2.
Heft 1.

Müller. Krankheiten der Atmungsorgane. In Mehring, Lehrbuch der Inneren
Med. 1911.

Nägelsbach. Ruhe und Bewegung in der Phtisiotherapie. Berliner klin. Wochenschr. 1902. Nr. 8.

Salge. Therapeutisches Taschenbuch für die Kinderpraxis.

Sänger. Über Asthma. Münchner med. Wochenschr. 1904. Nr. 8.

Schulzen. Atemübungen bei Behandlung der Lungentuberkulose. Blatt für
wiss. Hydrotherapie 1894. Nr. 8.

Siegel, W. Das Asthma. Jena 1912.

Stadler, Ed., Die Behandlung des Asthma bronchiale. Med. Klinik 1913,
Nr. 4.

Wassermann. Zur Behandlung der Lungentuberkulose mittels passiver Hyperämie. Versammlung deutscher Naturforscher und Ärzte. Meran 1905.

6. Korsett und Lungenerkrankungen.

Bieber, Dr. Anne-Marie. Das moderne Korsett. Deutsche med. Wochenschr.
1912. Nr. 38.

Hirschfeld und Loewy. Korsett und Lungenspitzenatmung. Berliner klin.
Wochenschr. 1912. Nr. 36.

Liebe, G. Costaler und abdominaler Atemtypus beim Weib. In Brauers Beitr.
z. Klinik d. Tuberkulose. 1911. Bd. 20.

Merzbach, G. Das Schönheitsbuch. Berlin 1913.

Sell. Frauenkleidung und Tuberkulose. Beitr. z. Klinik d. Tuberkulose. Bd. 21.
Heft 2.

Van de Velde. De kleeding der vrouw. Haarlem 1908.

7. Stimmpflege und Atmungstherapie.

Avellis, G. Der Gesangsarzt. Frankfurt a. M. 1896.

Barth, E. Über den gesundheitlichen Wert des Singens. Leipzig 1898.

— Physiologie, Pathologie, Hygiene der menschlichen Stimme. Leipzig 1911.

Flatow, Th. Hygiene des Stimmkopfs und der Stimme, Stimmstörungen der
Sänger. In Heymanns Handb. d. Laryngol. u. Rhinol. Wien 1898.

Flatow-Gutzmann. Neue Versuche zur Physiologie des Gesanges. Arch. f. Laryngol. Bd. 14. Nr. 1.

Gießwein, Max. Über die Resonanz der Mundhöhle und der Nasenräume. Berlin 1911.

Gutzmann, H. Stimmbildung und Stimmpflege. Gemeinverständliche Vorlesungen. Wiesbaden 1912. Daselbst ausführliche Literatur über Stimmbildung und Stimmpflege.

— Sprachheilkunde, Vorlesungen über die Störungen der Sprache mit besonderer Berücksichtigung der Therapie. Daselbst eingehende Literaturhinweise über die verschiedenen Gebiete der Sprachheilkunde.

Katzenstein, I. Gesangspädagogen und Stimmärzte. 5. Musikpädagogischer Kongreß 1911.

Massage und Gymnastik in Schwangerschaft und Wochenbett.
bett. Von Dr. med. et jur. **Franz Kirchberg,** leitendem Arzt des Berliner Ambulatoriums für Massage. 1911.

Preis M. 1,20; in Leinwand gebunden M. 1,60.

Lehrbuch der Muskel- und Gelenkmechanik. Von Dr. **H. Straßer,**
o. ö. Professor der Anatomie und Direktor des anatomischen Instituts der Universität Bern.

Im Jahre 1908 erschien:

I. Band: **Allgemeiner Teil.** Mit 100 Textfiguren.   Preis M. 7,—.

Anfang 1913 erschien:

II. Band: **Spezieller Teil. Erste Hälfte.** Mit 231 zum Teil farbigen Textfiguren.   Preis M. 28,—.

In Vorbereitung befindet sich:

III. Band: **Spezieller Teil. Zweite Hälfte.**

Die Methoden der künstlichen Atmung und ihre Anwendung in
historisch-kritischer Beleuchtung mit besonderer Berücksichtigung der Wiederbelebungsmethoden von Ertrunkenen und Erstickten. Von Dr. **G. van Eysselsteijn,** Direktor des Universitäts-Krankenhauses in Groningen. Mit einem Vorwort von Professor **K. F. Wenckebach** in Straßburg i. E. 1912.

Preis M. 3,20.

Die Lungensaugmaske in Theorie und Praxis. Physikalische Behand-
lung von Lungenkrankheiten, Blutarmut, Keuchhusten, Asthma, Kreislauf störungen und Schlaflosigkeit. Zusammenfassende Ergebnisse aus Literatur und Praxis. Von Stabsarzt Dr. **E. Kuhn.** Mit 24 Abbildungen im Text. 1911.   Preis M. 1,—.

Die Krankheiten der oberen Luftwege. Aus der Praxis für die
Praxis. Von Prof. Dr. **Moritz Schmidt.** Vierte, umgearbeitete Auflage von Prof. Dr. **Edmund Meyer** in Berlin. Mit 180 Textfiguren, 1 Heliogravüre und 5 Tafeln in Farbendruck. 1909. In Leinwand gebunden Preis M. 22,—.

Die mechanische Behandlung der Nervenkrankheiten
(Massage, Gymnastik, Übungstherapie, Sport). Von Dr. **Toby Cohn,** Nervenarzt in Berlin. Mit 55 Abbildungen im Text. 1913.

Preis M. 6,—; in Leinwand gebunden M. 6,80.

Die Praxis der Hydrotherapie und verwandter Heil-
methoden. Ein Lehrbuch für Ärzte und Studierende. Von Dr. **A. Laqueur,** Leitender Arzt der hydrotherapeutischen Anstalt und des medikomechanischen Instituts am städt. Rudolf-Virchow-Krankenhause zu Berlin. Mit 57 Textfiguren. 1910.   Preis M. 8,—; in Leinwand gebunden M. 9,—.

Die Diathermie. Von Dr. **Josef Kowarschik,** Vorstand des Institutes für
physikalische Therapie am Kaiser-Jubiläums Spital der Stadt Wien. Mit 32
Textfiguren. 1913. Preis M. 4,80; in Leinwand gebunden M. 5,40.

Die Diathermie. Lehrbuch für Ärzte und Studierende. Von Dr. **Franz**
Nagelschmidt, Berlin. Mit zahlreichen Textfiguren. Erscheint im Juni 1913.

Die Lichtbehandlung des Haarausfalles. Von Dr. **Franz Nagel-**
schmidt in Berlin. Mit zahlreichen Abbildungen. Erscheint im Mai 1913.

Die Röntgentherapie in der Dermatologie. Von Dr. **Frank**
Schultz, Privatdozent, Oberarzt der Abteilung für Lichtbehandlung an der
Königlichen Universitätspoliklinik für Hautkrankheiten zu Berlin. Mit 130
Textfiguren. 1910. Preis M. 6,—; in Leinwand gebunden M. 7,—.

Radiumtherapie. Instrumentarium, Technik, Behandlung von Krebsen,
Keloiden, Naevi, Lupus, Pruritus, Neurodermitiden, Ekzemen, Verwendung
in der Gynäkologie. Von Dr. **Louis Wickham.** Médecin de Saint-Lazare,
Ancien chef de clinique dermatologique de la Faculté de Paris, Lauréat de
l'Académie, und Dr. **Degrais,** Chef de Laboratoire à l'hôpital Saint-Louis,
Lauréat de l'Académie de Médecine. Von der Académie de Medécine de
Paris preisgekrönte Arbeit. Vorwort von Professor **Alfred Fournier.**
Autorisierte deutsche Ausgabe von Dr. **Max Winkler**-Luzern, mit einer
Einführung von Professor Dr. **J. Jadassohn**-Bern. Mit 72 Textfiguren und
20 mehrfarbigen Tafeln. 1910.
Preis M. 15,—; in Halbleder gebunden M. 17,40.

Die Röntgentherapie in der Gynäkologie. Von Privatdozent Dr.
med. **F. Kirstein,** Assistenzarzt der Universitäts-Frauenklinik zu Marburg a. L.
1913. Preis M. 4,—; in Leinwand gebunden M. 4,60.

Kochlehrbuch und praktisches Kochbuch für Ärzte, Hygieniker,
Hausfrauen, Kochschulen. Von Professor Dr. **Chr. Jürgensen** in Kopen-
hagen. Mit 31 Figuren auf Tafeln. 1910.
Preis M. 8,—; in Leinwand gebunden M. 9,—.

Die Karlsbader Kur im Hause. Ihre Indikationen und ihre Tech-
nik. Von Dr. **Oscar Simon,** Arzt in Karlsbad. 1912.
Preis M. 2,40; in Leinwand gebunden M. 3,—.

Diätetik innerer Erkrankungen. Zum praktischen Gebrauch für
Ärzte und Studierende. Nebst einem Anhang: Die diätetische Küche. Von
Professor Dr. **Th. Brugsch,** Assistent der II. Medizin. Klinik der Universität
Berlin. 1911. Preis M. 4,80; in Leinwand gebunden M. 5,60.

Zu beziehen durch jede Buchhandlung.